# 實證護理的臨床應用

## Evidence-Based Nursing in Clinical Practice

### 第六版

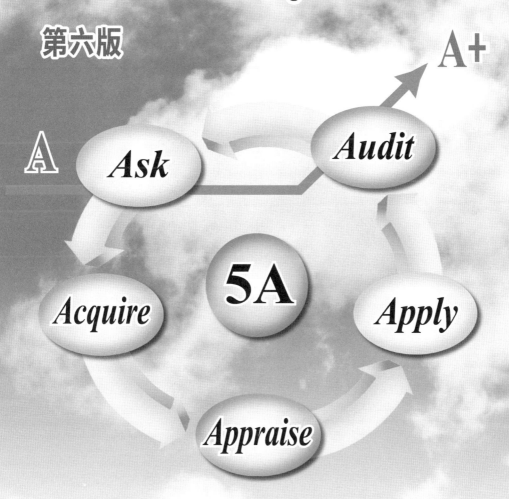

盧美秀、周幸生、蔣立琦、周繡玲、陳淑賢、陳可欣、陳杰峰、李雅玲、張瑩如等編著

蔣立琦總校閱

五南圖書出版公司 印行

# 序

　　過去，絕大多數護理人員係依據護理教科書和資深護理人員的指導，以所汲取的工作經驗提供臨床照護，但護理是奠基於科學基礎的專業，臨床實務操作不應只是基於經驗、直覺、常識或是未經證實的理論和論述。隨著醫療科技的進步以及醫療消費者對高品質照護的要求，護理人員必須要能從龐大的醫學和護理資料庫中過濾出值得信賴的照護方法，也就是最佳的文獻證據 (evidence), 再以累積的臨床經驗，並與病人的偏好或期望結合，為病人提供最適切的護理照護，才能滿足病人的需求和符合病人的期待。因此，提供以實證導向的臨床照護已是醫療照護趨勢，為因應上述趨勢，本會多年來除了培育實證護理種子師資，開啟臨床實證護理之門外，更在全聯護訊，開闢實證護理專欄，鼓勵護理夥伴運用系統性文獻回顧，先找出臨床問題，蒐集最佳文獻證據，進行嚴格文獻評讀，將適用於臨床照護的方法應用於病人照護，最後並評值照護的成效。多年來在大家的努力之下，已逐漸形成氣候。為將累積的經驗加以擴散，特邀請實證護理專家學者，共同出版《實證護理的臨床應用》一書，並請蔣立琦教授擔任總校閱。本書的特色，除了將實證護理的發展趨勢和進行實證護理臨床運用之五 A 循環一一介紹之外，並將如何營造醫療機構之實證護理文化以及發展與應用實證的倫理考量加以介紹，最重要的是將「實證護理能力」，設計成臨床能力進階制度的學術能力要求，並特別邀請成大附設醫院張瑩如主任帶領的實證團隊，將其推動多年的「實證護理與臨床能力進階制度結合」的經驗，與大家分享，讓護生和護理師能快速學習 N1 至 N4 的學術報告撰寫。此外也加入醫院各不同科別及特殊單位的臨床運用實證案例共 7 篇，以供讀者參考及學習。希望此書的出版，能帶動護理界重視「實證護理」的風氣，在護理教育界能率先將實證護理納入護生的必修課程，臨床實務界也能積極帶動實證護理研究及臨床運用，提供培養護理人員實證護理能力的環境，營造實證護理的文化，厚植護理能量，將整體的照護品質從 A 提升至 A+。

中華民國護理師護士公會全國聯合會

理事長  2020.8.1

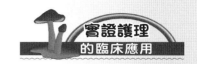

# 目錄

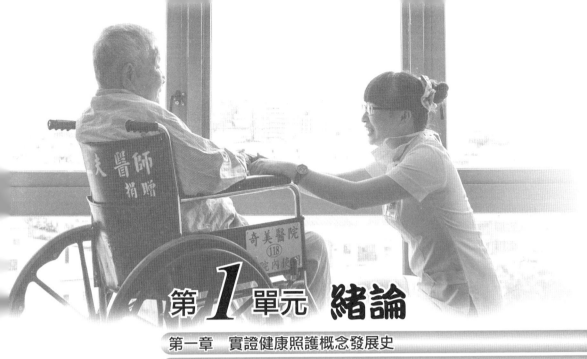

# 第 *1* 單元　緒論

第一章　實證健康照護概念發展史

第二章　實證健康照護的內涵

第三章　實證護理的現況與趨勢

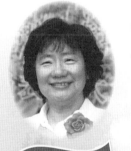

周幸生

學歷　Columbia University in the City of New York 哲學博士

現職　臺北市立關渡醫院副院長

　　　台灣實證護理學會理事長

經歷　臺北榮總護理部副主任

　　　臺北榮總護理部督導長

　　　臺北榮總護理部護理長

　　　臺北榮總護理部副護理長

　　　臺北榮總護理部護士

　　　臺北護理學院講師

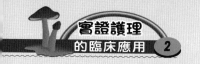

# 第一章　實證健康照護概念發展史

　　實證健康照護（evidence-based health care）概念廣泛應用於醫療專業已經超過 40 年，但是實證概念的萌芽並不是在醫療照護領域，早在 19 世紀時天文學家即利用統計學概念，整合多個科學研究的結果資料，來解決天文學上的問題，而這種統合分析式的實證方法學並沒有在醫學領域受到重視，反而是在社會科學，特別是心理學、行為科學以及教育等領域上廣泛應用逾百年；這期間統合分析統計的方法學也有極大進步與突破。

　　醫療專業開始注意實證概念是起因於 1971 年英國流行病學家 Archie Cochrane 發表 "Effectiveness and Efficiency" 一書，主張醫療資源有限，必須講求效率與效果；強烈批判當時一些常見的醫療處置缺乏足夠可信證據支持，他建議必須對醫療處置進行嚴謹的評估，並需要有足夠證據支持其有效性，如此才能將有限的醫療資源做有效分配與應用。Cochrane 同時呼籲醫療人員應該有能力整合現有最佳研究證據作為提供醫療照護服務之基礎。這本書是醫療界首次提出將實證概念導入臨床健康照護領域。1980 年美國學者 David Sackett 在加拿大 McMaster 大學成立臨床流行病學與統計學碩士學程，主要目的在培育推動實證醫學於臨床應用的人才。1992 年 McMaster 大學學者 Gordon Guyatt 在 Journal of the American Medical Association （JAMA）期刊刊載一篇文章 "Evidence-Based Medicine：A New Approach to Teaching the Practice of Medicine" ，首次提出 Evidence-based medicine 名詞，並利用一系列文章向全世界介紹推廣實證醫學概念。

　　1992 年英國牛津大學為紀念 1988 年過世的 Cochrane 對實證醫學之貢獻，成立 Cochrane 中心（Cochrane Center），1993 年英國國家衛生服務部（National Health Service）以 Cochrane 為名成立 Cochrane Collaboration，在網際網路（http://www.cochrane.org）提供訊息平台，讓健康照護領域學者專家依 Cochrane Collaboration 訂定之標準將實證

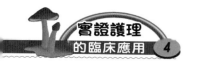

醫學成果置放於網站上，目前已累積大量豐富的實證醫學資源提供查詢，最可貴的是該網站同時提供淺顯易懂之大眾語言說明各種醫療訊息，民眾也能輕易了解疾病治療以及可能的治療選項，讓醫學知識不再是高高在上專業獨享，民眾因了解各種治療的利與弊，而能有更多機會參與決定自己的治療計畫。牛津大學在校內另成立實證醫學研究中心（Centre for Evidence-Based Medicine, CEBM），同時也在網際網路（http://www.cebm.net）提供大量實證相關之標準評讀工具與教育素材，讓對實證有興趣的人員可以自學實證方法。此後許多國家及機構紛紛成立相關之實證組織或中心以加入推動實證醫學的行列；國內彰化基督教醫院於 1998 年成立了臺灣第一個實證醫學中心，隨後各醫學中心也相繼成立實證相關的中心，並將實證護理納入其中。2001 年美國醫學會（Institute of Medicine, IOM）進一步將實證能力列為臨床工作人員的基本 5 種臨床能力之一。2014 年考科藍臺灣 （Cochrane Taiwan）亦在衛生福利部及臺北醫學大學的支持下正式成立（http://taiwan.cochrane.org），建立更緊密研究合作以發展考科藍文獻回顧，亦透過與台灣實證醫學學會的合作網絡，與國內有志於進行系統性文獻回顧的研究者進一步合作，讓臺灣亦能逐步成為考科藍文獻回顧的重鎮，進而大幅提升考科藍文獻回顧的研究結果能廣泛且有效地應用至健康照護、政策決定及民眾福祉上。

1996 年澳洲護理學教授 Allen Pearson 在阿德雷德皇家醫院（Adelaide Loyal Hospital）成立實證中心，並以阿德雷德皇家醫院第一任護理督導之名 Joanna Briggs，將此實證中心命名為 The Joanna Briggs Institute（JBI）；後轉歸屬為 Adelaide 大學。JBI 主要目的是針對醫事人員常用之研究設計的特性，如觀察型研究或質性研究等，提供實證相關之標準工具與教育素材，協助護理及其他醫事人員重視及能在臨床推行實證照護。JBI 在網際網路（http://www.joannabriggs.org）也提供大量實證相關資源，讓健康照護相關人員學習與分享實證，JBI 與 40 多個國家有合作推行教育訓練計畫，臺灣花蓮慈濟大學與陽明大

學亦陸續參與合作，2005 年陽明大學護理學院進一步與 JBI 合作成立臺灣實證照護中心（Taiwan Joanna Briggs Institute Collaborating Center, TJBCC），讓臺灣實證護理能與國際接軌。2011 年台灣實證護理學會成立，接續台灣護理學會與中華民國護理師護士公會全國聯合會的實證推廣工作，積極辦理實證相關研討會與教育訓練課程。於臺灣各地舉辦實證教育訓練，培育實證種子師資，同時辦理研討會精進護理人員的實證應用能力，利用辦理年度護理實證競賽，激發同仁對實證之興趣，以應用實證提升臨床照護品質及提升工作效率。

　　世界各地之護理學術期刊逐漸刊登護理人員的實證成果；更有以實證為主軸的期刊開始出版，在 1998 年英國與加拿大合作發行 Evidence-Based Nursing 期刊，1994 年國際榮譽護理學會（Sigma Theta Tau International Honor Society of Nursing）出版 Online Journal of Knowledge Synthesis for Nursing 期刊，在 2004 年將此期刊更名為 Worldviews on Evidence-Based Nursing，更名後之期刊在 2014 年護理領域排名第三（3/111）、影響係數（Impact Factor）2.831。由於眾人的努力，讓實證健康照護概念在護理領域逐漸萌芽與成長。

## 第二章 實證健康照護的內涵

1956 年哈佛醫學院院長 Dr. Sydney Burwell 曾對該院學生說：「你們在醫學院所學到的知識，不出 10 年就會有人證明其中的一半是錯誤的，但更糟糕的是，你們的老師們不知道是哪一半。」

　　Sackett 等學者（1995）對實證醫學的定義為：「實證醫學是為每一位病人決定治療計畫時，必須謹慎、明確、合宜的使用目前最佳的證據為依據」，在 2002 年 Sackett 及其團隊再次說明「實證醫學是整合目前最佳證據、臨床專家以及病人的價值觀」，其中臨床專家（Clinician's Expertise）是指臨床工作者所累積的經驗、教育以及臨床技

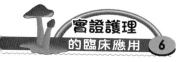

能，而病人的期望（Patient's Expectation）則是指必須考量病人個人的喜好、期望及價值觀，而目前最佳證據（Current Best Evidence）是指盡其所能找到的以良好嚴謹研究方法所產出的研究結果，這 3 個 "E" 元素已成為實證醫學推展的核心理念。

　　Cochrane 認為最佳的證據是由隨機對照試驗（Randomized Controlled Trial, RCT）所產出的研究結果，因為這種研究設計所產出之結果是驗證實驗處置與治療效果間因果關係的最強證據。當面對病人問題、治療決策甚至是制定衛生政策時，需以系統性文獻回顧（Systematic Review, SR）的方式進行文獻搜尋，並將所有搜尋到的 RCT 研究所產出之結果加以統整；並定期的更新維護。Cochrane 提出的實證醫學是一個概念，而非具體的做法，但激發了許多醫療與統計學的專家們，共同努力從證據尋找、整合到應用的過程具體化及標準化，讓實證概念可以廣泛的落實應用於各健康照護領域。

　　實證醫學追求的並非是新的研究方法學，而是一種整合與重新分析多個現有相似研究的結果，加強證據的統計效力以獲得更精確的成果，以協助臨床工作者能做出精準的照護決策。2005 年 Strauss 等學者出版了 "Evidence-based medicine：how to practice and teach EBM" 一書，將實證具體執行的方法以 5 個步驟來說明：1. 形成一個可以回答的臨床問題（Asking an answerable question）。2. 尋找文獻證據 （Acquiring the best evidence）。3. 嚴格評讀文獻（critical Appraisal）。4. 臨床應用於病人身上（Applying the evidence with clinical expertise and patients' preference)。5. 對 1-4 步驟的過程進行稽核 (Auditing the performance in step 1-4）。這 5 個步驟簡稱為實證 5A 步驟；在實證醫學的每一步驟中都有具體可依循的標準作法與工具，此標準化的過程排除個人因素而造成文獻證據的選擇偏差，使得第一步驟至第三步驟的結果是客觀且可被他人驗證的，大幅提升臨床工作人員執行實證照護的便利性與可行性。

　　在標準化的實證應用過程中，將所搜尋符合納入條件之研究文獻

進行結果整合，這是項艱鉅的工作，必須借助於統計學的幫忙。1904 年學者 Pearson 曾發表一篇文章是利用統計方法整合數個研究結果，解決研究樣本數過小造成的統計效力不足，以更準確的分析研究數據。1970 年到 1980 年間，心理學、教育等眾多學者逐步發展出更加複雜的統計方法。牛津英文字典上記載：1976 年此種整合數個研究結果之統計學方法，被稱為統合分析（Meta-Analysis）。1990 年代，統合分析已成為許多人文科學、社會科學、自然科學領域最先進的文獻回顧方法。Cochrane Collaboration 為協助所有醫療照護專業人員將研究結果進行統合分析，發展了一套簡單的統合分析統計軟體 RevMan，容易操作、功能強大，讓害怕統計分析的人員也能輕易上手，此軟體與操作手冊可免費下載（http://tech.cochrane.org/revman/download）。

　　在實證醫學推展的過程中，部分學者發覺醫學相關之期刊中所刊載之研究報告格式五花八門，造成整合上極大的困難，在英國國家衛生服務部的資助下，2006 年由專案小組成員、各大期刊雜誌之主編、審查委員、醫學期刊作者等 27 人來自 10 個國家之專家，共同成立「強化健康照護研究之品質與透明度」專案計畫（Enhancing the QUALity and Transparency Of health Research, EQUATOR），開始是為期一年的專案，主要針對 RCT 研究，包括在研究開始設計到結果發表過程之標準化，當年即完成並發表 RCT 研究設計成果報告指引（Consolidated Standards of Reporting Trials, CONSORT），因為效果非常好，2008 年 EQUATOR 在英國倫敦正式開幕，目前已發表 284 種研究設計，包括動物實驗之成果報告指引，同時也翻譯成多國語言可供下載（http://www.equator-network.org）。

　　EQUATOR 所發表的標準化研究報告撰寫指引，對於有興趣進行臨床研究並進行學術發表的護理人員也具極高的參考價值；因為針對研究報告，不同研究設計所需要撰寫之內容不同，EQUATOR 對不同之研究報告每個步驟（題目、簡介背景、研究方法、結果、討論、結論、利益衝突與經費）均提出鉅細靡遺的建議，以隨機對照試驗研究

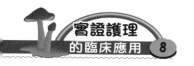

設計（CONSORT）為例，文章發表題目的必要內容必須要呈現「隨機」二字，而研究方法必須呈現：受試者特徵、研究措施、研究成效等，同時要敘述樣本數計算方式、受試者隨機分組的機制以及執行方法等，研究流程必須輔以流程圖（CONSORT FLOW DIAGRAM）呈現受試者在招募、分組、追蹤、分析過程中的動態變化。因為內容完整詳盡，可以視為撰寫研究計畫草案與結案報告之範本。研究報告指引已被國際多個重要期刊所應用，相信未來國內外嚴謹的期刊將會逐步跟進使用。屆時期刊刊登之研究成果報告的品質會大幅精進，而實證研究成果資料的整合將會更加容易。

# 第三章 實證護理的現況與趨勢

　　1960 年美國作家 Donald J. Hart 出版《知識爆炸》（The explosion of knowledge）一書，提出知識爆炸是由於科學技術不斷創新與發明，使得各種新舊知識能不斷重新組合，形成新的知識管道及開發新的知識範疇，在「創新→組合→再創新→再組合」的過程，知識發生了無限的擴展，使得人類知識不論於廣度或深度都將以等比級數般的增加，知識爆炸將使 21 世紀成為揭開眾多科學之謎的時代。

　　護理專業的核心價值是藝術與科學，但是長久以來，護理臨床實務操作多是基於經驗、傳統、直覺、常識或是未經證實的理論（Burrows & Mcheish, 1995；Kitson, Ahmed, Harvey, Seers, & Thompson, 1996；Hunt, 1996），缺乏研究結果的支持，主要原因多歸於護理人員不知道、不了解或不相信研究結果，甚至不知道該如何應用（Hunt, 1996）。當實證概念開始發展，將實證 5A 步驟標準化、簡單化後，讓整合過的研究成果較能應用於臨床上，但是護理專業準備好迎接以實證作為改

善照護品質的策略了嗎？

　　2005 年 Pravikoff、Tanner 及 Pierce 3 位學者從臨床與教育的觀點針對美國臨床護理人員對實證照護實務的知識、工具及操作的了解程度進行問卷調查，1,097 位回覆者中，只有 27% 受過實證相關的訓練，超過 50% 不知道實證護理，也不認為他的同事會在臨床上應用研究結果，39% 認為工作中偶爾或不會需要搜尋相關訊息，61% 認為臨床工作是需要搜尋相關訊息，但多是詢問同仁或上網查資料，72% 的回覆者認為臨床與研究有極大的差異，但卻沒有去尋求解答，認為無法應用研究結果於臨床工作最大因素是沒有時間、不覺得應用研究結果是重要的、不會及不了解實證操作步驟或工具之應用。另一篇 2011 年系統性文獻回顧研究，針對美國臨床護理人員應用實證進行持續品質管理的阻力與助力的資料顯示；在綜整 23 篇納入之文獻，認為影響應用實證之重要因素有 4 個構面 1. 策略構面：主管是否將實證納入組織目標？是否提供足夠人力與時間？2. 組織文化構面：是否願意接受改變？有無自主能力進行改變？3. 技術構面：是否有足夠應用實證之能力？是否提供足夠之教育訓練？4. 組織結構面：是否有院級的委員會進行全面監督？在此 4 構面中以策略及組織文化兩構面最具負向影響力（Solomons & Spross, 2011）。

　　國內學者穆、蔡、張（2013）針對地區級以上醫院推行實證護理的現況，以及推行實證護理之影響因素與差異。利用問卷調查法以護理部為對象，以有效問卷 261 份進行分析結果：國內有推行實證健康照護之醫院占 21.1%，有推行實證護理之醫院占 26.8%；醫學中心在實證健康照護及實證護理之推動教育訓練資源等比區域及地區醫院好。推動實證之困難包括缺乏時間、缺乏實證專業技能、看不懂英文、醫院缺乏發展實證之組織與架構、缺乏實證護理師資人力及缺乏推動實證護理的資金等。成功推展實證護理之主要因素是長官支持、圖書及資料庫充足、有電腦教室硬體設備及獎勵措施等。

　　顯見的是國外與國內的臨床護理人員面對實證在臨床應用的困難

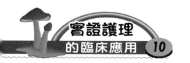

是非常相似的；常見的疑問是在 20 世紀臨床護理工作已運作多年，21 世紀不能繼續如此嗎？臨床護理一定要推行以實證為基礎的護理服務嗎？根據《知識爆炸》（The explosion of knowledge）一書當時的預測，從 1993 至 2003 年，人類知識總量較 1993 年以前總量增加一倍；2004 至 2010 年的 7 年內，將出現爆炸性的知識大突破；2011 至 2020 年內，知識將再增長 3~4 倍；從現在到未來的 30 年內，世界的科技發明將超過 2000 年以前所有的總和。護理專業知識與研究成果也是在急速成長中，以 2012 年醫學圖協會（Medical Library Association, MLA）調查 2009 至 2011 年護理專業期刊，參與調查的期刊共有 213 種，3 年期間共計發表了 726 篇臨床照護指引、2,255 篇系統性文獻回顧，以及原始論文 33,443 篇，平均占每期出版內容之 42%。除了知識的數量突增，由於資訊科技的突飛猛進，更讓所有的人取得知識的管道已無障礙，當民眾取得專業知識無阻礙時，護理人員很難以年資太淺、工作太忙、沒有時間、人力不足、看不懂英文，或醫院不支持等等理由來面對這些專業知識上的挑戰。

同時一個重要不可忽視的現象是：應用資訊科技如智慧型手機、平版電腦或桌用電腦等，尋找所需要的訊息在現代年輕人是最熟悉的生活方法，若能將個人活動的能力轉化應用在工作活動中，應是事半功倍。因此護理的養成教育及臨床在職教育的主管，應配合時代的改變協助規劃培育護理人員整合知識與臨床應用的實證能力，以因應未來急速的變化。

Fineout-Overholt、Melnyk 及 Schultz 3 位學者（2005）建議面對實證護理造成護理典範轉移，護理養成教育必須要做改變，應將護理學系與研究所現行著重教導學生如何執行研究，改變為教導學生如何找尋研究進行有效率之嚴謹評讀、整合並應用於臨床。在學士與碩士學程中教導如何執行研究，通常會導致學生對研究產生負向情緒，反而是教導快速有效尋找最佳證據並應用於臨床，會讓學生知道實證是工作的一部分，也能將臨床與教學、實證緊密結合。因此學校老師與臨

床指導老師應加強實證能力，持續保持實證與臨床業務緊密結合。

　　針對增進臨床護理人員實證能力，除從學校的基礎教育開始推行以外，在臨床上可用的策略非常多，包括成立實證讀書會、舉辦實證競賽等。政策面上可以與護理進階制度結合，強化護理人員實證能力。臺灣北部一家醫學中心為培育護理人員實證臨床應用能力，利用舉辦定期實證護理研究訓練班，引導護理同仁利用實證 5 步驟解決臨床問題。為評值訓練班成效，以澳洲 JBI 實證健康照護模式為架構，分析 2011 至 2013 年訓練班學員自選之 34 個實證應用主題的成效，有 31 個主題已完成實證結果臨床應用，並有 29 篇進行國內、外學術發表，13 個主題獲得專業學會及醫療品質策進會實證醫學類競賽金、銀、銅及佳作等獎項。這篇文獻顯示醫院組織提供計畫性的培育及引導，臨床護理人員參與訓練後，確實能增強實證能力，同時能應用於臨床工作的改造，提升照護品質。（廖、周、郭、陳、王，2016）

　　依據張、陳、黃、黃、李等（2015）以台灣護理學會 2011 年至 2013 年 N4 護理專案審查結果進行分析；發現護理專案通過率為 33.9%；在抽樣 100 篇中，審查委員意見之內容分析結果顯示：正向意見最多的項目是文獻查證與參考資料；負向意見最多的項目也是文獻查證與參考資料。顯見對護理人員而言，有效進行文獻查證是相對困難，同時也可推測護理人員無法有效的應用證據來支持所提出的改善建議。而學會對於文獻查證的方法未見相關標準以及規範，護理專案主要是讓護理人員能進行臨床照護品質提升，若能導入實證 5 步驟，將會呈現護理專案的改善措施是具有實證基礎，同時也能精進護理人員實證整合能力。

　　台灣護理學會為提升護理人員實證能力，以及提供國內護理精英一個與國際護理專業接軌之平台，在 2018 年建置卓越中心，同時成立實證健康照護知識館，以發展與整合國內實證健康照護指引及拓展實證健康照護知識之應用為任務，利用與國際實證照護組織網址連結，提供實證照護方法學相關知識與工具，讓全國會員都能在網際網路上

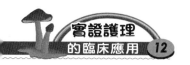

學習。同時知識館提供護理同仁實證成果發表的網路平台，以同儕審查機制收錄 3 種不同層次的實證文獻。為了促進各醫療機構能儘速將實證概念導入臨床工作，臺灣護理學會也在 2018 年同步修改了 1992 年開始的基層護理能力進階規劃，以提升臨床護理師參與的意願（台灣護理學會，2018）。有關實證健康照護知識館預計收錄之實證文獻種類與護理師進階能力分述如下：

A 類為實證健康照護綜整（Evidence-based Health Care Synthesis）：

　　主要是收錄依據實證 5A 步驟的前 3A （Ask ,Acquire, Appraise）步驟完成的實證報告；依據所訂定之 PICO 臨床問題，竭盡所能地搜尋進行文獻搜尋，並依據納入與排除條件篩選文獻，使用適當工具進行文獻之執行過程品質評讀，根據評讀結果提出臨床應用之建議等級。此類綜整文獻即是現行多家已導入實證訓練之醫院護理師臨床晉級 N1 時，需要完成的實證讀書報告。與以往的一般讀書報告不同在於；可訓練初階護理師使用國際標準方法，進行搜尋及判斷研究文獻品質與結果的可信程度。護理師若完成實證讀書報告，可以投稿至實證健康照護知識館，被接受刊登則可以被視為等同通過學會的基層護理能力進階規劃中的 N2 案例分析。

B 類為實證健康照護應用（Evidence-based Health Care Application）：

　　是指完成 5A 步驟，包括完成上述 A 類的 3A 步驟，同時依據臨床應用之建議進行臨床應用（Apply）與確認成效（Audit），這個過程必須要應用品質管理的概念及手法，將實證導入照護流程，同時利用不同策略進行同仁、或是病人／照顧者之行為改變，以及驗證改變導入後是否能達到預期之成效。此類實證應用文獻與護理師臨床晉級 N4 時，需要執行完成的行政專案類似，都是需要應用品質管理之概念與工具進行臨床照護改善，但最大的差異在於應用實證進行臨床業務改善之措施是具實證基礎支持、且有具體明確的改善目標。臨床護理師若完成實證臨床應用方案，可以投稿至實證健康照護知識館，被

接受刊登則可以被視為等同通過學會的基層護理能力進階規劃中的 N3 個案報告。

## C 類為實證健康照護指引（Evidence-based Health Care Guideline）：

實證照護指引主要目的是結合實證研究與臨床照護，將最佳證據轉譯為臨床最佳實務操作，讓臨床工作者在執行業務時，能提供有效率與效益的照護措施，以降低人為差異，提升照護品質。台灣護理學會針對臨床照護指引形成定有準則，針對臨床中有爭議與不一致的情境，經過系統性文獻回顧的方法搜尋證據，以協助臨床健康照護人員與病人進行健康照護之決策。臨床護理師若完成實證照護指引，可以投稿至實證健康照護知識館，被接受刊登則可以被視為等同透過學會的基層護理能力進階規劃中的 N4 專案報告或研究報告。

實證照護指引的發展是一個嚴謹繁複的過程，依據世界衛生組織建議；建置一個完整的健康照護指引，必須由包括多專科團隊、指引相關者以及使用者代表組成小組，耗時 2~3 年，同時在證據的蒐尋、評讀與形成建議的過程更需要使用 GRADE（The Grading of Recommendations Assessment, Development and Evaluation）方法，由小組共識形成實證臨床應用建議。

根據 Yaar 等學者（2016）分析土耳其各健康照護專業團體所發表之健康照護指引之發展過程品質，研究結果收集了 44 個健康照護專業團體所開放提供公眾閱讀的共計 401 個照護指引，以 AGREE II 的 6 個向度進行分析；結果發現發展指引過程品質最差的部分為「指引發展過程之嚴謹度」（35.3%）與「指引相關人參與程度」（37.9%），而超過 70% 的部分只有「指引說明清楚與呈現方式明確」（77.9%）。這些由專業團體的專家們所發展的健康照護指引，執行過程之品質仍需要大幅度的加強，顯示臨床照護指引的發展在方法學上必須要能嚴格的自我把關。目前台灣護理學會規劃將實證照護指引的發展可由基層護理師負責，雖有提供指引方法學相關之網址連結，但是在收錄指

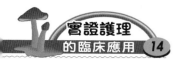
引並提供公眾閱讀，則需要謹慎小心。

　　實證護理的概念顯見已逐漸普及於臺灣各護理專業團體與機構中，護理專業團體除了台灣實證護理學會與台灣護理學會積極帶動實證護理的概念應用於臨床並進行照護品質的提升，台灣專科護理師學會 2017 年公告專科護理師進階制度及認證辦法，此法將專科護理師臨床階級分為 5 個等級，第五等級的必要條件之一為完成臨床照護指引報告或臨床應用（台灣專科護理師學會，2017）。實證護理不是一時的新把戲，學校的教育必須同步於教材中加入實證護理的概念與方法，將護理學生準備好，帶著實證能力充容的進入多變的臨床情境。當護理專業面臨實證照護新思維的來臨與力圖求變時，臨床護理主管必須提供各階層的護理人員相關教育訓練，塑造實證護理的文化，同時讓所有護理人員都有參與的機會是非常重要的措施。提供適當的舞臺讓護理人員能展現實證成果，更是促進護理人員相互學習與進步的動力。21 世紀已儼然是智慧醫療與大數據引領專業行為進步與改變的世紀，實證是智慧醫療的基礎，護理專業的產、官、學應通力合作，建置一個具實證基礎的護理數位化資料庫，透過自動化的資料整合產生證據，發展智慧護理模式，利用實證數據分析與科技早期預測及防範異常事件，去除與簡化無效率的護理活動，讓護理人員能與時俱進護理服務科學與實證之內涵，在時代急遽改變的浪潮中，站穩腳步開創護理服務新紀元。

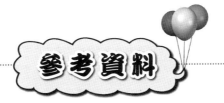

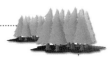

張麗銀、陳玉枝、黃光琪、黃瑞蘭、李作英（2015）。臺灣護理學會 2011 年~2013 年護理專案審查結果之回顧與分析，*護理雜誌，62*(2)，66-76。

廖家惠、周幸生、郭素真、陳玉枝、王桂芸（2016）。實證護理臨床應用之省思：以北部某醫學中心為例，*榮總護理*，33(2)，153-163。

穆佩芬、蔡淑鳳、張麗銀（2013）。臺灣實證護理推展現況及相關影響因素探討，*榮總護理，30*(2)，130-143。

臺灣專科護理師學會（2018）。進階制度及認證辦法，取自 http://www.tnpa.org.tw/advanced/rules.asp。

臺灣護理學會（2018）。基層護理人員臨床專業能力進階制度規劃指引，取自 https://www.twna.org.tw/frontend/un10_open/welcome.asp#。

Burrows, D.D., & Mcleish, K.(1995). A model for research-based practice. *Journal of Clinical Nursing, 4*(4), 243–247.

Cochrane A.L. (1971). *Effectiveness and efficiency: random reflections on health services*. London: Nuffield Provincial Hospitals Trust.

Fineout-Overholt, E., Melnyk, B.M., & Schultz, A.(2005).Transforming health care from the inside out: Advancing evidence-based practice in the 21st century. *Journal of Professional Nursing, 21*(6), 335-344.

Guyatt, G., Cairns, J., Churchill, D., Cook, D., Haynes, B., Hirsh, J., Irvine, J.,… Levine, M. (1992). Evidence-based medicine: a new approach to teaching the practice of medicine. *Journal of American Medical Association, 268*(17), 2420-2425. doi:10.1001/jama.1992.03490170092032

Hunt, J.M. (1996) Guest editorial. *Journal of Advanced Nursing, 23*, 423 425.

Institute of Medicine. (2001). Crossing the quality chasm: *A new health system for the 21st century*. Washington, D.C: National Academy Press. Retrieved from http://iom.nationalacademies.org/Reports/2001/Crossing-the-Quality-Chasm-A-New-Health-System-for-the-21st-Century.aspx

Kitson, A., Ahmed, L.B., Harvey, G., Seers, K., & Thompson, D.R. (1996). From research to practice: one organizational model for promoting research-based

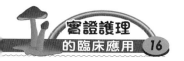

practice. *Journal of Advanced Nursing. 23*, 430 440.

Medical Library Association. (2013). *Nursing and Allied Health Resources Section, 2012 NAHRS Selected List of Nursing Journals*. Retrieved from http://www.mlanet.org/p/cm/ld/fid=518

Pearson, K.(1904). Report on certain enteric fever inoculation statistics. *British Medicine Journal. 3*, 1243-1246.

Pravikoff, D. S., Tanner, A.B., Pierce, S.T.(2005). Readiness of U.S. Nurses for Evidence-Based Practice. *American Journal of Nursing. 105*(9),40-51.

Sackett, D.L., Rosenberg, W.M., Gray, J.A., Haynes, R.B., & Richardson, W.S. (1996). Evidence based medicine: what it is and what it isn't. *British Medicine Journal. 312*(7023), 71–72.

Sackett, D. L.(2002) *Evidence-based medicine: How to practice and teach EBM*, (2nd ed.). London, Churchill Livingstone.

Solomons, N.M., & Spross, J.A.(2011). Evidence-based practice barriers and facilitators from a continuous quality improvement perspective: an integrative review. *Journal of Nursing Management. 19*(1),109-20.

Straus, S., Richardson, W.S., Glasziou, P. & Haynes, R.B. (2005). *Evidence-based medicine: How to practice and teach EBM* (3rd ed.). Edinburgh: Churchill Livingstone.

Yaşar, I., Kahveci, R., Artantaş, A.B., Başer, D.A; Cihan, F.G., Şencan, I., Koç, E.M., Adem Özkara, A. (2016). Quality Assessment of Clinical Practice Guidelines Developed by Professional Societies in Turkey. *PLoS* One.1(6): e0156483

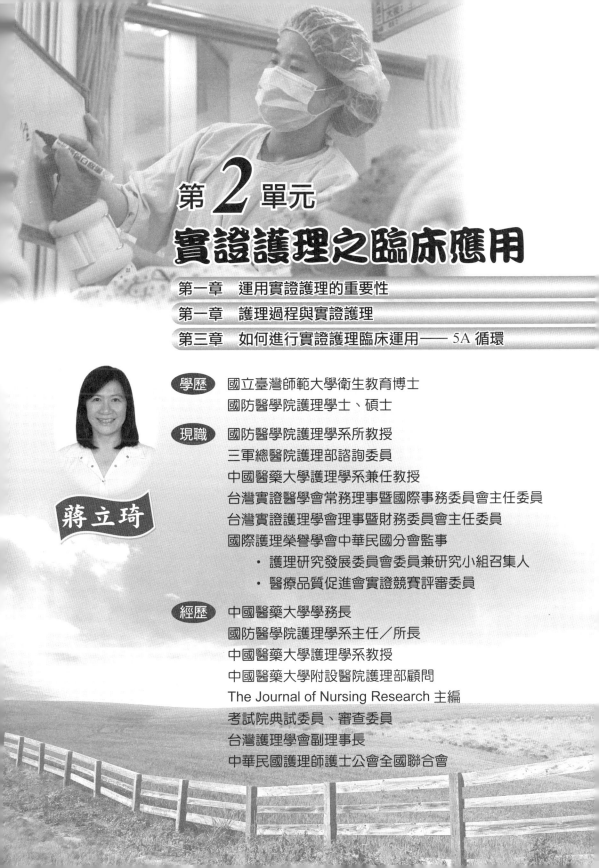

# 第 2 單元
# 實證護理之臨床應用

**學歷**　國立臺灣師範大學衛生教育博士
國防醫學院護理學士、碩士

**現職**　國防醫學院護理學系所教授
三軍總醫院護理部諮詢委員
中國醫藥大學護理學系兼任教授
台灣實證醫學會常務理事暨國際事務委員會主任委員
台灣實證護理學會理事暨財務委員會主任委員
國際護理榮譽學會中華民國分會監事
- 護理研究發展委員會委員兼研究小組召集人
- 醫療品質促進會實證競賽評審委員

**經歷**　中國醫藥大學學務長
國防醫學院護理學系主任／所長
中國醫藥大學護理學系教授
中國醫藥大學附設醫院護理部顧問
The Journal of Nursing Research 主編
考試院典試委員、審查委員
台灣護理學會副理事長
中華民國護理師護士公會全國聯合會

蔣立琦

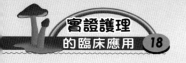

# 第一章　運用實證護理的重要性

　　2005 年世界衛生組織（World Health Organization, WHO） 為促進全球人民之健康，開始致力於倡導全球健康照護之知識轉譯（Knowledge Translation, KT）， 鼓吹各層級的健康照護相關人員之首要任務為積極推動全面性知識轉譯，知識轉譯 (KT) 是透過綜整實證文獻、健康照護團隊間交流、臨床實際運用以及分享傳播等反覆循環，以將科學研究實證知識應用於在地環境脈絡中，進而改革健康照護之健康方式與系統，增進人類健康。美國醫學會（Institute of Medicine, IOM）將實證健康照護納入 5 大發展方向之一，實證健康照護（Evidence-Based Health Care, EBHC）成為目前推動實證跨專業領域專家所共同使用的名詞，在以病人為中心的概念下，各個專業的臨床照護者皆應該運用實證方法提供其專長領域的照護，以共同改善病人與家屬的健康成果。

　　誠如我經常引用歌德（Johann Wolfgang von Goethe）所說的名言：「單是知道是不足夠的，我們必須加以應用；單是有心是不足夠的，我們必須加以實踐（Knowing is not enough; we must apply. Willing is not enough; we must do.）」。而護理是一門助人的專業，也是一門應用科學，各專業領域的醫療人員都應積極發展在其專業領域中，如何運用實證方法綜整最新科學研究形成最佳證據與建議，推動實證臨床應用成為當前各專業的重要挑戰，護理人員是 24 小時守候在病人身邊的專業照護者，是跨專業領域醫療照護團隊中的重要成員，積極推動實證護理（evidence-based nursing, EBN），應用實證護理於臨床實務工作中，解決臨床病人與家屬的問題，提供最佳實證依據的護理照護是我們的職責與使命，也考驗護理人員的專業知識與能力。在有限的醫療資源環境中，與醫療團隊共同合作，同時考量符合病人與家屬的價值觀及期望，統整醫學相關研究的實證基礎上、共同合作短時間分享於內決策過程（Shared Decision Making, SDM），以提升醫療照護品質。

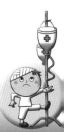

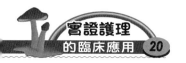

實證護理乃是以科學方法來解決臨床的問題，即使護理人員每日忙碌工作，亦是一位臨床護理科學家，要能於短時間內將實證的精神，透過提問、評讀、審慎分析批判的過程，提供實證為基礎的臨床建議，以便做出最佳治療或照護決策（Fineout-Overholt *et al.*, 2005），Cochrane（2018）提出：「信任證據、知情決策、更佳健康」（Trusted evidence, Informed decisions, Better health）。其中的實證知情決策（Evidence-based Informed Decision-Making, EIDM），考驗我們是否快速搜尋最佳證據、提供最新最佳證據的資訊作為臨床決策？這涉及將最佳可用研究證據如何應用於在地化的環境中，複雜的在地社會文化因素的考量包括社區偏好，與當地特殊情境脈絡相結合，其衍生的政治偏好和公共衛生資源等議題，將是一項未來挑戰。因此，以病人為中心提供跨團隊的實證照護、維護病人安全、提供最佳實證照護透過實證整合護理實務、研究與教育，以達到提供最佳品質及最具成本效益的護理照護，是護理科學家發展以實證為基礎護理的 3 個重要使命。最後，為歌德的名言加上一句話：「只有做是不夠的，我們必須持續創新（Doing is not enough, we must innovation）」。

## 壹、以病人為中心的跨團隊實證照護

美國醫學會（Institute of Medicine, IOM）具體指出，醫療照護需根基於以病人為中心之主旨，而以病人為中心照護則應藉由不同專業領域之間，以實證為基礎的溝通與對話，共同整合的醫療照護模式，以達資訊分享及提升照護品質的目標（Greiner & Knebel, 2003）。1992 年美國護理學會（American Nurses' Association, ANA）亦呼籲應發展跨領域團隊醫療照護之臨床照護指引，以便臨床工作的護理人員能運用已經整合過的實證知識於臨床照護中。我國各級醫療機構的護理團隊亦應積極發展在地化的臨床照護指引，以提供臨床護理人員能夠運用於其機構之中。然而科學新知與研究成果日新月異、臨床情境複雜難以預測、各醫療機構的人力與資源等等問題，導致實證與實務

之間仍存在差距，許多臨床上的問題其實仍需要在第一線服務的護理人員，敏感且勇敢地提問，快速且技巧地尋找與評讀最新實證文獻證據，並與醫療團隊共同研商討論是否適用於服務對象，最後評值其運用後之成效。護理人員身為病人與家屬的代言角色，每天的護理工作中都充滿各種疑問，如何迅速地將最新文獻知識轉譯到實務工作中，是每一位臨床工作者皆應該面對的挑戰。跨領域團隊之實證醫療照護所面臨的挑戰（Newhouse, 2008）包括：

(1) 如何共同定義各專業的實證權重以釐清醫療照護決策的優先順序？例如，癌症病人的疼痛問題，醫師可能會依據各種臨床指引或實證文獻中的建議給予止痛藥物；護理人員則應能找出我們執業範疇中的實證依據，根據疼痛臨床照護指引，疼痛的處置應該在給予足夠的藥物處置的前提下，以非藥物輔助其止痛效果，如分散注意力、鬆弛技巧等。

(2) 如何選擇適當時機將病人及其相關脈絡因素列入臨床決策過程之參考？許多人都會說文獻查出來，實證是什麼，就應該以最佳實證等級的建議提供給病人啊？然而醫師、護理師、藥師等在討論如何止痛時，應該依據病人的不同疾病、嚴重程度所引發的不同疼痛程度之脈絡因素，協助病人依據喜好選擇當下最適切的疼痛處理方法。

(3) 如何釐清專業領域專家的定義及角色？例如，鴉片類止痛藥的處分一般都是醫師的執業範圍，但是根據護理人員法，輔助醫療行為也是護理人員的執業範疇，我們應該可以依據病人的個別狀況，與醫師及其他醫療團隊共同討論，根據實證護理評估病人的疼痛程度，提出各種適切藥物的建議。

(4) 選擇最佳實證照護模式時，應考量下述重要因子如：病人的性別、年齡、社經地位、社區型態、當地的文化價值觀等，另外各種治療與照護的先後順序或權重等都需考量。例如，有些年長病人其實不懂該如何自己分散注意力，也無法被引導運用鬆弛技巧，此時，也許冰敷或是按摩對其疼痛的緩解反而是較為適切的。

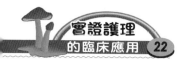

護理人員責無旁貸（accountable）必須熟悉實證護理之運用過程，積極與醫師、藥師、營養師、呼吸治療師、復健師等跨專業醫療人員，一起以病人為中心透過跨專業團隊共同合作，以期能保障病人的安全與提升整體的照護品質。各層級醫療機構也應該發展在地化跨領域團隊之實證醫療照護的模式（蔣、林、王，2013），透過醫院內部的專業人員都能熟稔實證方法學及體認應用實證照護的精神，共同研商可以推動的模式（Newhouse & Spring, 2010）。

## 貳、維護病人安全提供最佳照護

推動跨專業團隊合作的實證健康照護是否真的能提升照護品質呢？以實證為基礎的健康照護乃是綜整過去研究文獻加以統整分析的證據，是依據分析各種研究成果的益處與害處而形成建議，讓我們的病人與家屬能參考並能形成臨床決策。從許多系統性文獻回顧的證據顯示，跨專業的合作之實證健康照護的確可以確保病人安全、提升醫療品質，以下僅舉一些文獻為例：

系統性文獻回顧顯示，跨專業領域會議、跨專業領域稽核對病人的藥物使用效果、住院天數、甚至醫療花費等均有正面意義與成效（Zwarenstein *et al.*, 2009）。另一篇系統性文獻回顧顯示，合作性醫療照護（collaborative care）對患者的憂鬱及焦慮症狀具改善成效，亦能增加病人服藥遵從性及提升病人生活品質（Archer *et al.*, 2012）。可見跨專業領域照護（interdisciplinary care）或合作性醫療照護（collaborative care）對病人的醫療照護皆有較正面的成效，團隊成員間的開放性溝通、詳細且周延的評估與處理病人問題。目前許多系統性文獻回顧顯示實證照護可以改善死亡率，然仍以疾病或是醫師的診療為主。其他亦有許多研究顯示具有實證護理基礎的護理實務能有效地提供病人所需的健康照護及降低所需醫療成本，有助於提升整體醫療照顧品質且具有關鍵性影響力（Bonell, 1999; Brown, Wickline, Ecoff & Glaser, 2009; Greenhalgh & Meadows, 1999）。近日有一篇系統性文獻回顧證實加護病房的緩和照護可以減少病人的死亡率、住加護病房

的天數，以及總住院天數（Aslakson, *et al.*, 2014）。因此，基於護理人員為醫療照護之團隊成員，參與跨專業團隊之實證照護，以發揮護理人員獨特的角色功能，相信未來將會有更多證據顯示，護理人員採用實證健康照護將能提升更多醫療品質之證據。

## 參、透過實證整合護理實務、研究與教育

在全世界的積極發表各種醫療健康相關科學研究的推波助瀾之下，以實證為基礎引領全世界風潮，各領域醫療專業領域亦逐漸發展實證醫學、實證物理治療、實證藥學、實證公共衛生等等。實證護理亦在近 10 年來在全世界各地積極推動，護理專業人員其實應該是護理科學家（nursing scientist），戮力於研究、教育、實務與政策形成者，在護理研究上應能致力於更高實證等級的護理研究的設計，例如更多護理領域的系統性文獻回顧與統合分析、嚴謹的隨機臨床試驗，以及可以回答各種臨床提問的研究設計，以縮短知識與實務之間的差距。更重要是將最新、最佳實證的研究結果或知識應用於臨床實務，提升護理措施的成效與可信賴度，方能透過持續性基於解決臨床問題為主的護理研究的蓬勃發展，以堅固護理科學之價值（蔣、林、王，2013）。

# 第二章　護理過程與實證護理

早在 1968 年 Yura 和 Walsh 就倡議護理人員應以科學性解決問題的方法為病人解決其健康問題，並將之命名為「護理過程」，包含收集資料、分析資料、建立問題、發展計畫、執行計畫，以及評值等護理活動。此後，臨床護理與護理教育皆努力納入護理過程的方法於教育與實務工作中。而實證護理之應用時，大家所熟悉的臨床提問 PICO（P: Patient population/disease；I: Intervention or issue of interest；C: Comparison intervention or issue of interest；O: Outcome）並非都只是指哪種護理措施較為有效的治療型／介入型問題？在護理過程中的每個步驟都應該是會產生問題的，在進行護理過程時會有各種形式的臨床

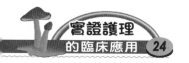
問題產生（Melnyk & Fineout-Overholt, 2011），護理人員能有意義的實施實證健康照護，透過行動研究實施實證健康照護，以及透過參與式的知識轉譯過程，和改變社會實踐的精神，如此護理科學家才能站在最前線，提供實證為基礎的轉型照護（蔣等，2018），例如：

1. **意義（Meaning）**：有關對某一經驗或現象的問題。例如：早產兒父母親（P）面對未預期的早產兒（I）出生所經歷的心路歷程（O）如何？這部分的問題與之前的大不相同，並沒有 C（對照）的部分。

2. **診斷（Diagnosis）**：建立一個測試的檢定力（power），以區分有或沒有出現目標狀況（target condition）或是否罹病，是如何確認問題或疾病的成因之動作或是過程的問題。護理人員經常進行的是身體檢查與評估之判讀、診斷性檢查、護理評估工具等之信效度等。例如：評估早產兒（P）的疼痛反應評估量表（NIPP）（I）以及 CRIES（C），何者較準確評估早產完的侵入性疼痛（O）？

3. **病因或導因（Etiology）**：是指病人認為重要的疾病或是健康結果，確認造成傷害的潛在影響因素，護理人員較常進行的是造成健康問題的相關因素的問題。某些因素產生或導致某一特定疾病或是健康問題。例如：早產兒父母親（P）高社經地位者（I）比低社經地位者（C）更容易有焦慮反應（O）？

4. **治療或是處置（Intervention）**：是指與疾病或是失能有關的治療問題，護理人員則是與健康問題相關的護理措施。例如：早產兒父母親（P），以漸進性肌肉鬆弛技巧（I）還是支持團體（C）確認介入措施對病人認為重要的結果（症狀〔Symptom〕、功能、罹病率、死亡率及成本）的影響。

5. **預後（Prognosis）**：對疾病或是健康問題的預測問題，護理人員則常會提問影響病人常遇到的預後過程的因素有哪些？例如：早產兒(P) 使用高劑量類固醇（I）比使用低劑量類固醇（C）治療呼吸窘迫症候群，較有高風險影響其未來認知功能與動作發展（O）？

表一整理了大家熟悉的護理過程與 5 種護理常用的臨床提問 PICO

類型之關係，以刺激大家思考如何在護理過程中將實證的臨床提問（PICO）融入之中。在每日臨床工作時，運用護理過程評估病人病況時，思考此疾病／健康問題對其的意義為何？與質性研究的文獻中說的經驗一樣嗎？這個健康問題該使用何種評估工具或是診斷工具可以較為準確來確定其臨床問題呢？哪些相關因素是會影響這個健康問題呢？年齡？性別？還是社經地位？何種護理介入措施會更有效解決他的健康問題？何種護理介入措施或是影響因子會造成其預後的不同？可見護理過程中的每個步驟都隱藏了各式各樣的臨床提問，只是，有時候護理人員工作久了，逐漸麻木認為一切都是理所當然的常規作法，而喪失提問的好奇心了，養成事事質疑與提問的專業態度才是最重要，推動實證護理臨床應用應該努力的方向。

表一 護理過程與實證護理的臨床 5 種提問（PICO）

| 護理評估 | 1. 有關意義（Meaning）：服務對象（P）_____ 在何時（T）_____ 對於 _____（I）感到 _____（O）？<br>2. 有關診斷（Diagnosis）：使用 _____（I）會比 _____（O）於評估某些人 _____（P）更準確診斷 _____（O）？<br>3. 有關成因（Etiology）：是否有某種因素 _____（I）的某些人 _____（P）比沒有這些因素（C）的人較有危險有 _____（O）？ |
|---|---|
| 護理措施 | 有關治療或是處置（Intervention）的問題：針對 _____（P），何種 _____（I）比 _____（O）有較佳的 _____（O）？ |
| 護理評值 | 針對 _____（P），_____（I）相較於 _____（C），如何影響或預測其預後（prognosis）_____（O）？ |

　　根據國際榮譽護理學會（Honor Society of Nursing, Sigma Theta Tau International [STTI], 2011）的定義，「實證護理（Evidence-based

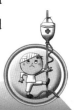

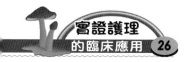
Nursing）為涵蓋現有之最佳證據及護理實務經驗，以及重視病人與其
所屬家庭和社區的價值及偏好之護理照護」。在運用實證於護理過程
時，我們仍不能忘記以病人為中心的核心價值，除了研究文獻的實證
等級與建議（Evidence）、醫療照護人員的專長（Expertise），最重要
的還是尊重病人與家屬其所屬的文化價值觀下的期望（Expectation），
因此推動實證護理臨床應用，並非僅是一切都以研究成果之證據為臨
床決策的依歸，透過完整的實證知識，以病人為中心進行共享決策，
醫護人員培養自己以實證為基礎的照護能力，才能全方位以 3 個 E 進
行實證護理。

　　現今醫藥科技研究日新月異，研究論文出刊越來越快且越來越多，
我們臨床的護理人員應時時精進自己，以實證為基礎臨床應用的照護
能力，目前系統性文獻回顧（systematic review）也較盛行，讓初學者
可以迅速查詢到已經綜整好的實證知識，較困難的步驟將會是知識轉
譯的實作過程。以實證為依據之臨床決策需同時考慮 3 個「E」——
Evidence、Expertise、Expectation。在實證臨床應用的過程中，仍須注
意即使是最新發表的文章，也應評量其文章品質、判定其實證等級，
即使是實證等級很高的文獻建議，也應考量其機構醫療資源成本效益；
針對不同地區和不同社會文化的人們，適合他們採用的治療或是介入
方法也會差異極大；然而過去以醫師為中心的醫療照護模式轉變成以
病人為中心的觀念，運用實證可以讓護理人員的專業能力備受肯定，
進而彰顯護理專業的對提升醫療品質的貢獻。

## 第三章　如何進行實證護理臨床運用——5A 循環

　　Sackett & Straus 等人（2000）提出的 5A 步驟進行是臨床第一線
照顧病人的護理人員最需要的能力，對基層護理人員而言，時時好奇

起疑提問（Ask）、勤奮搜尋資料庫的新文獻（Acquire）、評讀文獻（Appraise）、實際運用（Apply）、檢討評估（Access）的 5A 的過程，是縮短實證與實務之差距的重要方法，期盼各層級護理人員都能從 5A 的運用過程中學習實證應有的精神，因此 5A 過程是最為重要的能力。

## 第一步：形成一個臨床可回答的問題（Asking an answerable question）

形成一個 PICO（Problem, Intervention, Comparison, Outcome）的臨床提問：(1) 具有特定疾病或病徵的患病族群（Patient/problem）；(2) 清楚的描述介入措施或關注的事項，包括治療、檢驗、預後因子、暴露因子等（Intervention/exposure）；(3) 明確的說明對照組（comparison），可能有但也可能沒有特定的治療、檢驗、預後因子、暴露因子等；(4) 具有清楚且可測量的臨床結果（outcome），如：死亡率、感染率等（Sackett, Straus, Richardson, Rosenberg, & Haynes, 2000），或是知識增加、疼痛減少、改善生活品質等等。在形成 PICO 問題時必須注意，問題的主題是人或問題必須界定明確；對於所給予介入措施、治療或關注的事項必須是特別的；進而深思熟慮的確認介入措施有無對照組，如此一來，可以縮小搜尋範圍並發現相關之文獻；最後結果必須是具體且可測量。

Craig 與 Smyth（2007）曾經針對如何將臨床問題排定優先順序，做了以下建議：(1) 是醫院常見與重要的問題且與國家健康政策之優先次序有關；(2) 將顯著影響很多病人群的問題；(3) 對實務工作而言可以有實行改變的潛力；(4) 在實務工作中有各種可能性；(5) 針對最佳實務照顧（best practice）真正是充滿不確定感以及爭論的問題。

## 第二步：尋找最佳文獻證據（Acquiring the best available evidence）

尋找最佳證據的是重要的步驟，尤其是搜尋時間有限或閱讀英文文獻的能力不足時，就會延誤實證應用的時間。建議臨床工作者最好組成實證小組，時時搜尋與照護對象之健康主題相關之國內外「以實證為基礎的臨床指引」以及資料庫中的「系統性文獻回顧」，以便及

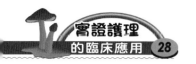

時回答臨床提問。一般常用電子資料庫包括綜整知識的資料庫如：The Cochrane Library 由 Cochrane Collaboration 所出版，以及 Up To Date、DynaMed、Nursing Consult 等等收錄已經綜整過的實證資訊，以協助臨床護理人員進行臨床決策。還有收錄原始文獻之初級資料庫，如 Ovid Medline、PubMed、CINAHL 等英文資料庫，其中 Medline 為目前數量最多、最有名的生物醫學電子資料庫；Ovid Medline 與 PubMed 都包含 Medline 資料庫。只是 PubMed 是由美國國家醫學圖書館提供且是免費的。任何人都可以藉由網路進入 PubMed，搜尋醫學期刊 Medline 資料，也可以使用平板電腦甚或是智慧型手機隨時進行搜尋。最後不要忘記搜尋華藝中文期刊論文（CEPS）。不同問題型態均有其最適合之研究設計之證據，如意義型、診斷型、成因型、治療性及預後型等 5 類臨床提問，都應尋找可以回答提問的研究類型之文獻。

## 第三步：評讀文獻（Appraisal the evidence of its validity and usefulness）

選出與 PICO 問題相關的文獻後，依文獻的題目、文獻的研究類型、證據等級等做初步判定，以便篩選出值得進一步評讀的文獻。國際上已有多種不同的證據分級系統，目前以英國牛津 Oxford 實證醫學中心（Center for Evidence Based Medicine, CEBM）所公布證據等級（Oxford, 2011）較廣為使用。完成初步證據等級分類，考量證據等級、出版年限，列出評讀優先順序，進一步評讀文獻的研究品質，包含效度（Validity）、影響（Impact）、應用性（Applicability），以及綜整有關於臨床問題的各種研究發現以提出建議。足見護理科學需要累積更多更高實證等級的文章，如透過更多系統性文獻回顧的統合分析或是綜合分析以建構更多科學性護理知識，方能讓護理知識轉譯臨床運用時更為具備信心，亦更廣為大眾所接受。Oxford 大學實證醫學中心目前僅將系統性文獻回顧之研究列為最高實證等級（Level 1）。

## 第四步：將證據應用在病人身上（Applying to your patients）

先考量綜整實證文獻的知識是否可以符合我的病人的特性？在運用時應該考量研究文獻樣本的人口特性資料（P）與臨床情境個案是否符合？實證結果的建議是否可以應用在我的病人身上？只要研究樣本與臨床照護個案相似，愈能將研究結果應用於此個案的臨床照護決策。若是不符合，要將研究結果推薦應用在病患身上，則需謹慎評讀研究文獻之品質，以及研究中所有重要的害處和益處是否皆考慮過了？其次是當下的臨床環境可否施行此治療？並要考量此介入措施可能需要的各項成本費用（以及健康保險可否給付？或是需要自費？），執行這介入措施所需的技術與訓練等，以及所建議的特殊設備的費用與可近性。

## 第五步：檢討評估照護結果（Auditing the performance of above procedures）

實證運用的最後一個步驟是評估結果，針對上述 4 個 A 的步驟審慎稽核與評估：提出的臨床問題是否適切？尋找最佳證據的文獻是否足夠？評讀文獻的品質是否嚴謹？臨床應用時的稽核是否完整？最後是成本效益分析，評估實證運用過程中所必須花費的時間、人力、花費等等可能耗費的資源，以及運用後對健康成果的影響是否如同文獻一樣有顯著改善？當然也應該同時評估運用後的益處與害處。

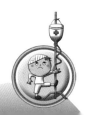

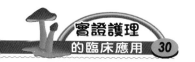

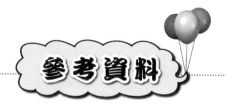

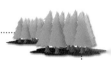

林佳慧、陳玉如、蔣立琦（2013）。應用跨專業領域團隊之實證醫療促進臨床病人安全及照護品質，*榮總護理*，*30*(2)，121-129。

陳杰鋒、羅恆廉、郭耿南、譚家偉（2011）。實證醫學於臨床之發展與應用，*醫療品質雜誌*，第 5 卷第 6 期，24-29。

高啟雯、楊佩陵、蔣立琦（2014）。實證護理之養成教育，*源遠護理*，8(3)，1-7。

蔣立琦（2013）。護理過程與實證護理，全聯會會訊第第 79 期，12-16。

蔣立琦、林佳慧、王桂芸 *（2013）。實證護理的新時代──全面啟動發展護理科學，*護理雜誌*，60(5)，11-17。

蔣立琦（2014）。護理新視界──實證護理的演變與發展，*護理雜誌*，61(4 suppl.)，85-94。

蔣立琦、鄭淑允、陳玉如（2015）。以病人為中心的實證照護──實證衛教，*醫療品質雜誌*，9(4)，10-15。

蔣立琦、廖美南（2017）。以實證為基礎的護理轉型照護，*護理雜誌*，64(1)，25–31。[Chiang, L. C., & Liao, M. N. (2017). Transformative care rooted in evidence-based nursing. The Journal of Nursing, 64(1), 25–31.] doi:10.6224/JN.000005

Archer, J., Bower, P., Gilbody, S., Lovell, K., Richards, D., Gask, L., . . . Coventry, P. (2012). Collaborative care for depression and anxiety problems. *Cochrane Database of Systematic Reviews (10)*. doi: 10.1002/14651858.CD006525.pub2

Aslakson, R., Cheng, J., Vollenweider, D., Galusca, D., Smith, T. J., & Pronovost, P. J. (2014). Evidence-based palliative care in the intensive care unit: a systematic review of interventions. *Journal of Palliative Medicine, 17*(2), 219-235. doi:10.1089/jpm.2013.0409 [doi]. Retrieved from PM:24517300

Bonell, C. (1999). Evidence based nursing: A stereotyped view of quantitative and experimental research could work against professional autonomy and authority. Journal of Advanced Nursing, 30(1), 18-23.

Brown, C. E., Wickline, M. A., Ecoff, L., & Glaser, D. (2009). Nursing practice, knowledge, attitudes and perceived barriers to evidence based practice at an academic medical center. Journal of advanced nursing, 65(2), 371-381.

Centre for Evidence Based Medicine. (July 1, 2013). Oxford centre for evidence-based medicine- Levels of evidence. Retrieved from http://www.cebm.net/?o=1025

Ciliska, D. K., Pinelli, J., DiCenso, A., & Cullum, N. (2001). Resources to enhance evidence-based nursing practice. Advanced Critical Care, 12(4), 520-528.

Craig, J. V., & R. L. Smyth (2007). The evidence-based practice manual for nurses. (2nd eds.). Churchill Livingstone, Elsevier.

Fineout-Overholt, E., Levin, R. F., & Melnyk, B. M. (2004). Strategies for advancing evidence-based practice in clinical settings. *The Journal of the New York State Nurses' Association, 35*(2), 28-32.

Fineout-Overholt, E., Melnyk, B. M., & Schultz, A. (2005). Transforming health care from the inside out: advancing evidence-based practice in the 21st century. *Journal of Professional Nursing, 21*(6), 335-344. doi:10.1016/j.profnurs.2005.10.005

Gifford, W. A., Davies, B., Edwards, N., & Graham, I. D. (2006). Leadership strategies to influence the use of clinical practice guideline. Nursing Leadership (Toronto), 19(4):72-88.

Greenhalgh, J., & Meadows, K. (1999). The effectiveness of the use of patient based measures of health in routine practice in improving the process and outcomes of patient care: a literature review. Journal of evaluation in clinical practice, 5(4), 401-416.

Honor Society of Nursing, Sigma Theta Tau International. (2011). Evidence-based nursing position statement. Retrieved from http://www.nursingsociety.org/aboutus/PositionPapers/ Pages/ EBN_positionpaper.aspx

Institute of Medicine. (2011). The future of nursing: Leading change, advancing health. Washington, DC: The National Academies Press. https://doi.org/10.17226/12956

Melnyk, B. M., & Fineout-Overholt, E. (2011). Evidence-based practice in nursing & healthcare: A guide to best practice. (2nd eds.). Philadelphia, WK: Lippincott.

Melnyk, B. M., Fineout-Overholt, E., Feinstein, N. F., Li, H., Small, L., Wilcox, L., et al. (2004). Nurses' perceived knowledge, beliefs, skills, and needs regarding evidence-based practice: Implications for accelerating the paradigm shift. Worldviews on Evidence-Based Nursing, 1(3), 185-193.

Melnyk, B. M., & Feinstein, N. (2009). Reducing hospital expenditures with COPE (Creating Opportunities for Parent Empowerment) program for parents and

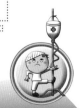

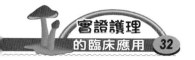
premature infants: An analysis of direct healthcare neonatal intensive care unit coasts and savings. Nursing Administrative Quarterly, 33(1), 32-37.

Melnyk, B. M., Bullock, T., J., Jacobson, D., Kelly, S., Baba, L. (2010).Translating the Evidence-Based NICU COPE Program for Parents of Premature Infants Into Clinical Practice: Impact on Nurses' Evidence-Based Practice and Lessons Learned. Journal of Perinatal & Neonatal Nursing, 24(1), 74-80.

Newhouse, R. P. (2008). Evidence-based behavioral practice: An exemplar of interprofessional collaboration. Journal of Nursing Administration, 38(10), 414-416. doi: 10.1097/01.NNA.0000338157.48471.1a

Newhouse, R. P., & Spring, B. (2010). Interdisciplinary evidence-based practice: Moving from silos to synergy. *Nursing Outlook, 58*(6), 309-317. doi: 10.1016/j.outlook.2010.09.001

World Health Organization. (2005). Bridging the "Know–Do" gap: Meeting on knowledge translation in global health. Retrieved from http://www.who.int/kms/KTGH%20meeting%20report,%20Oct'05.pdf

Sackett, D. L., Richardson, W. S., Rosenberg, W. & Haynes, R. B. (1997). Evidence-Based Medicine: How to Practice and Teach Evidence Based Medicine. NY: Churchill Livingstone.

Sackett, D. L., Straus, S. E., et al. (2000). Evidence Based Medicine: How to Practice and Teach EBM. 2nd Ed. Churchill Livingstone: Edinburgh.

Yura, H., & Walsh, M. B. (1967). The Nursing process. Norwalk, CA: Appleton-Century-Crofts.

Zwarenstein, M., Goldman, J., & Reeves, S. (2009). Interprofessional collaboration: Effects of practice-based interventions on professional practice and healthcare outcomes. *Cochrane Database of Systematic Reviews (3)*, CD000072. doi: 10.1002/14651858.CD000072.pub2

# 第 **3** 單元
# 形成一個臨床可回答的問題

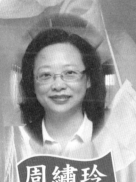

周繡玲

| 學歷 | 長庚大學臨床醫學研究所護理組博士 |

**現職** 亞東紀念醫院護理部顧問
亞東科技大學醫護暨管理學院院長
亞東科技大學護理系教授兼系主任
新北市護理師護士公會理事長
中華國民國護理師護理士公會全國聯合會常務理事暨
　　　研究發展委員會主任委員
台灣護理學會業務理事暨護理行政委員會主任委員
台灣腫瘤護理學會監事
台灣私立醫療機構護理常務協進會理事
衛生福利部國民健康署癌症診療品質認證委員暨
　　　癌症品質提升計畫審查委員
教育部技專校院護理科、系、所評鑑委員
專科護理師認證醫院

**經歷** 亞東紀念醫院護理部主任
亞東技術學院護理系助理教授、副教授
亞東紀念醫院護理部兼任督導
天主教新店耕莘醫院護理部督導
和信治癌中心醫院護理部護理長
長庚大學護理學系專任講師
三軍總醫院護理部護理師

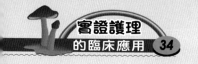

# 前　言

　　實證護理（evidence-based nursing）是整合現有文獻的最佳證據、臨床專家的照護經驗及病人的喜好與價值觀所擬定的照護準則（Sackett, Straus, Ricbardson, Rosenberg, & Haynes, 2000）。此照護準則可協助臨床醫護人員解決病人或臨床問題時做合適的決策，進而提供最佳的照護措施（簡、劉，2007）。實證護理其目的在於促進有效果（effective）及有效率（efficient）的照護，引導護理人員更有成本效益（cost-effective）的方式來提供高照護品質，另亦可介紹新的護理服務，鼓勵採用更經濟有效的處置，改善病人的診療時效及出院過程（財團法人國家衛生研究院，2004；宋、張，2006）。

　　Sackett 等（2000）提出臨床醫護人員應清楚照護病人過程中，病人特定的照護需求／問題，如能將此照護需求／問題轉換成明確及簡潔的訊息，將有助於後續文獻搜尋、評定文獻證據之效度，以利達成最佳行動決策。而本單元即是發展實證護理於臨床應用過程中之第一步驟『形成一個可回答的臨床問題』，其目的在於整合最佳實證研究證據及照護決策，須先描述以一個臨床可回答的形式來建構問題，以下分別介紹本單元內容為如何形成臨床問題、制訂完整的臨床問題架構及擬定臨床問題優先順序。

# 第一章　如何形成臨床問題

## 壹、形成一個臨床可回答的問題的重要性

　　在照顧病人的過程中，常需要醫療照護新知來協助決策和行動，而這些知識可能簡單明瞭、容易取得，也可能複雜、不易找尋，而健康照護人員照護病人成功的關鍵在於持續、不間斷地吸收及更新最佳的實務資訊。然而，僅在適當時機以正確方式收集合適資料的渴望並

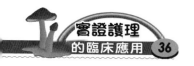

不足夠，擁有實用且能終身學習的技巧（聚焦問題、有效率搜尋資源），才是每位臨床人員融入此資訊豐沛的環境之必要條件。

護理人員如何應用實證來回答臨床問題，故形成一個臨床可回答的問題是非常重要的第一步，因為我們想得到的答案往往與我們問問題的方式有關，所以如果我們一開始問題問錯就會得不到我們所預期的答案，另外我們所問的問題最好能聚焦轉變成在文獻搜索時的關鍵字，如此我們在後續文獻查證上可較為準確及節省時間，在臨床護理照護上會產生的問題五花八門，所以問題的問法會有些不同，它可能會聚焦在臨床診斷、預後、治療、害處或因果關係（causation）等（Pearson, Field, & Jordan, 2012）。

## 貳、形成一個可回答的臨床問題的影響因子

形成一個臨床可回答的問題的影響因子包括 (1) 臨床人員的醫護知識、醫護經驗、涉獵的領域；(2) 人員可以使用的研究工具及資源；(3) 過去對實證護理的經驗；(4) 對研究問題的熱忱、深入思考及最終問題分析表達能力（Craig & Smyth, 2013）。

## 參、臨床問題的來源

臨床問題的來源可以來自於 (1) 病人的臨床表現；(2) 疾病本身、診斷；(3) 疾病治療；(4) 疾病預後；(5) 疾病預防等 5 個面向來討論。臨床表現可以從病人病史及身體檢查評估來著手；疾病本身可以從疾病臨床症狀及疾病鑑別診斷開始；疾病治療可以從疾病最新治療方向入門，另外護理方面一些介入性措施也可以形成問題；疾病預後可以探討最新治療使用後的結果，或是介入措施執行後對於病人的影響；疾病預防則可以探討疾病流行病學危險因子及護理措施對於疾病預防的影響等。所以不同臨床問題會有不同研究設計及研究方法（Craig & Smyth, 2013）。

每一位臨床醫療照護者在面對個案時，常有很多的不確定性（uncertainty）的問題（也就是臨床問題），實證護理將其區分為背景性問題（background questions）以及前景性問題（foreground questions），如表一。「背景問題」是對疾病一般性知識的問題或是對疾病基本認識不足所提出的問題，最常見到 Who、What、Where、When、How、Why 這 5W1H 類型的問題，例如 Who：那一類人比較會得痛風？What：什麼是痛風？Where：那個地方的人比較會得痛風？When：什麼年紀的人比較會得痛風？How：痛風是如何形成的？Why：為何會得痛風？「背景問題」的答案通常較不具爭議，甚而在教科書中即可獲得解答，亦可將「背景問題」視為問題導向學習（Problem-Based Learning, PBL）之學習目標，範疇遠比「前景問題」廣泛。「前景問題」是有關處理病人所需特別知識的問題，換句話說，提出前景問題之前必須先了解相關的背景知識後才有辦法提出較深入的「前景問題」（Sackett *et al.*, 2000）。臨床上資淺的醫療照護者隨著背景知識與臨床經驗的累積，慢慢會激盪出愈來愈多的「前景問題」，而這些「前景問題」正是實證醫學（Evidence-Based Medicine, EBM）針對特定族群或個別病人想探究的各類臨床問題，藉由 PICO（P: Patient / Population / Problem；I: Intervention or issue of interest；C: Comparison intervention or issue of interest；O: Outcome）（或加上時間 PICOT，T: Time）模式的建構即形成可搜尋證據回答的臨床問題。由此可知一位臨床初學者會有較多的背景問題（background questions），而有經驗的老手則較多會提出前景問題（foreground questions）。實證醫學的第一步驟就是將前景問題轉化成具有 PICO 架構形式的問題（Craig & Smyth, 2013）。

當護理人員每天面對病人，常發現許多臨床現象發生而百思不解時，可將內心的疑惑寫下來，再針對臨床問題中每一個詞，反思是否知道其中的意涵，可試著依照「5W1H」逐一列下背景問題，並反問自己對這些「5W1H」問題了解多少，常會需要翻閱教科書、專科疾病的文章，以及專科學會網站或網路搜尋引擎（電子書、電子全

文、資料庫）等協助，對問題範圍的疾病背景知識有初步了解，接下來，將已釐清的背景問題放一旁，接續將剩餘問題依 PICO 結構逐一拆解，看是否可能找出面對此問題的病人族群或適用對象，是否有包含要評估的治療或護理措施在內，治療或護理措施是否有替代的方式來比較，以及我們所期待的治療或護理措施結果是什麼，再依 P、I、C、O 順序組成前景問題，以做為搜尋實證文獻的基礎（Bowker et al., 2009）。

以下舉例說明，例如：一位乳癌接受手術的病人（P），接受改良式乳癌根除手術（I）是否比傳統乳癌根除手術（C），於術後較不會產生上肢淋巴水腫（O）。由於 PICO 內容有時可列出數種選擇，可能產生不只一個實證臨床提問，例如接受口腔癌游離皮瓣手術後的病人（P），使用脂肪墊（I）是否較使用低壓出氣式氣墊床（C），在手術後前 3 天（T）的二級壓瘡預防效果為佳（O）？需注意的是臨床疑惑有時偏向空泛模糊，需逐漸聚焦和不斷反思才能形成問題。並且應包括其他決策的關鍵要素，例如臨床專業知識、病人的喜好和價值觀、可用資源，這些對護理人員而言，是非常有價值的知能，若能形成一個適當的臨床問題，將有助於促成更有效率的搜尋。

多多練習（practice）是精進提問，完成可搜尋、可回答的臨床問題能力的不二法門。所以，護理人員應該熟練提問的 3 個 P（practice），就是「練習、練習、練習」，才可以很容易的提出臨床問題並反思行之已久的既定決策是否適當，以實證的角度找出最佳的證據，再依臨床專業判斷及病人的價值觀，來解決臨床問題並給予病人最佳的回答（Bowker et al., 2009）。

表一　背景問題及前景問題

---

### 【背景問題（background questions）】

1. 詢問某情況、診斷或治療的一般知識。

2. 包含兩種元素：

　　(1) 加上動詞的問題（5W1H）：

　　　　對象（Who）？什麼時候（When）？在哪裏（Where）？是什麼狀況（What）？如何發生（How）？為何發生（Why）？

　　(2) 以疾病診斷、治療或病人經驗的問題

　　　　範例：惡性腫瘤傷口是如何形成的？

### 【前景問題（foreground questions）】

1. 詢問能協助臨床決策或行動的特殊知識。

2. 包含下列 5 個元素（PICOT 模式）：

　　(1)P（Patient/Population/Problem）：指感興趣的病人、族群、困境或問題。

　　(2)I（Intervention or issue of interest）：介入、暴露、檢查或其他藥物等。

　　(3)C（Comparison intervention or issue of interest）：對照組（介入、暴露、檢查等有相關的措施），但有些情況不需納入對照組。

　　(4)O (Outcome)：重要的臨床成果。

　　(5)T（Time）：介入措施達到成效的時間

　　　　範例：接受腰椎麻醉後的病人（P），若不平躺 6~8 小時（I），是否較平躺者（C）在手術後 3~5 年（T）有較高的頭痛機率（O）？

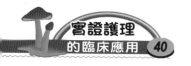
## 肆、形成一個可回答的臨床問題遇到的困難

　　形成一個可回答的臨床問題遇到的困難包括 (1) 問題太大太廣，不知如何開始，我們建議可以從一些簡單、單純問題著手，採取聚焦式問題導向，等經驗累積熟練後再切入整合性問題；(2) 問題結構—PICO模式不清楚，我們建議熟練 PICO 模式後再來分析是否是一個「可回答的臨床問題」；(3) 問題很多但是時間很少，有條理的記錄臨床問題，也常因時間有限而沒空找答案。因此就時間管理的立場而言，必須有效率地記錄問題，並列出答題的優先順序，一般而言，與病人健康福祉有關且臨床上重複出現的問題應最先回答（Craig & Smyth, 2013）。

# 第二章 制訂完整的臨床問題架構

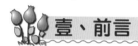

## 壹、前言

　　形成一個可回答的臨床問題，簡單來說就是要將臨床問題轉化成可以搜尋實證資料的一個型式，而如何制訂完整的臨床問題架構，第一步驟便是將臨床工作遇到的情境整理成一個可以回答的問題，就是以 PICO 的方式將問題勾勒出來，以 PICO 方式進行關鍵字或資料庫搜尋，如表二（Craig & Smyth, 2013）。

　　P（Patient / Population / Problem）：可以是病人 / 參與者或是一種疾病狀況，指族群對象為誰 / 問題？是否能清楚地定義出對象 / 問題？在選定族群前你必須先問自己幾個問題：(1) 你要如何描述你所選定的族群？(2) 你所選定的族群，他們最重要的特徵為何？性別、居住地、疾病、治療或是共同存在的問題。

　　I（Intervention or Interest）：可以是一種治療方法、照護流程或環境暴露。在選定介入措施前你要問自己的問題有：(1) 哪一種介入措施是你優先考量的，藥物、照護流程或是環境因素？(2) 有哪些干擾因素可能會影響你的介入措施？

　　C（Comparison）：可以比較兩種不同的介入措施，或是新的介入措施與原本的介入措施做比較。在這之前必須考量兩種介入措施最大的差異為何？但不一定每個臨床問題都需要比較兩種介入措施，也可以只探討單一措施的成效。

　　O（Outcome）：什麼是真正對病人重要且有意義的成效？或是預計的結果？在此部分需考量用來評值結果的工具、問卷、流行病學資料或是病人生理指標等等。

表二　以 PICO 方式擬定關鍵字

| | **P**atient /<br>**P**opulation /<br>**P**roblem | **I**ntervention | **C**omparison | **O**utcome |
|---|---|---|---|---|
| 內容 | 描述病人、疾病或病徵的型態 | 包括：<br>● 暴露<br>● 診斷性檢查<br>● 治療<br>● 照護流程 | 通常用於與治療或診斷性檢查問題等相關的問題 | 對病人有意義的臨床結果 |
| 如何開始 | 如何描述病人所屬族群/問題？ | 病人將接受的主要處置是什麼？ | 可取代病人所接受的處置是什麼？ | 醫療照護相關人員或病人希望達成的結果是什麼？希望受到的影響是什麼？ |

　　Sackett 等（2000）提供一個有用的 PICO 架構，以促使我們思考問題的各個組成部分，並且對於思考臨床問題來說是一個有用的方法。形成 PICO 問題最大的好處是將問題聚焦，容易找到關鍵字。依據 PICO 問題，設定關鍵字及搜尋策略，實際進行資料搜尋。實際上，PICO 的架構鼓勵審慎思考研究的特性，這對於形成具體的臨床決策是有所幫助的。在分辨臨床問題的型態，最常見的是診斷、傷害或病因性、治療、預後、病人的經驗及顧慮（patients' experiences and concerns）等問題類別。決定問題的型態很重要，能協助了解何者是最好且最適合的研究設計，據此而產生的研究結果才是最佳證據等級的文獻。

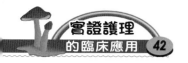 
## 貳、實證護理問題之分類

（一）診斷性問題（Diagnosis）：

研究檢查方法或臨床表徵對疾病診斷的有效性，比較特定檢查可信度（reliability）及臨床效度如何？通常需和標準檢查（gold standard test）作比較，標準檢查指的是目前最具信效度而足以確定診斷的方式或最廣為接受的檢驗方式。

（二）傷害／病因性問題（Harm/Etiology）：

研究暴露的危害或疾病的原因。

（三）治療／預防性問題（Therapy／Prevention）：

研究治療或預防方法的有效性。

（四）預後性問題（Prognosis）：建立疾病預後的預測模式或病人本身的特定因素對未來健康、壽命及生活品質的影響。

（五）病人的經驗及顧慮（Patients' experiences and concerns）：

了解病人對特定問題的經驗及顧慮的議題。

Sackett 等（2000）提出問題形成的標準化格式，並使用臨床案例來說明如何使用。包括介入措施、預後／預測、診斷或診斷測試、發病原因及病人的經驗與顧慮問題等，以下提供範本讓大家作為提出臨床問題之參考，如表三。

在護理人員有興趣了解的介入性措施（測試或暴露）與介入性措施的比較方面，是需要描述的更詳細以確保清楚的表示。這點對於多方面的介入性措施，如氣喘治療、護理人員的特殊衛教或指導等，使得諸多因子反映到我們所感興趣的結果上時更為重要。描述介入性措施的期間或頻率以及介入應用的方法，可幫助您選擇最符合您能提供的介入調查研究是一個重要的因素，但您或許希望有比較少的限制，特別是將介入性措施修改成符合所搜尋到介入性研究。

最重要的結果是需由病人及臨床護理人員的角度來思考。重點在於您想要找出其中最具重要性結果的研究，而不是只是個易於測量但無法有相關訊息結果的研究。

表三　提出 PICOT 問題的範本

---

**【介入措施】**

對於 _____（P），在 _____（T）的時間內接受 _____（I）比接受
_____（C），在 _____（O）的成效為何？

**【預後 / 預測】**

對於 _____（P），_____（I）比起 _____（C），在經過 _____（T）
的時間，其預後 / 預測 _____（O）為何？

**【診斷或診斷測試】**

對於 _____（P），_____（I）相較於 _____（C）更能準確的診
斷 _____（O）？

**【發病原因】**

經過 _____（T）的時間，_____（P）之中，有 _____（I）的人相較
於沒有 _____（C）的人，罹患 _____（O）的風險為何？

**【病人的經驗及顧慮問題】**

在 _____（T）的時間內，面臨 _____（I）的 _____（P）如何感知
其 _____（O）？

---

## 參、依據臨床情境說明提出 PICO 架構

### 臨床情境

　　陳太太 65 歲，已停經，患有輕微的帕金森氏症，且因為氣喘有長
期使用類固醇支氣管擴張劑。某清晨跌倒後，左髖部疼痛而被送至急
診就醫，診斷是髖部轉子間骨折，需手術治療。

　　護理人員詢問以下的問題：陳太太髖部轉子間骨折，需手術治療？
何種手術，對病人較好？一定要置換人工關節嗎？需不需要接受預防
性抗生素治療？骨折後需要用什麼藥品比較好？

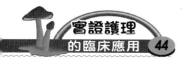
　　這個一般性的問題或許很難回答。有許多因素都可能影響手術的成功率，包括年齡、個案氣喘長期使用類固醇支氣管擴張劑、血液循環情形、個案有輕微的帕金森氏症、是否可配合手術、置換人工關節效果、手術前需不需要接受預防性抗生素治療等。在這個階段，當搜尋、排序相關研究時，進一步定義問題中的每一個組成部分將可產生效益。以下分別以預後及治療問題類型，呈現 PICO 架構，如表四及表五。

表四　問題類型：□治療型 □診斷型 ☑ 預後型 □傷害型

| | 清楚且正確的描述內容 |
|---|---|
| P<br>Patient / Population / Problem | 65 歲停經婦女，長期使用類固醇支氣管擴張劑，髖部轉子間骨折 |
| I<br>Intervention | 手術前給予預防性抗生素治療 |
| C<br>Comparison | 手術前不給予預防性抗生素 |
| O<br>Outcome | 降低術後 7 天的感染率 |

表五　問題類型：☑ 治療型 □診斷型 □預後型 □傷害型

| | 清楚且正確的描述內容 |
|---|---|
| P<br>Patient / Population / Problem | 65 歲停經婦女，長期使用類固醇支氣管擴張劑，髖部轉子間骨折 |
| I<br>Intervention | Denosumab 60 mg SC 每半年 |
| C<br>Comparison | Alendronate 70 mg PO 每週 |
| O<br>Outcome | 增加骨質密度 |

## 一、病人（Patient / Population / Problem, P）

　　護理人員必須決定病人問題為針對停經婦女，長期使用類固醇支氣管擴張劑，合併髖部轉子間骨折。此決定是不是要排除特定年齡的族群，通常是依據疾病對應不同年齡族群、治療和測試中已知或推測上的差異。在病人方面，您的目標可能是從年齡、性別、疾病嚴重度、併發症……等具特定疾病病人方面的研究找出證據。然而，當進行的研究有更多病人族群可以選擇時，就有很好的理由來限制您的搜尋。這將取決於研究結果是否涵蓋廣泛的研究族群，並包括到您的特定病人。例如：若有好的臨床理由來懷疑以醫院病人來進行的研究結果不適合運用於您基層醫療環境中的病人，那麼針對問題中族群的部分就應反映出這一點。透過審慎的思考以及辨別出感興趣的病人，您可以針對研究中的族群來制訂出搜尋策略（包含如基層醫療人員的搜尋詞彙）。當依搜尋出的研究索引進行排序，這些研究或許可提供一些有用的訊息。若其差異為研究結果無法由一年齡層概括至另一年齡層，那麼年齡層應被定義在問題內（Craig & Smyth, 2013）。

## 二、介入性措施（Intervention, I）

　　如為預後型臨床問題，則介入措施其範圍在手術前給予預防性抗生素治療；如為治療型臨床問題，則介入措施其範圍在給予抗骨質再吸收劑 Denosumab 60 mg SC 每半年。

## 三、介入措施與原本做比較（Comparison, C）

　　介入比較並不需要每次進行定義，但在這個案例中，對於所建議的設備可與現在所使用的方法進行比較。在這個情境中為手術前不給予預防性抗生素治療，或是給予抗骨質再吸收劑 Alendronate 70 mg po 每週。

## 四、結果（Outcome, O）

　　降低術後 7 天的感染率或增加骨質密度。

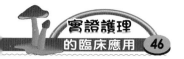

總結來看：

1. **族群**：65 歲停經婦女，長期使用類固醇支氣管擴張劑，髖部轉子間骨折。

2. **介入**：手術前給予預防性抗生素治療或抗骨質再吸收劑 Denosumab 60 mg SC 每半年。

3. **比較**：手術前不給予預防性抗生素治療或是給予抗骨質再吸收劑 Alendronate 70 mg PO 每週。

4. **結果**：65 歲停經婦女，長期使用類固醇支氣管擴張劑，髖部轉子間骨折，T-score 分數 < -2.5，建議使用藥物預防骨質疏鬆—依健保給付規範，您可以每週口服使用 Alendronate 或每半年皮下注射 Denosumab，此兩藥物一樣有效、安全，但病人本身有輕微的帕金森氏症，可能吞嚥功能會受到影響，且 Alendronate 服藥後須至少 30 分鐘內不要躺下，建議可考慮使用 Denosumab 每半年 1 次；另外，建議可併服鈣片與 Vit D3，並從事適度的運動，同時要小心預防跌倒。

　　在這個階段中，訂定出哪一種的研究設計最可能對問題提供有效（或可信）的答案是有用的。由於這是有關治療有效性的問題，選擇的研究設計為隨機控制試驗的系統性文獻回顧，檢索出的研究可依上述的研究設計類型進行相應的排序。

# 第三章　擬定臨床問題優先順序

　　問題的形成需對該疾病的相關知識有一定程度的了解，但每天臨床的問題很多，護理人員在工作忙碌及有限的時間之內，將問題進行排序對於找出最佳證據是必要的，如病人福祉的問題最為重要，或臨床上反覆不斷出現的問題，或具有潛在重要影響的問題（例如風險或成本降低），可考慮為高優先順序（Sackett *et al.*, 2000）。例如：與醫院或國家醫療服務優先考慮的事項相關、是否影響到較多病人、在

實務上有改革的潛力、對議題的需求來自不同的來源、在實務中的差異很大、對最佳實務中有不確定性或爭議性的問題等。另外，在時間許可內最方便回答的問題，或與學習者自我需求有關的問題，亦可列入較高之優先順序來進行實證搜尋及問題回答（Sackett *et al.*, 2000）。

結　論

　　發展一個臨床可回答的問題在實證護理是非常重要的第一步驟，在臨床病人的照顧上，一個好的問題可確認病人需求的優先順序，並找尋最佳實證研究文章，以利提供具實證且有效的照護措施，同時亦可作為解決臨床問題的策略，達到照護品質創新及保證，降低照護差異，進而提升護理品質。

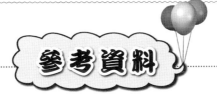

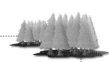

宋惠娟、張淑敏（2006）。臨床決策：實證實務的步驟，*志為護理，5*(3)，73-80。

財團法人國家衛生研究院（2004 年 10 月 31 日）。*臨床診療指引/發展手冊*，取自 http://ebpg.nhri.org.tw/Module/Content.aspx?catalog=1。

簡莉盈、劉影梅（2007）。*實證護理學導論*，臺北：華杏。

Bowker, R., Lakhanpaul, M., Atkinson, M., Armon, K., MacFaul, R., & Stephenson, T. (2009)。*如何撰寫臨床指引：從開始到完成*（郭耿南總審閱），臺北：臺灣愛思唯爾。（原著出版於 2008）

Craig, J. V., & Smyth, R. L. (2013)。*護理實證實務手冊*（何昭中、周繡玲、楊其璇審閱），臺北：台灣愛思唯爾。（原著出版於 2012）

Pearson, A., Field, J., & Jordan, Z. (2012)。*護理與健康照護之實證基礎的臨床應用：洞悉研究，經驗與專家意見*（穆佩芬、蔡淑鳳、石曜堂審閱），臺北：台灣愛思唯爾。（原著出版於 2007）

Sackett, D. L., Straus, S. E., Ricbardson, W. S., Rosenberg, W., & Haynes, R. B. (2000). *Evidence-based medicine: How to practice and teach EBM (2nd)*. London: Churchill Livingstone.

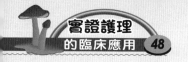

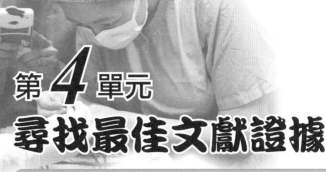

# 第 **4** 單元
# 尋找最佳文獻證據

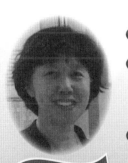

陳淑賢

**學歷**　長庚大學臨床醫學研究所博士

**現職**　長庚醫療財團法人行政中心護理管理部組長
長庚大學副教授
台灣護理學會常務理事

**經歷**　長庚科技大學護理科兼任講師
長庚兒童醫院規劃護理長
長庚兒童醫院院刊副總編輯
長庚大學臨床實習老師
長庚護理雜誌副總編輯
基隆市護理師護士公會理事長
基隆長庚紀念醫院護理部主任
基隆市護理師護士公會理事
中華民國護理師護士全國聯合會理事

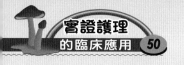

# 第一章 實證文獻與資料庫

## 壹、文獻證據的重要性

在病人醫療照顧時，是否質疑過常規？是否搜尋有利的證據來修改現有護理標準規範？是否有提供病人足夠的實證資料，還是每天因循固定的工作模式？當遇到臨床照護問題或照護決策時，以往尋求答案的來源大多是來自教科書、專家的經驗、直覺或未經證實的理論的知識，但這些資訊皆無法保證與最新的醫學證據相符，如果又漠視搜尋相關文獻，恐怕影響我們對病人的評估與照護成效。隨著科技發達，教育水準的提升及消費意識的抬頭，病人期待護理人員所提供的照護是有科學證據的，而最佳科學證據的照護是可避免個人經驗的誤導，可減少看似合理但無效或有害的治療，再加上新知識的累積以驚人的速度增加，如果沒有一套迅速而準確的方法來獲取新知識，恐怕會被龐大的資訊所淹沒，所以如何提升實證文獻搜尋的能力，除了不斷的繼續教育和持續的閱讀更新的文獻外，學會迅速尋獲最佳的文獻證據技巧，實為當前護理實務的一大挑戰。

## 貳、釐清問題類型

尋找最佳文獻證據，首先可利用臨床提問的 PICO 結構進行搜尋，一次就單一 PICO 元素進行搜尋，而在列出所要尋找問題的 PICO 時，必須要先了解「問題的種類」（表一）。譬如，林小姐產後第三天，本身有過敏性體質，擔心孩童也是有過敏性體質，所以在住院期間詢問護理人員：「聽說補充腸胃益生菌對過敏性體質改善有幫助？還是坊間廣告提到喝大豆奶比較不會發生過敏，是真的嗎？真的有效嗎？」「抽血是不是可以驗得出過敏性體質？」「如果孩童是有過敏性體質的話，是否一定要補充益生菌或大豆奶？」……這些疑惑，如果你是被諮詢的護理師，你該如何回應這些問題？到底「補充腸胃益生菌」？

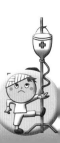

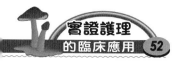

還是「大豆奶」、「喝母奶」？這些食品是不是真的對過敏體質改善
有效？或真的可預防過敏性疾病的發生？

從上述情境中，在探討問題主題時，你可以依照提問不同的「問題類
型」來搜尋所要的實證文獻，不同提問的問題類型如下表說明（表一）：

### 表一　問題類型的區分

| 問題類型 | 說明及提問 |
| --- | --- |
| 治療<br>（Therapy） | 不同的介入措施或治療對病人病情改善 |
|  | Q：使用益生菌或大豆奶或母奶，哪一種方式可有效改<br>善過敏性疾病？ |
| 診斷<br>（Diagnosis） | 鑑別某特定狀況或疾病有無所使用不同診斷工具的效能 |
|  | Q：過敏原抽血檢查或肺功能測試可有效診斷出過敏性<br>氣喘？ |
| 預後<br>（Prognosis） | 隨時間發展，某特定狀況或疾病可能的病程或併發症 |
|  | Q：過敏性疾病引發異位性皮膚炎或氣喘的機率？ |
| 傷害／因果／病因<br>（Harm / Etiology） | 可能對病人功能、發病和死亡有潛在影響的因子 |
|  | Q：引發過敏性疾病的原因？是否跟餵食奶品種類有關？ |
| 預防<br>（Prevention） | 不同預防措施對改善病人功能或避免不良事件的效果 |
|  | Q：使用益生菌或大豆奶或母奶，哪一種方式可有效降<br>低過敏性疾病的發生？ |
| 成本<br>（Economic and<br>decision analyses） | 不同處置或檢驗的成本效益 |
|  | Q：用大豆奶或益生菌來預防過敏疾病，哪一種是便宜<br>又有效的？ |

在列出所要查詢主題問題的 PICO 後，接下來進行資料庫搜尋，
找到相關文獻，此時要先搜尋統整的實證文獻資料，如實證臨床實務
指引（Evidence-Based Practice Guidelines, EBPGS）或 UpToDate，或是
系統性文獻回顧的考科蘭資料庫（Cochrane Library），若在統整性的

資料庫沒有找到合適臨床提問的解答，接著可搜尋原始論著，除了系統性文獻回顧（Systematic Review, SR）的文章之外，必須先了解此臨床問題的種類，才能知道該優先找哪一類研究設計的文獻，其所對應研究的類型（表二），有助於文獻搜尋的過程而找到最佳等級的證據文章，譬如是預後型的問題（過敏性疾病引發異位性皮膚炎或氣喘的機率？），則可優先找世代研究型式的文章，如果是治療型問題（使用益生菌或大豆奶或母奶，哪一種方式可有效改善過敏性疾病？），其可優先找隨機對照試驗類型的研究文章。

表二　不同的問題類型所對應的研究類型及設計

| 問題類型 | 研究設計建議之優先順序 |
|---|---|
| 治療 | 隨機對照試驗＞世代研究＞病例對照研究＞病例系列研究 |
| 診斷性檢驗或檢查 | 前瞻性、雙盲法、與黃金標準進行比較之橫斷性研究 |
| 病因 | 世代研究＞病例對照研究＞病例系列研究 |
| 預後 | 世代研究＞病例對照研究＞病例系列研究 |
| 預防 | 前瞻性研究、隨機對照試驗＞病例對照研究＞病例系列研究 |
| 成本效益 | 前瞻性成本有效性試驗<br>經濟模式研究、成本效益分析 |

　　總而言之，回答臨床問題的研究證據會因問題型態不同而異，所以護理人員應針對不同的問題類型來找尋最佳研究證據，如是治療或介入措施為主的臨床問題則可考量隨機控制試驗研究的文獻，若是想知道病因方面的問題則為世代研究的文獻有助回答問題，如是診斷為主的問題可搜尋隨機控制試驗研究、前瞻性研究及（或）新診斷檢查和黃金標準比較的橫斷性研究的文獻，以預防為主的臨床問題之最佳證據來源則以前瞻性研究及（或）隨機控制試驗研究的相關文獻，關於預後問題之最佳證據可尋找世代研究及（或）案例控制研究的文獻；

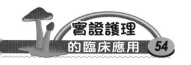

而以涵義為主的臨床問題則以質性研究為最佳證據來源（Melnyk & Fineout-Overholt, 2005）。

## 叁、文獻的證據等級（Level of evidence）

　　實證醫學可依據文獻的證據等級來評估研究的嚴謹度，也就是說不同研究設計方法有不同可信度與可靠性，所以要知道哪一種研究設計型式能提供最嚴謹則應該被優先查找。每個不同的問題類型都有其對應的證據等級，目前最廣為使用的證據分級系統是英國牛津實證醫學中心（Oxford Centre for Evidence Based Medicine, 2011），其將文獻依其研究設計（study designs）架構，分成 Level 1 到 Level 5 的證據等級，文獻的證據等級與研究設計相關，證據的等級係指研究設計可以減少偏差的程度，研究設計方法會影響文獻證據的可靠性。以下針對 Oxford（2011）實證等級的文獻，分述如下：

### 一、隨機試驗的系統性回顧或單人交叉臨床試驗（Systematic review）

#### （一）系統性評論（Systematic Review, SR）

　　是針對特定臨床問題，文獻搜尋前會先設計方案，建立探討的臨床問題，搜尋策略與文獻納入標準，採搜集與整理相關的醫學文獻的研究報告，並以嚴謹的方法進行文獻檢視與評讀，是有別於傳統回顧性文章，以排除不適用的研究，將偏差減到最低，再將各個原著研究的結果整理成質性（qualitative systematic review）或量性（quantitative systematic review）的總結（徐、鍾，2009；Benson & Hartz, 2000）。若有運用適當的統計方法將系統性回顧文獻內所包含的各篇原始研究結果加以統合分析，稱為統合分析（Meta-Analysis）；統合分析是針對一個明確的問題，使用有系統及清楚的方法來確認，篩選及評判相關原始研究文獻，選出數篇主要的研究論文結果加以整合分析，歸結

出一個證據力更強的結論。

## （二）單人交叉臨床試驗（N-of-1 trials /single patient trials）

　　單人交叉臨床試驗，在隨機臨床試驗中，為提升及釐清治療介入與病人在參與試驗中所出現之副作用的關聯性，可針對有出現副作用之臨床表徵的病人進行「單人交叉臨床試驗」，試驗中研究對象進行成對的治療期間，即某時段接受實驗性治療，下一時段接受替代或安慰劑治療，治療時段可隨機不斷成對的重複，以確定副作用與臨床試驗的關係。

## 二、隨機試驗或顯著效果之觀察性研究

### （一）隨機試驗（Randomized Control Trial, RCT）

　　以隨機抽樣將樣本分配到實驗組或對照組，依實驗設計進行不同試驗，在隨後的一段時間內追蹤我們所關心的變因和結果（王等，2010）。隨機方式使兩組的干擾因素相似，使兩組能充分的相提並論，如：將受試者以電腦亂數表做隨機取樣，實驗組給予益生菌治療，對照組不給予益生菌治療，比較兩組 1 年後過敏發生的機率。

### （二）觀察型研究

　　利用問問題，主動觀察病人，研究者並不介入病人的治療或照顧，常見於了解潛在危險因子和疾病之關聯性的流行病學研究，其限制在於無法控制研究當中的干擾因素（王等，2010）。觀察性研究常見的重要試驗設計，包括橫斷面研究、世代研究，或病例對照研究相關的試驗設計。例如研究者想了解居住在潮濕多雨基隆地區的孩童，其過敏性疾病的發生比率是否高於其他地區的孩童，如採用：

### 1. 橫斷面研究（Cross-Sectional Designs）

　　探討特定時段中存在的資料或同時段（Snapshot）數據的描述，例如選擇 2015 年出生的基隆地區孩童做為觀察對象，此試驗設計可提供一些有價值的資訊，但由於無法描述時間先後特性而受限，以致無法確定治療介入與出現某特定結果間的先後順序關係。

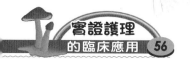
## 2. 世代設計（Cohort Designs）

在世代研究中，多組患者（即多個世代）被追蹤一段時間，檢驗結果（outcome）在不同次群組之間是否有差異。世代研究大多是前瞻性的，但也有少數是回溯性的，而前瞻性的研究是辨明疾病原因及其自然發展史的最好方法，可以用來調查單一暴露因子造成的多樣化結果，例如：選擇 2010～2015 年有（或沒有）暴露住在基隆地區的孩童做為觀察對象的孩童，觀察其過敏性疾病的發生率。

## 3. 病例對照設計（Case-Control Designs）

病例對照設計包含找出已發生特定結果的一群個體（亦即病例組），以及未發生該結果的一群個體（亦即對照組），進而比較病例組或對照組，在之前一段時間，是否接觸過特定的風險因子（或介入治療）。

## 三、非隨機對照之世代研究／追蹤研究

這類的研究是以觀察自然暴露或治療方式的影響，後續追蹤未來發展的結果，是辨明疾病原因及其自然發展史的最好方法，可以用來調查單一暴露因子造成的多樣化結果。例如，研究者打算研究補充益生菌可否改善幼兒過敏體質的現象，同時追蹤暴露因子及對照組，一組是以補充益生菌的幼兒，另一組是條件類似但未補充益生菌，全程監控幼兒成長過程並記錄過敏的發生頻率。其分組的方式無法隨機選擇，一組接受補充益生菌，另一組沒有，是依照研究者自己本身的選擇決定要不要補充。

## 四、病例報告（case series）

分為病例系列報告及病例對照研究

### （一）病例系列報告

描述一系列病人看似相近的臨床表現，出現某些預料外的狀況，也許是增加的罕見病例或某些明顯增加的臨床徵象，例如：護理師以

病例系列報告來凸顯嬰幼兒在出生前 3 個月若處在潮濕多雨環境會增加氣喘的機率。

### （二）病例對照研究

比較特定疾病患者及健康沒有得病者有哪些不同的特徵，以便探討什麼因素與得病有顯著的關係，病例對照研究有助於相關性的確定，且一般上大多採回溯性研究方式進行，如：病人數年前有住在基隆地區的紀錄，且發現氣喘孩童過去有住在潮濕多雨的環境的比率比較高，才能推論環境潮濕是氣喘的危險因子之一。

## 五、基於基本原理的推斷

專家會議報告、專家意見或權威醫師之臨床經驗，此證據等級最低。

綜合上述，了解文獻證據的等級後，才能知道有哪些實證醫學資料庫可以搜尋到所要最佳證據的文獻，以 Therapy 治療問題為例，最好的證據等級（Level1）為隨機對照研究（Randomized Controlled Trials, RCTs）的系統性文獻回顧（Systematic Review）。但並不是所有臨床問題都適合 RCTs 的研究方法，像行為科學、精神方面的問題就不適合運用 RCTs 研究方法。若要查找 Prognosis 預後問題的實證文獻，最好的證據等級為世代研究（Cohort Study）。

## 肆、實證文獻的資料庫

由於學術資訊不斷更新、網際網路與電腦檢索系統的發達，促使資訊搜尋便捷，首先我們需建立有興趣的問題及釐清問題類型，可運用 6S 金字塔的搜尋技巧、整合式搜尋技巧，來取得相關的最佳科學證據。

## 一、以 6S 金字塔步驟取得實證資訊

一般在資料庫檢索時，因為檢索的策略和技巧不足，會影響檢索的筆數和結果。資料庫檢索常發生的問題，如花很多時間但找到品質不佳的文獻，或是找到了數篇文獻即結束檢索，因此造成認知或選擇上

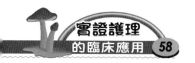
的偏差。DiCenso 等學者（2009）提出 6S 金字塔（圖一），搜尋最佳證據文獻時，建議應從「6S 金字塔」最上層資源開始，如此可以節省文獻整理的時間及有效率的找到問題答案之實證文獻（余等，2012）。

## （一）系統（Systems）－金字塔的頂層

一個完美的實證資訊系統應可統整並簡要地摘錄所有與某臨床問題相關的重要證據（余等，2012），經由電子病歷與臨床實證資訊系統，自動連結病人的病況並整合出所有相關及重要的研究證據，做為病人照顧決策之參考，也就是透過這樣的系統，醫師與病人得到最佳證據的治療效益，例如鍵入病人相關資料（如年齡、性別、肺功能以及過敏史），經實證臨床資訊決策系統，將病人病徵特性與實證照護指引連結，此時電腦資訊會呈現病人狀況的建議（例如減少食用甲殼類海鮮【如蝦蟹】能避免過敏現象），但實證臨床資訊決策系統到目前為止全世界尚無完善的臨床資訊系統（systems）。

## （二）摘要（Summaries）－金字塔的第二層

金字塔的第二層包括：「實證臨床指引」，其提供對病人處置的指引及建議，「整合性的最新實證電子書（summaries）」會定期提供實證更新資訊的資源，通常以臨床主題來做分類安排。摘要可在以下的資源取得，如：

### 1. 實證臨床實務指引（evidence-based practice guidelines, EBPGS）

實證實務指引是指以系統性文獻回顧方式整理目前經證實最佳的照護建議，可以協助醫療人員針對特定的臨床狀況，進行最有效的照護措施之判斷（Tricoci, Allen, Kranner et al., 2009）。實證實務指引也可針對個別的病人或有特殊合併症的患者進行修改，以更有效益（cost-effective）的方式來提供高品質的照護。實證實務指引被視為是為了降低臨床照護上非必要的變異及不一致性的必要工具，嚴謹地發展出來的實證實務指引，可以縮短發表的科學證據與臨床決策的距離。以實證為基礎的臨床指引最為客觀信賴（Evidence-based Clinical Practice Guideline）。然而，由於對指引的需求，近年來大量發展出來

的指引也造成一些影響，主要的問題來自指引發展過程是否有具備可信的嚴謹度。

　　網路中有許多指引相關的網站，但要找到方便使用且最新的指引是較具挑戰的，因此在搜尋實證臨床實務指引資料庫時需慎選品質優良的指引網站，目前常見的國際臨床指引資料庫，如：

(1) 加拿大安大略省護理學會（Registered Nurses' Associated of Ontario, RNAO）（http://www.rnao.org）：此資料庫是針對護理人員彙整及發展了許多健康工作環境及教育的指引，可提供免費下載。

(2) 英國國家健康及臨床卓越機構（National Institute for Health and Clinical Excellence, NICE）（http://www.nice.org.uk）：NICE 彙整有關國家醫療健康服務的指引與標準（standards），所產出的指引牽涉範圍廣泛，從公共衛生、臨床治療指引橫跨到科技評估，包括（A）Center for Clinical Practice：負責「臨床治療指引」與「藥品及處方」；（B）Center for Health Technology Evaluation：負責「科技評價」、「手術治療」、「醫療器材與醫療診斷」；（C）Center for Public Health Excellence：負責「公共衛生計畫」和「介入（interventions）」，以及（D）Health and Social Care：負責「品質評估標準」、「品質指標」及「社會照護」。而該機構的委員是由醫療專家、National Health Service（NHS）、學術界、健康經濟學者以及病人團體等構成。

(3) 紐西蘭指引組織（New Zealand Guidelines Group, NZGG）（http://www.nzgg.org.nz）：為紐西蘭指引發展之主要機構，彙集及發展實證指引。

(4) 美國專業協會及國家組織發展和彙整有關疾病篩檢、預防及管理等指引，常見有：

A. 美國癌症協會（American Cancer Society）（http://www.cancer.org）：提供醫護專業團體發展癌症相關的指引，並公布全面最新的醫學消息和癌症資訊給患者及家屬，方便網民找到需要

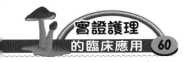

的資訊。

B.美國預防服務工作專責小組（United States Preventative Service Task Force, USPSTF）（http://www.ahrq.gov/clinical/uspstfix. htm）：也提供與疾病篩檢及預防相關的實證指引。

C.美國心臟學院基金會和美國心臟學會（American College of Cardiology / American Heart Association, ACC /AHA）（http:// www.acc.org/qualityan-dscience/clinical/statements.htm）：聯合的指引小組發展各類型的指引。

(5) 國際臨床指引聯盟（Guidelines International Network, G-I-N）（http://www.g-i-n.net）：為目前國際間最大的指引資料庫，為國際間從事指引發展相關組織之連結，提供國際間指引發展最近動態，是一非營利機構擁有 93 個工作點的組織，以共同發展臨床照護指引來促進醫療照護品質。

(6) ADPATE（http://www.adpapte.org/rubrique/the-adspte-collaboration. php）機構：為一國際合作組織，係由一群研究學者、指引發展者及指引執行者共同將現有的指引加以更新與修訂的機構。

(7) 國家指引資料庫（National Guideline Clearinghouse, NGC）（http:// www.guideline.gov）：是由美國衛生和人類服務部的衛生保健研究與品質機構（Agency for Healthcare Research and Quality, AHRQ）、美國醫師公會（the American Medical Association）及美國健康保險計畫局（the American Association of Health Plans [now America's Health Insurance Plans, AHIP]）等三大機構聯合成立的實證資料中心。NGC 的使命是提供醫療照護相關人員客觀詳細且可取得的臨床指引資訊，並進而推廣臨床指引的應用，是目前國際間臨床指引最重要的入口網站之一，已收錄將近 2,000 個世界各國發展的臨床指引。國家指引資料庫包含系統性撰寫的建議及策略，特定臨床狀況之照護決策，以及提供整合式健康照護指引。國家指引資料庫是在 5 年內發展或更新的指引，約每週

更新一次，讀者可進入其首頁註冊，一旦完成註冊，將可每週透過電子郵件收到最新的指引目錄，比起其他指引資料庫，國家指引資料庫還包含指引完整的描述性資料。每個指引都有清楚的收納條件，符合 NGC 條件的指引才能納入資料庫中，且 NGC 資料庫中的指引都維持提供最新的版本。

(8) NLM Gateway（http://gateway.nlm.nil.gov/gw/Cmd）：是另一非常有用的網站，此網站可讓使用者將搜尋關鍵字同時在 8 個不同的資料庫中進行搜尋，其中健康服務及健康科技評估資料庫（Health Services / Health Technology Assessment Text, HSTAT）包含了大量的指引、系統性文獻回顧及科技評估，方便在網路中搜尋這些資料。

## 2. 整合性的最新實證電子書（summaries）

(1)UpToDate（http://www.uptodate.com/contents/search）

　　UpToDate 是一個被 American Academy of Family Physicians 推薦使用的非營利性質之 Topic Review 形式的線上全文資料庫，由 4,000 位專業醫生執筆撰寫，提供即時實證醫學及臨床醫療資訊，可協助醫療人員進行處置判斷與決策。內容上除了 Topic Review 外，還有 Patient Information, MEDLINE abstracte guideline 以及 Calculator 試算表等。其主要主題有內科、外科、婦產科、兒科……等共 21 個主題。每個主題之下尚有更專精的類別，其內容係由網羅眾多相關的文獻而成，可以使您快速地獲得臨床上問題的答案，文獻中附有圖片，例如圖表、X 光片、相片、影像檔……等，以及引用文獻的 Medline 摘要，定期更新內容，而每次新版更新時，除了可以讓您得到最新的醫療訊息，同時主編們會摘選最重要的資料並以最簡要的方式呈現。

(2)Best Practice（http://bestpractice.bmj.com/best-practice/welcome.html）

　　是由 BMJ Evidence Centre 提供，為臨床工作者提供一個結構化的諮詢資料，Best Practice 提供了超過 10,000 種診斷的指引

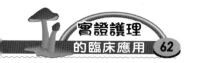

經過，是經由全球知名專家 peer review 而成的資料庫，此外 Best Practice 除涵蓋 Clinical Evidence 資料庫內容外，結合 Clinical Evidence 提供專家指引證據資料，清楚表列治療策略的優缺點，更增加疾病重點提示及背景、預防、診斷、治療等完整資訊，讓證據資訊更加豐富與完整。於臨床上可透過 BMJ Best Practice 資料庫來幫助臨床工作者決策之參考，使臨床工作者可在最快的時間內，找到最合適的處置方式。另外，此資料庫的 My Best Practice 提供個人化功能，讀者可儲存檢索策略及書籤標記，利用個人化帳號直接以 PDA 連線至 Best Practice 進行資料庫使用。

(3)Clinical Evidence（http://clinicalevidence.bmj.com/x/index.html）

Clinical Evidence 資料庫是由 BMJ 實證醫學資料庫提供，以 Q&A 的方式條列出實際的臨床問題，針對選定的醫療情況的醫療介入之利弊得失所做的實證摘要，經學者、諮詢顧問團體及國際諮詢委員會等進行嚴格審查，提供病歷實證，剖析其中之醫療方式及實際運用在臨床產生的效果。Clinical Evidence 資料庫每月更新一次，除增加新的內容外，亦重新評估及修正錯誤訊息，以確保使用者隨時可自資料庫中獲取最新且正確的實證醫學。

(4) DynaMed（http://www.dynamed.com/home/）

是由 EBSCO 出版社提供，每日更新主題評論實證醫學資料庫，以條列式、架構化的主題內容呈現方式，依照足以改變臨床決策的更新文獻進行篩選。審視逾 500 種的頂尖醫學期刊、重要醫學二次文獻、實證醫學文獻資源、藥物資訊資源、臨床診療指引，撰寫成 3,200 多篇 Topics。另含藥物資訊 (AHFS Drug Information Essentials)、衛教資訊。提供與移動設備如 Android、iPhone、iPad、iPod Touch 及其他等兼容的應用程式。

(5)ClinicalKey

ClinicalKey 不同於傳統資料庫，擺脫傳統以關鍵字搜尋的侷限，利用高效智能搜尋技術（EMMeT），直接輸入自然語意

詞彙即能取得最直接相關的內容，更勝傳統的關鍵字搜尋，而且搜尋完全依照醫療臨床工作流程呈現，提供醫學資訊智慧搜尋，快速解答醫師所遇到的問題。所有答案皆來自龐大的醫學資源集錦，涵蓋各項醫學與外科學門，並內建 Medline 與連結解析器（link resolver），提供第三方的完整期刊內容。其資訊架構可與醫師工作流程緊密結合，無論是在為病患做診斷與治療、了解相關領域最新發展資訊或是準備照護計畫時，能獲得完整的支援。此資料庫為每日更新的線上臨床醫學資訊系統，高達 12 種資料類型，來源超過 1,100 本醫學專業參考書籍全文內容、673 本最新期刊文獻、30,000 種臨床影片、3,000,000 張醫學專業圖片、Medline 摘要、Guideline 資訊、Clinical Pharmacology 藥物資訊、病人衛教資訊、First Consult 實證醫學資料庫、步驟教學影片資料庫等。除了提供更強大的智慧搜尋引擎，還增加多本電子書及電子期刊，並新增 Mosby's Nursing Skills、Procedures Consult Videos、ClinicalTrials.gov 臨床試驗資料庫等內容，提供更快速、完整查詢。

## （三）統整研究的精要（精要重點）（Synopses）—金字塔的第三層

如果沒有在金字塔的第二層摘要中找到臨床提問的解答，接著在往下一層查詢，因其內容都已經嚴謹的方法論篩選過，所以接觸此類文章可不須花評估的功夫。Synopses 則對單篇文章審慎評讀分析與評論，像 ACP Medicine 系列中的 ACP Journal Club，可在下列的資源中查閱：

### 1.ACP Journal Club

由美國內科醫師學會出版，是實證導向的評論性期刊，定期篩選臨床核心期刊的原始與評論性文章，結構化整理摘要評論並摘錄文章中的相關實證所得，精選臨床上有重要發現的單篇研究，以及依據各篇臨床上發表的文章加以摘錄評論（Article Reviews），提供簡潔有力的摘要與評論。

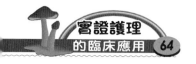

2.Evidence-Based Nursing

目前屬於 BMJ 出版，涵蓋護理、一般醫學以及心理衛生等主題，另附有評述，強調關鍵的新發現及其臨床實務上的義涵性。

## （四）統整（系統性回顧）（Syntheses）─金字塔的第四層

如果沒有在金字塔第三層統整精要中找到合適臨床提問的解答，接著在往下一層金字塔的第四層 Syntheses（系統性回顧）來尋找臨床提問的答案，系統性回顧可對特定臨床問題的最高品質的實證提供統整。Syntheses 為對多篇文章審慎評讀整合，若資料搜尋完整且對文章品質適當平等，並對數據結果適當統合分析則為 Systematic reviews 或 Meta analysis。Cochrane Library 承載了 Cochrane 系統性回顧資料庫，收錄實證醫學及臨床醫學資訊，並由生物醫學專家、醫師等評論內容，有許多 systematic review 的文獻，是相當重要的實證實務資源。Cochrane Library 有幾個重要的子資料庫，包括：Cochrane Database of Systematic Reviews (CDSR)、DARE (Database of Abstracts of Reviews of Effects)、Cochrane Central Register of Controlled Trials (CENTRAL)、Cochrane Methodology Register (CMR)、Health Technology Assessment (HTA) Database、NHS Economic Evaluation Database (EED)，以及 The Cochrane Collaboration database 等。故要查詢系統性回顧的文獻，其可在以下的資源取得：

1. Cochrane Database of Systematic Reviews（CDSR）：

由 Cochrane 組織之主筆者所寫，Cochrane center 挑選出研究領域中的文章，由至 Cochrane center 登記相關人士，針對所挑選出的文章做評論，將此評論投稿至 Cochrane center，之後由 Cochrane 這個主題的主筆者對這些文章再加以評論。搜集 RCT 文獻，且由生物醫學專家、醫師進行分析，並撰寫成系統性回顧文獻。可利用很多方式在 Cochrane 系統性回顧資料庫中進行查詢，如使用 MeSH search、Quick search 及 Advanced search。

2.Database of Abstracts of Reviews of Effectiveness（DARE）

是一個很好的系統性文獻回顧資料庫，收錄許多通過品質評估的系統化評論摘要，每篇摘要均包括評論概要以及對整體品質的關鍵評述。此資料庫由英國約克大學 Centre for Reviews and Dissemination（CDR）針對部分經過評估、挑選有學術價值的醫學期刊中選出系統性評論的文章，並將之集合而成 DARE。

3.Ovid Medline

MEDLINE 是美國國家醫學圖書館目前擁有資料庫中，最重要完整且發展最早的生物醫學資料庫，目前超過 19,000,000 筆紀錄，涵蓋的主題包括：基礎生命科學、臨床生命科學、生物科學、解剖學、組織學、化學與藥物、心理學、社會醫學、農業、醫技設備學、醫技工業學、醫事資訊學。收錄文章包含醫學期刊文獻、學術專論、會議論文資料。

4.Embase

Embase 由 Elsevier Science Bibliographic Database（簡稱 ESBD）所製作出版之索引摘要型資料庫，是一個多功能、多用途且最新的生物醫學資料庫。它涵蓋 1947 年迄今最重要的國際生物醫學文獻，涵蓋期刊、會議摘要以及藥名索引，並且每日更新 Articles in press 以及藥物、疾病相關精確資訊，Embase 提供 Emtree 深度索引功能及簡潔強大的搜尋介面，可協助您找到包含同義詞或相同概念的文獻，且提供多元搜尋工具，如以往針對 PICO 要自己把 P、I、C、O 各部分聯集最後再一起交集，這個流程會讓你的滑鼠點點點點，而在 Embase，直覺性的 PICO 介面幫你弄好弄滿，當你再輸入關鍵字之後，會在下方即時顯示搜尋到的文章數，所以可立即調整搜尋策略，協助您得到深度並聚焦的結果，可滿足使用者對於醫學文獻查詢結果完整性的需求。

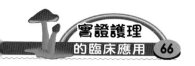
## （五）單篇原始研究之評析（Synopses of studies）—金字塔的第五層

若在金字塔的第四層統整查詢沒有斬獲，只好在往下一層金字塔的第五層研究精要來尋找臨床提問的答案。研究精要對個別主題的優質研究做嚴謹度的評估，在將過濾出的文章予以組織集結，可以在實證概要的期刊中查詢到研究精要，如 Evidence-Based Nursing、ACP Journal Club、Evidence-Based Medicine。

## （六）原始研究（Study）—金字塔的第六層

若在金字塔上面幾層都沒有找到對臨床提問的答案，最後也只能直接查詢個別的研究文章。因個別研究文章數多，能在其中有效率地查詢到與臨床提問相關的實證解答，絕非容易，所以最好能從資料庫做查詢，而這類資料庫如：

### 1.CINAHL

是 Cumulative Index to Nursing and Allied Health Literature 的縮寫，是護理與醫療相關文獻資料庫，收錄來源有全球英文護理專業期刊、美國護理協會、國際護理聯盟組織和護理衛生科學聯盟組織以及選錄自生物醫學 Index Medicus 中有關護理文獻之資料，是以護理及醫療相關為主的資料庫，共計約 3,200 種期刊。

### 2.Mosby's Index

收錄主題：護理與健康照護相關的期刊，其中約有 1,300 種為 Cinahl 沒有的期刊。

### 3.Medline 與 PubMed

收錄主題：生物醫學期刊及相關電子書，提供 Mesh Term 檢索功能。是醫學專業資料庫中使用率最高的資料庫。

### 4.Clinical Queries screen in PubMed

是現成好用的一套查詢過濾工具，可提升對臨床問題做查詢的效率。主要有治療、診斷、病因、預後及臨床預測指引。

## 二、整合式搜尋（Meta search）

整合式搜尋（Meta search）是近來各領域較為盛行之搜尋方式，

如 SUMSearch。整合式搜尋的好處是跨不同的平台搜尋，如 TRIP database(Turning Research Into Practice, TRIP, http://www.tripdatabase. com)、ACCESSSS (http://plus.mcmaster.ca/ACCESSSS)、SUMSearch2（http://sumsearch.uthscsa.edu）；整合式搜尋的缺點在於資料取得可能無法像 Medline 的數量那麼龐大，但是若對一個主題想要做進一步探討時，它可提供一個省時的方式來了解主題。TRIP database 收錄了大量實證文獻可一次搜尋，其中有涵蓋量最多的各國臨床指引、比 Cochrane 還多的系統性回顧（systematic reviews）、Pubmed 中精選的重要臨床期刊、臨床試驗資料等。Trip database 提供「PICO search」功能，使用者可清楚地於 PICO 的 4 個欄位分別輸入相關關鍵字，欄位不一定都要輸入，但輸入欄位越多越可幫助聚焦，找出實證文獻。ACCESSSS 是一實證醫學資源的免費系統，由 McMaster University 開發，提供最佳的臨床證據，協助醫療人員決策。在搜尋欄位中輸入檢索條件即可取得 UpToDate、DynaMed、PubMed、ACP Journal Club 及 McMaster University--PLUS 等醫學重要資源的整合查詢結果，並以實證醫學的「The 6S model」為原則呈現檢索結果，協助使用者有效篩選資源。SUMSearch2 是一個免費使用的醫療類整合式搜尋引擎，它同步從多個來搜尋原始研究、系統性回顧以及指引，SUMSearch2 只要鍵入一次查詢字詞，就可以搜索多種醫學資料庫。

# 第二章 實證文獻的檢索策略

## 壹、選擇欲查詢之關鍵字、同義字

要查詢所要的文獻，此時若能使用 PICO 的模式來建構臨床提問的話，則選擇欲查詢之關鍵字詞會比較容易，必要時要擴大查詢範圍，譬如使用同義字、切截字（Trucation）、萬用字元或使用布林邏輯。使用 PICO 的模式，通常先選擇與提問相關的 P（病人或母群體）及 I

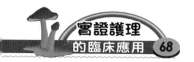
（介入）字詞和語句開始查詢，訂定關鍵字查詢先後，可利用 MeSH 或是初步找到前幾篇論文用的關鍵字進行檢索。例如，「吃益生菌是否能預防幼兒發生過敏性疾病？」的提問，此時從「幼兒」（Ｐ之關鍵字），「益生菌」（Ｉ之關鍵字）著手查詢。

　　如找尋關鍵字或同義字時，因不知「益生菌」或「過敏」常用醫學英文字，其可利用 CETD 中文博碩士論文資料庫鍵入中文關鍵字，找尋在文章中常用的醫學英文，如鍵入「益生菌」，從搜尋中可查到常用的醫學英文字 "probiotics"，或利用線上奇摩字典，搜尋關鍵字之相關醫學文字及同義字，如 "allergy"、hypersensitivity"。

# 貳、 檢索技巧

## 一、適當使用 MeSH Terms（Medical Subject Headings）

　　先利用 UptoDate 或 DynaMed 引用的參考資料，連結至 PubMed 中 Publication Types、MeSH Terms、Substances、Grant Support 來設定符合 PICO 的 MeSH terms，所以進入 UptoDate 或 DynaMed 網頁，輸入所要查詢之關鍵字，此時可利用 UptoDate 或 DynaMed 網頁引用的參考資料，而連結至 PubMed 中 Publication Types 搜尋，例如：要查詢嬰兒過敏相關的文章，可利用 MeSH Terms 找到 "Atopic"、"Hypersensitivity"、"Probiotics"。總之，若能善用 MeSH 標題比對功能，可以協助找出符合主題的資料，無須煩惱縮寫或別名問題，使用 MeSH Tree 來擴展或縮小查詢範圍，MeSH Tree 可顯示標題間分類的層級關係。最上層顯示者，表示該標題詞所代表的主題意涵較廣（generic），而愈下層顯示者，則表示所代表的主題意涵愈為特異（specific），善用 Focus 來篩選重要的文獻，善用 Explode 來擴展相關主題，使用 SubHeading（副標題）來精確查詢方向，如 explode MeSH or truncation。如果所搜尋的結果超過 30 篇，則可考慮用較嚴謹的檢索策略，如 focus MeSH 或是加上其他的 filters 來減少結果，並提升文獻的品質。

## 二、運用 "Limit" 檢索功能

在文獻檢索中，可運用 "Limit" 檢索功能，限定文章檢索之語言、對人類或動物主題、出版類型（如 randomized controlled trials, reviews）、各國發行年限……等來確立檢索範圍，所以先訂定納入與排除標準，可選擇文章使用、語言、全文（Full Text）、摘要（Abstract）、發表年分、性別、年齡、出版品種類（Publication Type）。而 Medline 中的 EBM 可用指定實證文獻類型如 Systematic Review、Publication Type、MeSH，臨床問題種類（Clinical Queries）。

## 三、利用 "Trucation" 來進行檢索

除了利用上述方式找出關鍵字的 MeSH、同義字方式來進行檢索外，其另一種擴大查詢範圍的方式，是使用切截字（Trucation，來進行檢索）。在使用切截字查詢時，須先鍵入設定關鍵字，然後在後面插入一個 * 符號，如 child*，以 * 代替所有的字尾變化，其可以包含所有字根相關的詞彙，故鍵入「child*」可查到「children」、「childhood」或鍵入「chemotherap*」可查到「chemotherapy」、「chemotherapautic」、「chemotherapeutical」等不同詞性拼法。而不同資料庫所提供的切截字 (Trucation) 符號不盡相同，如 PubMed 的切截字符號是用星號（ * ）來表達，而在 Ovid 的 MEDLINE 則以冒號（ : ）或是貨幣符號（ $ ）來表示。

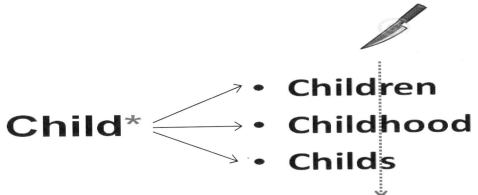

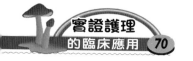
有的資料庫是用引號（「"」」）包覆全部關鍵詞，表示要找到文中出現完全一致「aspirin for heart attack prevention」字串，中間不能穿插別的字、詞組順序不能調換。當你的關鍵詞包含多個字，且是專有名詞，不想被拆開查詢時，可用 quotation mark 將前後包覆。例如「"Social Marketing"」不會查到「Social Media Marketing」。

## 四、使用布林邏輯（Boolean logic）

布林邏輯是線上檢索中最常用的技巧，包括交集（AND）、聯集（OR）、刪除（NOT）三個基本運算元，組合關鍵字用以擴大或縮小檢索範圍的技巧，可以單獨或配合使用，藉其組合檢索詞彙做更有效的查詢，其可增加搜尋的廣度及精確度。而"AND"表示字串一定要出現在查詢結果中，也就是檢索出來的文章含有全部的查詢字詞與句，而布林"OR"指令表示在二個以上的字串集合中，只需滿足一個特定查詢字詞的文章即可，"NOT"表示字串一定不要出現在查詢結果中，"OR"表示在 2 個以上的字串集合中，只需滿足一個條件即可。譬如

| 指令 | 範　例 | 用　途 |
|---|---|---|
| AND | Probiotics AND allergy | 查找同時包含「Probiotics」和「allergy」 |
| OR | soy milk OR breastfeeding | 查找同時包含「soy milk」或「breastfeeding」 |
| NOT | Osmotic Diarrhea NOT lactose intolerance | 查找包含「Osmotic Diarrhea」但不包含「lactose intolerance」 |
| 括號 | (Infant OR children)AND (atopic OR allergy) | 查找包含「Infant」或「children」且包含「atopic」或「allergy」 |

可利用多個檢索框與下拉選單中的選項；也可自行在同一檢索框自行輸入 AND、OR、NOT。

綜合上述，如果你的提問為「吃益生菌是否能預防幼兒發生過敏性疾病？」，其在檢索步驟如下：

| | 關鍵字 | MeSH／、同義字或切截字 * |
|---|---|---|
| P | infants or children | Infant / or newborn、child* 、infant child |
| I | probiotics | Probiotics / or prebiotic* |
| C | Breastfeeding | breast feeding |
| O | Preventing allergic disease | Atopic /、allerg*、hypersensitivity |

**步驟一、查詢邏輯為：**（益生菌）AND（幼兒）AND（過敏）

**步驟二、各概念的可能關鍵詞：**

益生菌：Probiotics /、prebiotic*

幼　兒：Infant、newborn、child*、infant child

過　敏：atopic /、allerg*、hypersensitivity

**步驟三、利用切截功能：**

可利用切截功能，而兩個字中間空格分開則是為「AND」，如利用（），則會將相近詞彙含入搜尋，如打開 PubMed 網頁，請於 Search 欄位鍵入 (Infant / OR newborn OR child* OR "infant child" )AND (probiotics / OR prebiotic*) AND (atopic / OR allerg* OR hypersensitivity) 搜尋，此時你可搜尋到相當多篇文章，而在網頁右側則可發現有最高等級 RCT of SR 文章有 53 篇，此時再利用臨床提問的 PICO 結構找符合的文章來評讀，再下來可利用兩側 Filter 功能（如年代、文章類型等設定）篩選符合需條件的文章。

## 五、應用 filter 搜尋需要的文獻種類

　　無論您是透過自然語言查詢或 MeSH 查詢，如查詢結果過多，無法逐一瀏覽閱讀時，就需要利用查詢結果頁面兩側的 Filter 功能進行篩選。此時可直接點選選定的「Filter」，即可將查詢結果限縮為符合該「Filter」的文獻。假設想優先閱讀「Meta-analysis」、「Systematic review」，以及「Review」三種類型，可點選「Filter」，一次勾選一項，使其前方呈現打勾，就表示已經完成篩選，也就是篩選出文獻類型符

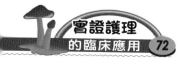

合「Meta-analysis」，或「Systematic review」，或「Review」的文章。

　　Filter 篩選文獻，含 10 種屬性（Property），包括文獻類型（Article types）、出版日期（Publication dates）、主題（Subjects）、語文（Languages）……等。而每個屬性 (Property) 下又細分為數種不同的「Filter」，例如：文獻類型（Article types）下分為：Journal Article、Review、Newspaper Article 等，使用者可選擇所需條件作限縮，則有助找到特定條件所需要的文章。若勾選多個相同「Property」下的「Filters」，「Filters」之間是以「OR」邏輯結合。例如勾選同為「Article types」下的「Review」和「Systematic Reviews」，表示文獻類型為「Review」或「Systematic Reviews」都符合。如勾選多個不同「Property」下的「Filters」，「Filters」之間是以「AND」邏輯結合。例如勾選「Publication dates」下的「10 years」，以及「Languages」下的「English」，表示出版日期在近 10 年且語文為英文才符合。

## 叁、實證文獻的搜尋步驟

### 一、實證臨床實務指引資料庫搜尋，以 RNAO 資料庫（http://rnao.ca/bpg/guidelines）為例

　　如果利用加拿大安大略省護理學會（Registered Nurses' Associated of Ontario, RNAO）實證臨床實務指引資料庫搜尋，首先須打開 RNAO 網頁（http://rnao.ca/bpg/guidelines），進入 RNAO 首頁，選 Best practice Guidelines，點選右鍵 Guideline，開始輸入關鍵字或詞彙查詢所要的實證主題指引，如打開 RNAO 網頁，從網頁左側的 guidelines 進入，在 Search 欄位鍵入 child asthma care 疾病照護的關鍵字，開始檢索。如果在此資料庫未搜尋到所需之實證主題指引，接下來可試其他資料庫（如 UpToDate）搜尋。

### 二、UpToDate（http://www.uptodate.com/contents/search）

　　透過 UpToDate 資料庫尋找文獻，打開 UpToDate 網頁，進入

UpToDate 的主畫面，在檢索畫面的指令欄 / 檢索區，可輸入疾病照護主題或詞彙、詞句（如 probiotics、preventing allergy……），此時電腦畫面會出現主題瀏覽畫面及預覽畫面，依所需主題搜尋，這時或許可找到相關專家針對此主題的整合文章，接下來可評估這些文章是否符合主題背景知識，在 UpToDate 畫面的右邊欄框內可查看詳細的主題大綱，直接點選可前往摘要及治療建議，或按下標題直接前往所需之文章，如果找到了 Probiotics 的相關研究文章，此時可打開整篇文章，查閱原文是否有所需的知識，UpToDate 資料庫提供的每篇文章是有標示資料更新之起訖時間。

## 三、Best Practice

如果利用 BMJ Best Practice 資料庫查詢，首先打開 Best Practice 網頁（http://bestpractice.bmj.com/best-practice/welcome.html），進入 BMJ Best Practice 資料庫的主畫面，在搜索或按疾病瀏覽畫面的搜尋欄位，輸入疾病照護主題或詞彙、詞句（如 probiotics、allergy……），此時畫面呈現搜查結果，涵蓋證據、預防、追蹤、預防、治療等資料，可依照 PICO 問題類型點選證據，或許可找到符合主題的文章。

## 四、Clinical Evidence（http://clinicalevidence.bmj.com/x/index.html）

Clinical Evidence 資料庫提供的資訊涵蓋每個主題的背景，包括其定義、發生率 / 盛行率、病因、預防、目標、結果與臨床實證醫學資訊取得的方法，是以 Q & A 的方式條列出實際的臨床問題，針對臨床問題提供病歷實證，剖析其中之醫療方式及實際運用在臨床產生的效果。在 Clinical Evidence 資料庫搜尋方面，首先連線 BMJ Clinical Evidence 網頁，進入 Clinical Evidence 首頁，在搜索或按疾病瀏覽畫面的搜尋欄位，輸入疾病照護主題或詞彙、詞句（如 probiotics、allergy……）。Clinical Evidence 資料庫提供兩種查詢模式，除簡易的關鍵字檢索外，亦將臨床實證醫學資訊區分為 23 個大類，如兒童保健、心臟血管疾病等，以便使用者瀏覽查詢。

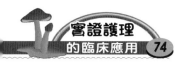
## 五、DynaMed（http://search.ebscohost.com/login.asp?profile=dynamed）

是全球唯一每日更新 EBM 臨床主題評論資料庫，利用 DynaMed 資料庫搜尋文獻，首先點選 Search 輸入關鍵字或辭彙進行檢索，DynaMed 將會顯示搜尋結果清單，清單包含最相關主題；該標題在結果列表按照輸入的辭彙相關性排序。輸入的辭彙有可能不存在於主題的標題，點選一個 DynaMed 標題來看主題。DynaMed 特色有條列式說明，清楚標示證據等級及註明引用文獻出處，此時可直接連結 PubMed 或全文電子期刊，易於搜尋到"各國"臨床治療指引，且提供全文連結。

## 六、ACP Journal Club

可利用 PubMed 資料庫搜尋，在 Search 欄位輸入疾病照護主題或詞彙、詞句（如 probiotics、allergy……），搜尋結果畫面的右邊欄位有出現 ACP Journal Club ＋ EBM J 之電子資料庫所涵蓋之文章，如在資料庫沒有找到合適臨床提問的解答，接下來可從系統性回顧相關之資料庫查詢，或許可尋找臨床提問的答案。

## 七、Cochrane Library 資料庫

利用 Cochrane Library 資料庫搜尋，打開 Cochrane Library 首頁，在 Search 欄位輸入疾病照護主題或詞彙、詞句（如 probiotics、allergy……）搜尋所需文章。或運用進階檢索，輸入主題之 PICO 關鍵字檢索，此時也可利用搜尋限制（search limits）或 MeSH Term 檢索來搜尋所要的資料。在搜尋結果畫面的左邊欄位，可點選 Cochrane Reviews，其就可找到系統性回顧文章。

## 八、Ovid Medline

Ovid Medline 檢索功能分為進階檢索（Advanced Search）和基礎檢索（Basic Search），從基礎檢索可輸入關鍵字、作者等基本的檢索點，可一併點限制條件及年代來限制檢索的結果，如從進階檢索可輸入關鍵字、作者、篇名、期刊名等檢索點，另可一併點限

制條件及年代來限制檢索的結果，可獲得所有相關的文獻。在搜尋 Medline 中的 EBN 方面資料庫，首先要確認現有 Ovid Medline 資源，精準查詢所需資料，可利用 MeSH Mapping 及 Limit（如 Age group / Language……），逐層篩選 EBN 文獻（Subject Subsets、Publication Type、MeSH、Clinical Queries），善用 MeSH 標題比對功能，可以協助找出符合主題的資料，無須煩惱縮寫或別名問題，使用 MeSH Tree 來擴展或縮小查詢範圍，MeSH Tree 可顯示標題間分類的層級關係。最上層顯示者，表示該標題詞所代表的主題意涵較廣（generic），而愈下層顯示者，則表示所代表的主題意涵愈為特異（specific）。善用 Focus 來篩選重要的文獻，善用 Explode 來擴展相關主題，使用 SubHeading( 副標題 ) 來精確查詢方向。

結 論

　　實證醫學是一種實事求是的態度，可幫助臨床工作者在繁複的醫療資訊中找出最佳的臨床決策。在搜尋最佳證據文獻的過程中，可利用臨床提問的 PICO 結構設定問題搜尋策略，依此選定所要查詢的關鍵字，使用布林邏輯運算 (AND、OR) 來組合查詢字詞，並依照需求來縮小或擴大查詢範圍。而在資料庫檢索時，常會因檢索的策略和技巧不足而影響檢索的筆數或找不到品質佳的文獻，因此搜尋最佳證據文獻時，可運用 6S 金字塔的搜尋技巧，如此可以節省文獻整理的時間及有效率的找到合適臨床提問的解答，以及最佳科學證據的文獻。

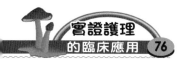
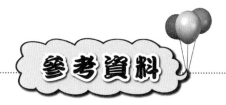

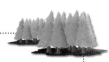

王程遠、李智雄、林育志、陳苓怡、方姿蓉……、蔡哲嘉（2010）。經實證證實有效的隨機對照試驗報導及評讀工具－CONSORT Statement 2010 簡介，*內科學誌*，*21*(6)，P408－418。

余光輝（2012）。*實證醫學－臨床實務與教學指引*（Evidence-Based Medicine How to practice and teach it），第四版（中文版），臺北，力大圖書公司，ISBN：9789866052255。

徐偉岸、鍾國彪（2009）。實證醫學研究之系統性回顧方法評論－療效研究之品質評估，*醫護科技學刊*，*7*(3)，2005。

郭雲鼎、陳杰峰、曾珮娟（2009）。*實證醫學文獻搜尋*，取自
http://www.dmc.doh.gov.tw/admin/UpFile/Period39/%E5%AF%A6%E8%AD%89%E9%86%AB%E5%AD%B8%E6%96%87%E7%8D%BB%E6%90%9C%E5%B0%8B.pdf

楊雯雯（2010）。問一個可回答的問題，*護理雜誌*，*57*(6)，89-96。

Benson, K., & Hartz, A. (2000). A comparison of observational studies and randomized controlled trials. *New England Journal of Medicine, 342*, 1878-1886.

DiCenso, A., Bayley, L., Haynes, R.B. (2009). Accessing pre-appraised evidence: fine-tuning the 5S model into a 6S model. *Evidence Based Nursing, 12*, (4), 99-101.

Ely, J. W., Osheroff , J. A., Ebell, M. H. , Chambliss, M. L., Vinson, D. C., Stevermer , J.J. & Pifer, E. A. (2002). Obstacles to answering doctors' questions about patient care with evidence: qualitative study. *BMJ, 23*, 710-739.

Melnyk, B.M. & Fineout-Overholt, E. (2005). Making the case for evidence based practice. In Melynk, B.M. & Fineout-Overholt, E. (Eds.). *Evidence-based practice in Nursing and Healthcare: A Guide to Best Practice* (pp.3-24). Philadelphia: Lippincott, William & Wilkins.

Tricoci, P., Allen, J.M., Kramer, J.M., Califf, R.M., Smith, S.C. (2009). Scientific Evidence Underlying the ACC/AHA Clinical Practice Guidelines. *JAMA, 301*(8), 831-841.

# 第 **5** 單元
# 實證文獻評析

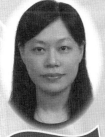

**學歷**　長庚大學臨床醫學研究所博士
　　　　臺灣大學護理學研究所碩士
　　　　長庚大學學士

**現職**　臺北醫學大學學士後護理學系助理教授
　　　　考科藍台灣研究中心 (Cochrane Taiwan) 副主任兼執行長
　　　　臺北市立萬芳醫院委託財團法人臺北醫學大學辦理
　　　　　護理部兼任副主任／實證知識轉譯中心主任
　　　　台灣實證護理學會副理事長
　　　　台灣實證醫學學會理事

**陳可欣**

**經歷**　萬芳醫院護理部督導長、副主任
　　　　慈濟技術學院護理系講師
　　　　林口長庚兒童醫院新生兒加護病房護理師

**學歷**　臺北醫學大學醫學科學研究所博士
　　　　約翰霍普金斯大學公共衛生研究所公共衛生學碩士
　　　　中國醫藥大學醫學士

**現職**　臺北市立萬芳醫院委託財團法人臺北醫學大學辦理
　　　　　整形外科主治醫師／實證醫學中心主任
　　　　考科藍台灣研究中心 (Cochrane Taiwan) 主任
　　　　臺北醫學大學醫學系教授

**陳杰峰**

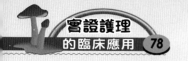

# 第一章 嚴格評讀文獻證據以進行臨床決策之重要性

2007 年，美國醫學研究院（Institute of Medicine, IOM）提出一項宏觀的願景目標：期望在 2020 年時，美國 90% 的臨床照護決策，都能有精確、最新且相對最佳的科學證據支持，啟動了全球實證健康照護及醫療專業教育上的典範轉移，實證在醫療照護上的重要性也與時俱增（Institute of Medicine, Roundtable on Evidence-Based Medicine, 2007）。實證醫學主要涵括 5 大步驟，包括：形成一個可回答的臨床問題（Ask an answerable clinical question）、搜尋最佳證據（Acquire evidence）、進行嚴格的文獻評讀（Appraise evidence）、應用以解決病人的臨床問題（Apply to clinical setting）以及評估執行成效（Audit）（Akobeng, 2005a; Glasziou, Mar & Salisbury, 2003; Sackett, 1997）。

在實踐實證照護的 5 大步驟中，嚴格評讀文獻是推動實證護理時較為困難且耗費精力的步驟。由於缺乏時間、缺乏對研究及實證的知能、害怕英文閱讀、醫院缺乏發展實證之組織及師資人力……等因素，常使護理人員在評讀文獻時備感壓力，也是實踐實證照護時的一大挑戰（Chiu *et al.*, 2010; 宋惠娟，2004，2005；高靖秋 & 楊舒琴，2005；穆佩芬、蔡淑鳳 & 張麗銀，2013）。然而，研究執行的過程中不可能盡善盡美，往往因為人力、經費、收案方便性、時間限制……等方式，使得研究結果產生偏差（bias）。在實證護理的實踐過程中，學習文獻評讀的知識及技能，有效判斷證據的優劣，遴選出高品質的科學證據，將其轉譯為臨床建議，不僅能避免做出錯誤的臨床決策、也是促進臨床實證健康照護重要且不可省略的步驟。透過「嚴謹評讀文獻主題」之訓練課程，有助於提升護理人員專業思考能力，另外，在學習狀況及解決問題的信心程度均有成長（張碧華、張麗銀、林麗英，2010）。

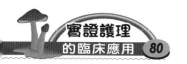

　　進行嚴謹的文獻評讀，3 個最主要的核心步驟，即為效度 / 信度（Validity / Reliability）、重要性（Importance / Impact）及臨床適用性（Practice / Applicability，簡稱 VIP）。在效度（V）部分，先檢視「研究的結果是否反映出真正的治療效果？我們能相信這篇文獻的結果嗎？」在重要性（I）的部分，重點是審視「我們相信它，那它療效有多大？這個效果具有臨床上的重要性嗎？此治療效果的精確度如何（是否是隨機造成的結果）？」在臨床適用性（P）部分，需進一步探討「如果我們相信它，這個結論可以應用在我們的病人或族群嗎？」此問題包括兩個概念，首先，必須確認此文獻中所納入的研究對象與我們所要照顧病人的特性相似，另外，必須考慮給予這項介入措施時，病人所獲得的利益是否大於傷害（Akobeng, 2005b; 陳杰峰、王慈蜂，2009）。本單元將針對實證護理的實踐上，常見的研究設計及評讀之重要概念進行重點介紹，也將介紹文獻評讀時，可用的評讀工具及資源。

# 第二章　常見的臨床研究設計

　　在進入文獻評讀之前，先簡單介紹常見的臨床研究設計，以正確選用文獻評讀工具進行評讀。**系統性文獻回顧**（systematic review）是針對某一臨床問題運用明確的方式進行文獻搜尋，並針對納入的每一篇原始研究進行嚴格的評讀，若納入的文獻具同質性，更可以將多篇研究結果運用適當統計方法呈現彙總的結果，進行定量分析，稱為**統合分析**（meta-analysis）。因系統性文獻回顧及統合分析查找的文獻具系統性且完整，並可將多篇具有價值的研究結果加以統整進行定量分析，而呈現出該介入措施的整體效應，比單一文獻更具證據力，是臨床照護者進行決策時最具價值、也是最想找到的文獻。針對單一的原始研究，又可分為實驗性研究與觀察性研究。依據是否有提供介入（比較）措施、是否隨機分派，以及觀察性研究進行的時間軸等來判斷，分為隨機對照試驗（Randomized Controlled Trial, RCT）、非隨機對照試

驗（non-randomized controlled trial）、世代研究（cohort study）、病例對照研究（case control study）及橫斷性研究（cross-sectional study）（圖一）。世代研究大多是前瞻性研究，同一時間納入曾經暴露（如：吸菸）及沒有暴露（如：沒有吸菸）的兩個族群，進行追蹤來了解這兩個族群的結果及預後（如：罹患肺癌）。病例對照研究是回溯性的，針對罹患某種疾病的族群（如：罹患肺癌）與健康族群，比較兩組在過去是否曾經暴露於某些危險因子（如：是否曾經吸菸）。橫斷性研究則是在同一時間點，選取具代表性的研究對象，同時觀察及測量每個樣本的危險因子，又稱為盛行率研究。

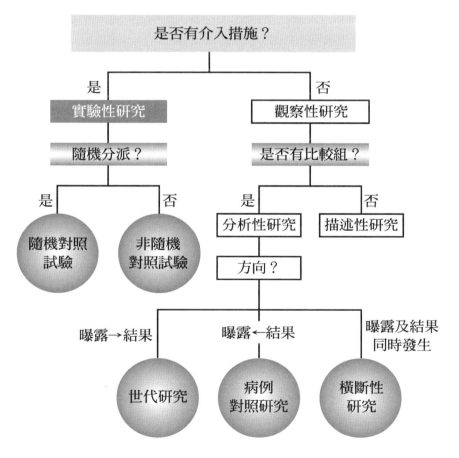

圖一：臨床研究的設計分類判斷流程圖

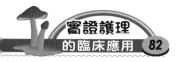
在實證醫學發展初期，嚴格評讀文獻主要是依據其方法學區分證據等級，例如：針對治療型文獻，傳統的證據金字塔將納入高品質隨機對照試驗之系統性文獻回顧／統合分析視為最高的證據等級，其次是透過隨機、設立對照組進行比較、實施盲法……等方式以降低研究偏差之隨機對照試驗，而觀察性研究（世代研究、個案對照研究）、案例系列研究、個案報告及基礎研究則在證據金字塔的最底層（Grimes & Schulz, 2002; 刁茂盟、郭耀仁，2014）。此觀念在 GRADE 評核系統（Grading of Recommendations Assessment, Development and Evaluation）提出之後，有了劃時代的轉變，證據金字塔也在 2015 年進行了修改（Guyatt *et al.*, 2008; Murad, Alsawas, Asi, & Alahdab, 2015）（詳見本單元第七章）。要提醒讀者的是，文獻評讀並不是只依據研究設計類型給予證據等級，而需要深入試驗及研究過程，檢視其研究設計及執行的過程是否產生偏差，而導致結果被誇大或低估。因此，文獻的證據等級必須在嚴格評讀文獻之後，考量其升級或降級因素才能夠評定。

## 第三章　嚴格評讀文獻證據——系統性文獻回顧／統合分析

前牛津大學實證醫學中心主任 Paul Glasziou 教授及考科藍組織（The Cochrane）創建人 Iain Chalmers 教授等人（2010）的研究結果顯示，全世界每年發表的隨機對照試驗就超過 27,000 篇（每天約有 75 篇）、系統性文獻回顧 4,000 篇（每天約有 11 篇），其他觀察性研究的數量更為龐大（Bastian, Glasziou, & Chalmers, 2010）。但對於第一線提供醫療服務的健康照護者及決策者而言，每天卻只有 24 小時，即使只專注於自己的專科領域，也很難閱讀完所有的相關文獻。另外，針對相同的研究主題發表的文獻之間，也可能呈現不同的結果，為了了解證據的全貌及整合相同主題試驗的合併效果（summarized effect），故發展出系統性文獻回顧及統合分析的方法（Bero & Rennie, 1995）。

系統性文獻回顧是一種整理原始文獻的研究方法，包含 5 個重要步驟，分別為：(1) 形成一個系統性文獻回顧的問題、(2) 運用明確的方式進行完整的文獻搜尋、找出研究的證據、(3) 選擇符合事先定義納入條件的研究、(4) 評估研究的品質，及 (5) 萃取出當中的資料並統整做出結論（NHS Centre for Reviews and Dissemination, 2001）。在此研究過程中，研究者針對一個清楚的問題，依循明確的方法系統化的進行文獻搜尋，藉由各種搜尋引擎儘可能查找各種資料，並運用明確的條件進行文獻篩選，針對納入的原始研究進行嚴格的評讀，評析個別研究的品質，針對其結果加以整合、分析、討論。若納入的原始文獻同質性高，則可以進一步利用統計方法進行統合分析（meta-analysis），結合個別研究的統計資料，以協助釐清少數幾篇文獻以偏蓋全可能產生的偏差，並可增加個案數來強化統計力，形成較可信的結論，證據力高，為文獻搜尋首要目標之一（Tseng *et al.*, 2008; 陳杰峰，2010）。

然而，並不是找到一篇系統性文獻回顧或統合分析的文獻，就可以直接判定其為最高的證據等級，而直接引用於臨床照護，還是必須先經過文獻評讀的過程。對初學者而言，可利用結構化的評讀工具，如運用「FAITH（信心）」口訣進行快速評讀（附錄一），包括：研究是否找到（Find）所有的相關證據、文獻是否經過嚴格評讀（Appraisal）、是否只納入（Included）具良好效度的文章、作者是否以表格和圖表「總結」（Total up）試驗結果，及試驗的結果是否具異質性（Heterogeneity）等。

本文利用簡易的「FAITH」口訣作為架構，針對閱讀一篇系統性文獻回顧／統合分析的文獻時相關且重要的觀念進行介紹：

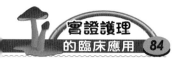

## 一、研究是否找到 (Find, F) 所有的相關證據？

　　良好的文獻搜尋至少應包括 2 個主要的資料庫，如：考科藍對照試驗中央註冊資料庫（Cochrane Central Register of Controlled Trials, CENTRAL）、MEDLINE 及 EMBASE，並且加上專業領域核心資料庫（如：PsycINFO、CINAHL……等）、文獻引用檢索（納入文獻參考文獻列表中的相關研究、Web of Science、Scopus）、臨床試驗登錄資料庫（https://clinicaltrials.gov）、博碩士論文（如：ProQuest 博碩士論文資料庫、臺灣博碩士論文知識加值系統……等）、本土化資料庫（如：國民健康署或健保資料庫……等）、政府文件及灰色文獻（grey literature）（如：會議論文摘要、教科書，或某研究中心尚未發表的研究結果……等），必要時可跟原作者聯繫取得較完整的資料。在灰色文獻的搜尋上，可查閱「灰色文獻開發歐洲協會」（European Association for Grey Literature Exploitation, EAGLE) 網頁（http://www.opengrey.eu）。

　　其次，在進行搜尋應同時使用醫學圖書館標題表（Medical Subject Headings），如 MeSH / EMTREE 字串及一般檢索詞彙（free-text text words），儘可能使用布林邏輯「OR」組合各種搜尋詞及同義字，以增加搜尋的敏感度（sensitivity），以完整納入與研究主題相關的研究。最後，雖然受限於研究者的語言能力，但文獻檢索的過程最好不要只限於納入中文或英文文獻（Glasziou *et al.*, 2003; 財團法人醫藥品查驗中心，2014）。

　　另外，密切的與研究主題所屬的考科藍系統性文獻回顧團隊（Cochrane Review Group, CRG）保持聯繫，使用該領域已發展的搜尋關鍵詞及策略，也有助於降低搜尋過程的偏差（Higgins & Green, 2011）。考科藍系統性文獻回顧研究，通常會有試驗搜尋協調員（Trials Search Coordinator, TSC）負責處理文獻搜尋。

　　在系統文獻回顧文章的方法（Methods）章節，研究者會提供詳

細的搜尋策略，有時限於投稿篇幅，這些附錄資料會呈現在網路平台或雲端。另外，在文章的結果（Results）段落中，可以找到該篇系統性文獻回顧所檢索、篩選、納入或排除的文獻數量及原因，常見會以 PRISMA 流程圖呈現相關資訊（Moher, Liberati, Tetzlaff, Altman, & Group, 2009; 財團法人醫藥品查驗中心，2014）。PRISMA 流程圖於 2021 年更新，新的系統性文獻回顧之 PRISMA 2020 流程圖可參閱圖二。

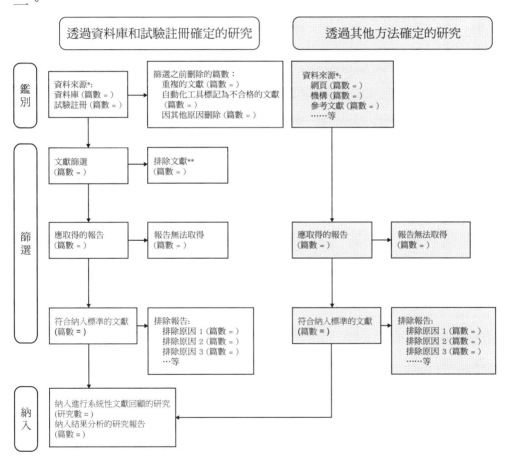

\* 如果可行，請考慮分別呈現每個資料庫或試驗註冊資料庫中找到的研究數量（而不是所有所有資料庫/試驗註冊資料庫中找到的總數）。

\*\* 如果使用自動化工具，請分別呈現人工排除了多少研究，以及自動化工具排除了多少研究。

註：灰色網底框僅在適用的情況下填寫，若不適用可以從流程圖中刪除。

**圖二：PRISMA 2020 流程圖**

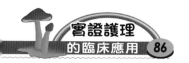
## ★發表偏差及漏斗圖（Publication Bias and Funnel Plot）

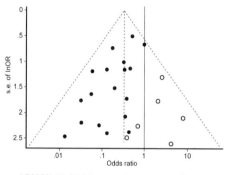
（對稱的漏斗圖 Symmetric Funnel Plot）

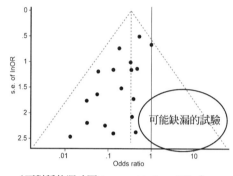
（不對稱的漏斗圖 Asymmetric Funnel Plot）

圖三：發表偏差漏斗圖

　　漏斗圖（Funnel plot）可用來判斷系統性文獻回顧所納入的文獻，是否有發表性偏差（publication bias）的狀況（Dwan, Gamble, Williamson, & Kirkham, 2013）。漏斗圖呈現的方式是：依照各個研究的結果，X 軸呈現治療效果。在上圖中，我們假設 X 軸的左邊表示治療組效果較好，右邊表示控制組成效較佳。Y 軸則呈現研究的精確度，精確度越高（如：設計、執行良好，樣本數夠大）的，在 Y 軸上的標準誤就越高（接近 0）。假如沒有發表偏差，則這些點（一個點表示一個納入的研究）應該會對稱分布（圖三，左）。相反的，如果看到不對稱的漏斗圖，就需考慮是否出現發表偏差（圖三，右）。這些在文獻搜尋及篩選的過程中沒有被納入的研究，有可能是研究結果未達預期的結果，或統計未呈現出顯著差異，而沒有被發表或刊登出來。然而，未納入這些研究結果，有可能會造成系統性文獻回顧的結論過於高估。一般來說，若該篇系統性文獻回顧納入的研究數目小於 10 個，並不建議僅憑漏斗圖判定其對稱性。

　　不對稱的漏斗圖，可能的原因還包括：選樣偏差（包括發表偏差 publication bias 及地區性的偏差 location bias）、英文偏差（English language bias）、引用偏差（citation bias）、多次發表偏差（multiple publication bias）、介入措施的強度（intensity of intervention）、潛在風險的差異（differences in underlying risk）、研究數據的問題（樣本數過少且設計不良的小型研究、不適當的分析方法、資料造假……等）。另外，也需考慮各研究間的異質性（heterogeneity）（Egger, Davey Smith, Schneider, & Minder, 1997）。

## 二、文獻是否經過嚴格評讀（Appraisal, A）？

系統性文獻回顧得到的結論，是基於納入多篇試驗的數據及結果，因此，研究結果是否真實及其可信度取決於納入研究的數據和結果是否真實。若納入的研究數據不真實或有偏差，會影響系統性文獻回顧的數據分析、結果解釋和結論（高估或低估介入措施的效果），而誤導的結果可能導致臨床決策的錯誤。因此，評估納入的每篇試驗的真實性，是評讀一篇系統性文獻回顧的文章中非常重要的部分。研究者應根據不同臨床問題的文章類型正確選擇評讀工具，並說明每篇研究的品質。

舉例來說，針對隨機對照臨床試驗的考科藍合作組織偏差風險評估工具（The Cochrane Collaboration's tool for assessing risk of bias），其評估的項目包括：隨機序列產生的方式（sequence generation）、分組隱匿（allocation concealment）、對受試者和研究人員及結果評估者實施盲法（blinding of participants, personnel and outcome assessors）、結果數據不完整（incomplete outcome data），以及其他未能分類的偏差（other biases）等。考科藍合作組織將可能的偏差區分為「低風險」（low risk）、「高風險」（high risk）和「不清楚」（unclear risk）。「不清楚」用於訊息不足或無法確定偏差的狀況（Higgins, & Green, 2011）。隨機序列產生的方式及分組隱匿用以評估是否產生選擇偏差（selection bias）、實施盲法用以評估是否產生表現性偏差（performance bias）、結果數據不完整則是評估是否出現失訪偏差（attrition bias）及報告偏差（reporting bias），這些偏差的存在會影響文獻的品質。

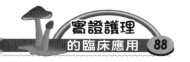
### RoB 2.0

2016 年考科藍正式發布修改後的隨機試驗風險評估工具（RoB 2: A revised Cochrane risk-of-bias tool for randomized trials），簡稱為 RoB 2.0，涵蓋以下五大區塊：(1) 自隨機化過程中所產生的偏差、(2) 因預期干預所產生的偏差、(3) 因缺少結果數據所產生的偏差、(4) 自測量結果中所產生的偏差，以及 (5) 因選擇報告結果產生的偏差。RoB 2.0 引導評讀者以「是 (Yes; Y)」、「可能是 (Probably yes; PY)」、「可能不是 (Probably no; PN)」、「不是 (No; N)」、「資料不足 (No information; NI)」等選項回答每一個訊號問題 (signal question)，並遵循流程圖，判斷風險偏差來源、完成風險偏差評估，包括：低偏差風險 (Low risk of bias)、些許隱憂 (Some concerns)、高風險偏差 (High risk of bias)。最後，評讀者作出總體風險偏差的判斷。詳細可參考下列網址：https://sites.google.com/site/riskofbiastool/welcome/rob-2-0-tool。

在文章的方法章節，通常可以找到研究者所使用的文獻品質評讀標準的描述，而結果章節則會列出每篇研究品質的評讀結果。有時，我們會看到作者以 RevMan 軟體（http://tech.cochrane.org/revman/download）繪製的圖來呈現文獻品質的評讀結果。

### 三、是否只納入（Included, I）具良好效度的文章？

系統性文獻回顧及統合分析結果的可信度取決於所納入試驗的研究品質，若作者僅進行試驗的評讀，但未區別品質較差、偏差風險大的試驗，對於結論的可信度仍然是不足夠的（Glasziou *et al.*, 2003; 莊其穆，2011b）。目前臨床流行病學中公認證據力最強之原始介入性研究設計（primary interventional study）為隨機對照試驗（Akobeng, 2005b; 陳杰峰，2010）。因此，針對治療型的臨床問題，若可納入設計良好的隨機對照試驗之研究，其系統性文回顧或統合分析之結果會較為可信（Glasziou *et al.*, 2003）。在系統性文獻回顧文章的方法章節，可以找到納入文獻的類型、文獻品質評估方式，以及這些資料是由誰

完成審查的……等，在結果章節則可以找到文獻品質評讀結果以及提供審查者意見一致性的程度。

## 四、作者是否以表格和圖表「總結」（Total up, T）試驗結果？

作者應該用至少一個表格摘要呈現試驗結果。另外，也可視其是否具同質性，可針對結果進行統合分析（meta-analysis），並以森林圖（forest plot）呈現研究結果，最好再加上異質性分析（Glasziou *et al.*, 2003）。在系統性文獻回顧文章的結果章節，可以找到摘要的圖表，以及作者對系統性文獻回顧結果的解釋。

### （一）森林圖（forest plot）的意義及判讀方式

研究者為了評估成人門診病人使用計步器及身體活動和健康結果之間的關聯，以下是納入的研究中，結果變項有提及計步器步數之結果變項的 8 篇隨機對照試驗所繪製之森林圖（Bravata *et al.*, 2007）。讀者可參閱森林圖上的編號及對應的說明，進一步了解其判讀方法。

### （二）固定效果模式／隨機效果模式（fix effect model / random effects model）

估計單篇研究對統合後的總合研究效果之影響，常用的估計模式有 2 種：固定效果模式（fix effect model）／隨機效果模式（random effects model）。

1. **固定效果模式**：是假設納入每個試驗的研究結果是來自同一個母群體，有一個共同的真實效果（true effect），而納入在系統性回顧中的每個試驗所觀察到的效果稱為觀察效果（observed effect），個別試驗觀察效果的差異導因於取樣誤差（sampling error）。由於固定效果模式的假設是納入的試驗有相同的真實效果，因此，當每個試驗的病人數增加到極大時，則觀察效果會等於真實效果。因此，忽略各試驗間的差異，給予大型研究的結果更大的權重；而每篇研究所觀察到的結果不同，歸因於取樣偏差。因此，給予每篇研究結果不同的權重（病人數越多權重越大）。

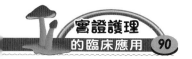

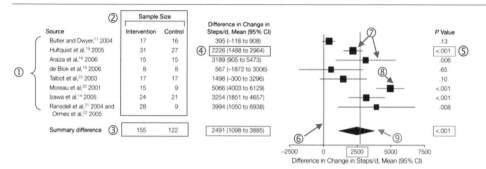

Increase in Physical Activity Among Participants Randomly Assigned to Pedometer Interventions vs Control Participants

Presents the difference in the change in steps per day before and after the intervention between the participants in the experimental and control arms of the randomized controlled trials. The size of the data markers are proportional to the sample size, which represents the number of individuals who completed the trials.

① 這個森林圖中納入單一試驗的作者及年代資料,這個森林圖包含8個隨機對照試驗。

② 8個隨機對照試驗中,每篇試驗納入的實驗組(intervention)及對照組(control)人數。

③ 這個森林圖中8個隨機對照試驗加總的實驗組(155人)及對照組人數(122人)。

④ 單篇試驗的點估計值(Point estimate)及95%信賴區間(95% CI),如Hultqist et al.(2005)的試驗,點估計值是2,226步,95%信賴區間為1488~2964步。

⑤ 單篇試驗的p值。Hultqist et al.(2005)試驗的p值<0.01,表示在原始研究中,使用計步器測量,每天平均明顯增加2,226步,具統計學上顯著的差異。

⑥ 無效線(Line of no effect):若為連續性資料,當平均差(mean different)的信賴區間包含0;或若為二分類變項,當RR或OR的信賴區間包含1時,表示沒有差異(無效)。如Hultqist et al.(2005)的試驗,95%信賴區間的範圍沒有跨越無效線,代表在這個的試驗中,相較於未使用計步器者,使用計步器的受試者平均步行增加2,226步,具顯著差異。

⑦ 四方形的符號( ■)代表個別研究呈現的點估計值(Point estimate),貫穿四方形符號的橫線(─)代表95%信賴區間(95% CI),最左側是95%信賴區間的下限值、最右側是95%信賴區間的上限值。信賴區間越窄,表示估計較精確(如Hultqist et al., 2005)、信賴區間越寬,表示估計越不精確(如Araiza et al 2006)。

⑧ 四方形的符號(■)符號的大小,代表該試驗納入個案數的多寡。如Hultqist et al.(2005)為8篇試驗中納入個案數最多的,■符號越大;de Blok et al.(2006)為8篇試驗中納入個案數最少的,■符號越小。

⑨ 菱形(◆)呈現出統合8篇試驗的整體效應(Overall effect),估計值2,491步(95%信賴區間為1,098-3,885)。因為這個菱形(◆)沒有跨越無效線,代表納入8個試驗的統合結果,相較於未使用計步器者,使用計步器的受試者每天明顯平均多走2,491步,具統計上顯著的差異(p值<0.01)。

2. **隨機效果模式**：為假設每篇研究的受試群體都不同（如病人族群、年齡、藥物治療方式或劑量、追蹤時間不一樣長……等），這些因素的差異會造成每篇研究產生不同的真實效果（並假設這些真實效果會呈常態分佈）。隨機效果模式同樣依據研究大小給予不同的權重，但其影響不像固定效果模式顯著，也就是說，更重視每篇試驗的獨特性，不只以病人數多寡來衡量權重，而會將小型研究的權重調高。

相較於固定效果模式，隨機效果模式在計算各研究的權重（weight）時，納入了研究之間的變異（between study variance）。所以，如果研究間存在異質性，建議使用隨機效果模式，以避免因為更容易得到統計上的顯著差異，而誤導了研究結論（Riley, Higgins, & Deeks, 2011; 莊其穆，2011b）。

## 五、試驗的結果是否相近（異質性）（Heterogeneity, H）？

系統性文獻回顧是將目的及方法相近的研究結果加以整合，以增加個案數來強化統計力，形成較可信的結論，並避免僅以少數文章進行臨床決策造成的偏誤（Higgins, 2003）。在理想情況下，各個試驗的介入措施及測量結果應儘量相近或具同質性，以確保整合過的研究結果是研究者真的想要得到的結論。舉例來說，如果我們想知道按摩「三陰交穴」是否能夠減輕原發性經痛，那麼，如果納入的研究均是針對原發性經痛的個案，且介入措施均是按摩「三陰交穴」，研究者將這些單一研究的結果整合，由於研究對象、措施等都相似，那麼，若研究結果證實按摩三陰交穴有效時，我們可以比較有信心相信這個系統性文獻回顧所作出來的結論。反之，若納入的試驗中，部分研究是按摩「三陰交穴」、「關元穴」或「中極穴」，部分介入措施還配合中醫的穴位外敷貼劑及飲食……等，那麼，我們很難確認止痛的效果真的是來自於按摩三陰交穴導致的成效。

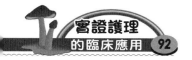

### （一）判斷異質性（Heterogeneity）的檢驗方式

研究者為了了解接受甲狀腺切除術病人術前給予 Dexamethasone 這個藥物，是否有助預防術後發生噁心、嘔吐症狀（Postoperative Nausea and Vomiting），下圖是納入 5 篇隨機對照試驗所繪製之森林圖（Chen, Siddiqui, Chen, Chan, & Tam, 2012）：

| Study or Subgroup | Dexamethasone Events | Total | Control Events | Total | Weight | Risk Ratio M-H, Fixed, 95% CI | Risk Ratio M-H, Fixed, 95% CI |
|---|---|---|---|---|---|---|---|
| Feroci 2010 | 12 | 51 | 35 | 51 | 24.6% | 0.34 [0.20, 0.58] | |
| Fujii 2007 | 7 | 25 | 19 | 25 | 13.4% | 0.37 [0.19, 0.72] | |
| Lee 2001 | 10 | 43 | 38 | 44 | 26.4% | 0.27 [0.15, 0.47] | |
| Wang 1999 | 12 | 38 | 29 | 38 | 20.4% | 0.41 [0.25, 0.68] | |
| Worni 2008 | 14 | 37 | 21 | 35 | 15.2% | 0.63 [0.38, 1.03] | |
| **Total (95% CI)** | | 194 | | 193 | 100.0% | 0.38 [0.30, 0.49] | |
| Total events | 55 | | 142 | | | | |

Heterogeneity: Chi² = 5.71, df = 4 (P = 0.22); I² = 30%
Test for overall effect: Z = 7.76 (P < 0.00001)

0.1 0.2　0.5　1　2　5　10
Favours dexamethasone　Favours control

1. **目測檢測（"Eyeball" test）**：先目視瀏覽一下納入的結果，是否具相同的方向性及信賴區間的重疊性。以上圖的範例而言，研究者納入的 5 個隨機對照試驗，都傾向給予 Dexamethasone 來預防術後發生噁心、嘔吐症狀，表示其異質性可能不大。反之，如果有的試驗傾向給予 Dexamethasone、有的試驗則不傾向給予 Dexamethasone，就表示其中可能存在異質性。

2. **異質性的卡方檢定**：代表納入試驗間的差異性，通常以 $p$ 值 < 0.1 判定納入試驗間存在有明顯的異質性（莊其穆，2011b）。接下來，再看 $I^2$ 的數值，判斷異質性的程度。根據考科藍介入措施之系統性文獻回顧手冊針對 $I^2$ 數值初步解釋的指導：(1) $I^2$：0~40%：異質性可能不重要；(2) $I^2$：30~60%：可能存在中度異質性；(3) $I^2$：50%~90%：可能存在實質的異質性；(4) $I^2$：75%~100%：存在較大的異質性（Higgins& Green, 2011）。$I^2$ 數值的判讀並非絕對，除了

看數值大小之外，也要考量各研究間可能產生異質性的原因，包括：研究族群、介入措施、評估方式、研究設計不同……等。以接受甲狀腺切除術病人術前給予 Dexamethasone 這個藥物為例，異質性評估 $Chi^2$=5.71, df=4 (p=0.22)，因為 $p$ 值未 < 0.1，統計上無法證實存在異質性。接著，$I^2$ 的數值 =30%，表示不同研究間存在低異質性。

3. Cochran Q（Cochran chi-square）：

(1)Cochran Q 具統計上顯著差異（$p < 0.1$）：確定有異質性。

(2)Cochran Q 不具統計上顯著差異（$p > 0.1$）、Cochran Q / degrees of freedom (Q/df) > 1：可能有異質性。

(3)Cochran Q 不具統計上顯著差異（$p > 0.1$）、Q/df < 1：有異質性機會不大。

（＊註：Q 是卡方統計量，df 是自由度）。

## （二）可能出現異質性（Heterogeneity）的原因

可能出現異質性的原因包括：(1) 臨床上的異質性：一般用來描述被研究族群特性、介入措施或結果變項量測結果間的差異性。(2) 方法學上的異質性：指的是不同的研究設計、對偏差的控制程度等。(3) 統計上的異質性：指的則是不同研究對效果估計的變異程度，也用以顯示不同研究間純粹因機率所呈現的估計差異（Higgins, & Green, 2011）。

若研究結果具有異質性，研究者應評估差異是否顯著，通常在森林圖中可以找到異質性的卡方檢定結果。根據單一研究中的受試族群特性、介入措施、結果測量方式及研究方法等，探討造成異質性的原因，並在「結果」段落進行陳述。當出現異質性時，建議使用隨機效應模式進行分析，或依據受試者的年齡、性別、用藥的劑量……等可能造成異質性的因素，進行次群組分析（subgroup analysis）或統合迴歸分析（meta-regression）來解決（莊其穆，2011b）。

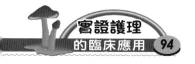
# 第四章 嚴格評讀文獻證據——隨機對照試驗

　　隨機對照試驗是目前臨床流行病學中公認證據力最強之原始介入性研究設計（Akobeng, 2005b）。研究人員透過各種隨機取樣、隱匿分派之方法將研究族群分成實驗組及對照組，以增加兩組研究對象間的可比較性，在研究期間，病人／照顧者、研究者或資料分析者維持盲法（blind），避免安慰劑效應（placebo effect），並有夠久且完整的追蹤，以進一步減少干擾因素、減少研究過程中已知及潛在的偏差（圖四）（Akobeng, 2005b; Grimes & Schulz, 2002; 陳杰峰，2010）。

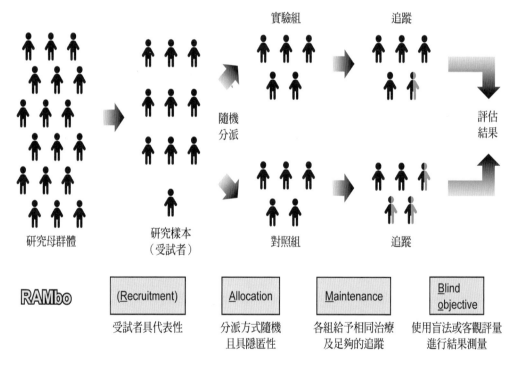

圖四：隨機對照試驗架構示意圖及評讀重點（RAMbo）

# 壹、效度／信度（Validity/Reliability）

在效度（V）部分，先檢視「研究的結果是否反映出真正的治療效果？我們能相信這篇文獻的結果嗎？」。在評讀一篇隨機對照試驗時，聚焦在研究的設計、執行、資料分析的方法等，是否能儘量避免或減少偏差，以獲得精確的結果（Akobeng, 2005b; 陳杰峰、王慈蜂，2009）。在評讀一篇隨機對照試驗的文獻時，可簡單運用 **RAMbo（藍波）** 口訣，針對其效度進行快速評讀，包括：招募之受試者是否具有代表性（**R**ecruitment）、分派方式是否隨機且具隱匿性（**A**llocation）、各組是否給予相同的治療及足夠的追蹤（**M**aintenance）、結果　測適當性（盲法 **b**lind 或客觀評估 **o**bjective measures）等，評讀表單請參閱附錄三。

## 一、招募之受試者是否具有代表性（Recruitment, R）

如果在一個研究中，受試者沒有代表性，那麼，該研究結果可能並不適用於該族群。我們是否知道病人族群為何（收案場所、納入／排除條件）？在理想情況下，應了解收案對象，並在告知後，完成受試者同意書之簽署（Glasziou *et al.*, 2003）。

## 二、分派方式是否隨機且具隱匿性（Allocation, A）

這個項目評讀的重點在於：研究對象的選取是否經由隨機選擇（Random Selection）？若是比較性的研究，各研究組別在研究開始時的特性是否相似、進行比較是否公平？對於比較性的研究而言，一旦受試者被招募，他們必須被分派到實驗組或對照組之其中一組，如果不同組別間的研究對象特徵不同，那麼，該研究結果不同，就無法確認是因為介入措施所產生的效果，或是研究族群基本特性，例如：年齡、性別、社經地位、疾病狀況、家族史、過去暴露於該危險因子的情況（如：是否抽菸）……等因素的差異性所致。簡言之，公平的跑步比賽必須確定每位參賽者都在相同的起跑點開始，才能真的測出其

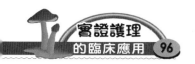 

實力；如果有參賽者在鳴槍之前偷跑，或是從路途中間開始起跑，就算第一個突破終點線，也勝之不武。

要確保研究對象具代表性最好的辦法，就是在我們感興趣的研究族群中，採**隨機取樣**（randomly selected），並依據納入、排除條件選取足夠的樣本數，另外，透過**分組隱匿**（allocation concealment）的方式進行分組（Glasziou *et al.*, 2003; Schulz & Grimes, 2002）。隨機的過程可以做得非常好，也可能不是真的隨機。因此在文獻評讀的過程，要仔細的閱讀研究方法中研究者對於此過程的陳述。

1. **隨機**（randomization）

隨機化的程序是產生一組不可預期的分組順序，比較好的隨機分配方法包括：電腦產生（computer-generated）的隨機號碼、隨機數表（table of random numbers）等；利用生日、身分證字號、姓名字首、病歷號碼、床號……等進行隨機的方式，並不是真正的隨機，因為這些符號／數字有其背後代表的意義，產生的組別可能在一開始就存在起始點的組間差異，影響研究樣本之代表性。這組隨機碼的序號必須在試驗開始執行前完成，試驗進行時，研究者將符合條件的受試者依據進入試驗時間的先後順序，以其對應的隨機碼把病人分派至不同的研究組別。常用的隨機分派方法有簡單隨機分派（simple randomization）、區塊排列隨機分派（permuted block randomization）、分層隨機分派（stratified randomization）及最小差異法（minimization method）隨機分派等（Akobeng, 2005b; 刁茂盟、郭耀仁，2014；莊其穆，2011a）。

2. **分組隱匿**（allocation concealment）

分組隱匿是指在臨床試驗中，不管是臨床照護者（如醫師、護理人員、其他醫事團隊）或病人，都不知道下一個收案的研究對象會被分到實驗組或對照組中的哪一個組別，避免因為知道組別而將病況較重的分入治療組，或預期可能較不配合的受試者分入對照組，是確保隨機對照試驗的正確執行之重要原則之一，可以預防產生選樣偏差。

適當方法包括：(1) 具序列編號、不透光的密封信封（Sequentially-

Numbered, Opaque, Sealed Envelopes, SNOSE）；(2) 藥廠控制隨機分派（pharmacy controlled）；(3) 使用編號或代碼的容器（numbered or coded containers）；(4) 由第三方中央電腦進行隨機（third party central computer randomization），需透過電話或其他方式向試驗辦公室取得序號；(5) 研究現場的電腦，但必須是在輸入受試者資料才產生組別分派（on-site computer from which assignment can only be determined after entering patient data）……等（Akobeng, 2005b; Schulz & Grimes, 2002; 刁茂盟、郭耀仁，2014）。

需要提醒讀者的是，經過隨機分配及分組隱匿的過程，並不能保證各組研究對象在試驗結束之後，受試者的基本屬性一定會相似、可比較。因為在隨機分配之後，各組之間依然可能存在著差距（尤其是研究納入的個案數較少時）。另外，在隨機分配後，研究對象拒絕參與研究（尤其是被分派到對照組或給予安慰劑組的個案），參與研究的過程中，個案是否遵從隨機分配的組別接受或執行介入措施……等，都可能影響最終的研究結果。因此，無論以何種方式進行隨機，研究過程中的監督都是很重要的，確認隨機分派的過程是嚴謹的，使納入的研究對象在進入該試驗的起點時，其基本特徵儘可能相似，使各組間研究結果的差異可以被比較。

## 三、各組是否給予相同的治療及足夠的追蹤（Maintenance, M）

在研究的過程中，必須確保不同組別的受試者在試驗的過程中，獲得同等待遇的處置及照護（equal treatment）。也就是說，除了研究的介入措施之外，實驗組或對照組接受到的治療、檢驗或評估都應相同，才能確認成效的差異是真正來自於介入措施的不同，而非過程中不一樣的對待所致。另外，研究對象需有足夠的確認和追蹤（ascertainment / follow-up），追蹤率最好能大於 80%。研究資料的分析可以分為依計畫書分析法（PP analysis）及治療意向分析法（ITT analysis）。依據受試者在隨機分配後的組別，使用治療意向分析法進行統計分析，其偏差較少（Glasziou *et al.*, 2003）。兩種分析法之介紹如下：

1. 依計畫書分析法（per-protocol analysis, PP analysis）：排除未遵守試驗計畫書、中途退出之受試者，僅將有完整接受試驗計畫書治療方式的受試者，納入最後的資料分析。

2. 治療意向分析法（Intention to treat analysis, ITT analysis）：是一種隨機對照試驗的分析方法，所有被隨機分派到某一組別的研究對象全部納入分析（analysis of all subjects），不論該研究對象是否完成或背離原始分組治療（或介入措施）模式，以保留隨機分派的精神，避免某些研究對象因治療過程的種種因素（如嚴重的藥物副作用）背離原先分派的組別或失聯，使得最後留下來的受試者在基本屬性上不再匹配（如：疾病嚴重度高者在研究過程中死亡、分派到對照組的受試者，過程中自己使用其他介入方式……等），其結果較可能代表在原始設計情況下，病人接受某種治療之真正的效度，可減少失訪偏差（attrition bias）（Akobeng, 2005b; Heritier, Gebski, & Keech, 2003; 刁茂盟、郭耀仁，2014；邱春吉、賴建璋、李炳鈺、鄭奕帝，2012）。

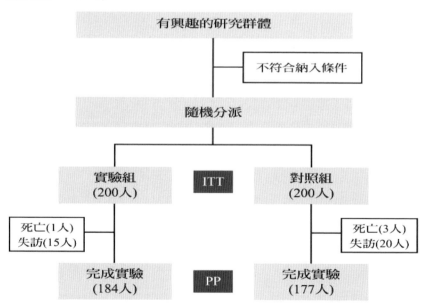

舉例：上圖中，將所有被隨機分派到某一組別的研究對象全部納入分析（實驗組 200 人及對照組 200 人），為 ITT analysis；若僅將有完整接受治療的受試者納入最後分析（實驗組 184 人及對照組 177 人），則為 PP analysis。

## 四、結果量測適當性（盲法 blind 或客觀評估 objective measures, bo）

檢視結果的估計值是否公正且恰當，若能使用盲法（blind），在研究過程中，部分或全部的研究相關人員均不知道受試者被分配至哪個組別，研究者需清楚描述盲化如何執行，而不是只寫單盲、雙盲、三盲。另外，在結果測量方面，使用客觀（objective）估計也能減少研究結果的偏差。一般來說，使用客觀結果指標（如：死亡），有無盲法的影響性較低，但若結果的測量是症狀或功能的主觀陳述（如：疼痛），則維持研究者及評估者的盲法就非常重要（Glasziou *et al.*, 2003; 刁茂盟、郭耀仁，2014）。以下針對幾個重要的概念進行說明：

### 1. 盲法（blind）

實施盲法是隨機對照試驗中重要的一環，因為若提供照護者、研究人員，甚至受試者知道自己被分到實驗組或對照組，可能會影響評估結果。舉例來說，如果健康照護者或研究人員知道受試者的組別，在研究過程中可能會不經意的給予實驗組額外的照護、指導或關心，而忽略對照組個案，這些行為將導致操作偏差（performance bias）或測量偏差（measurement bias）。

常用的盲法方式包括：單盲（single blind）、雙盲（double blind）及三盲（triple blind），分別表示受試者、研究者或資料分析者三方不知道分組情形。然而，在某些狀況下，很難實施盲化，或維持三盲或雙盲。例如：試驗為比較新型敷料及傳統敷料對傷口癒合的成效、比較手術及藥物的療效、對照組的安慰劑難以做到與實驗組試劑之外觀／味道完全相同、實驗組的介入措施太有效，或對照組的副作用非常明顯而被研究者及對照者「識破」，或考量倫理議題……等因素。在此種情形下，適當地選擇合適的盲法作業方式，仍可避免偏差（Akobeng, 2005b；莊其穆，2010）。

除了上述評讀的重點之外，隨機對照試驗的結果測量是否精確、是否出現安慰劑效應等，也必須進一步考量。

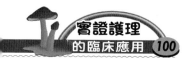

## 2. 結果測量是否準確？

影響測量結果準確性最重要的因素包括：測量偏差及測量誤差。

(1) 測量偏差（measurement bias）指的是，通常人都會無意中「傾向」他們預期的結果。針對研究者可能產生測量偏差的潛在風險，可以實施盲法來加以克服。針對受試者可能產生的測量偏差，如受試者知道自己被分配在哪一組，可能影響他們在這個過程中呈現出來的行為或陳述的症狀等，如實驗組可能會傾向配合研究進行運動 / 飲食調整，或描述自己的疼痛症狀有改善；病人在住院期間填寫滿意度調查時，可能會擔心負面意見會被院方知道影響後續治療，因此傾向只提供正面回饋，這方面可以調整收案時間或說明來降低其潛在偏差的風險（Glasziou *et al.*, 2003）。

(2) 測量誤差（measurement error）可能發生在實驗組與對照組以不同的方式進行測量（如傳統體重計或電子體重計、耳溫槍或體溫計，或不同的組別使用不同的標準來定義高血糖……等）。因此，每個人確切地使用標準且相同的測量策略和方法（包括實驗組和對照組），是非常重要的議題（Glasziou *et al.*, 2003）。

## 3. 是否有安慰劑效應（placebo effect）？

安慰劑效應指的是，醫療人員給予罹患生理疾病的病人毫無療效的假藥，但病人病情卻出現明顯改善的奇特現象（李尚仁，2015）。受試者雖然獲得無效的治療，但卻「預料」或「相信」治療有效，而讓其感到症狀舒緩的現象。Kaptchuk 等學者（2010）所進行的隨機對照試驗研究，將大腸激躁症（irritable bowel syndrome, IBS）病人隨機分派至實驗組（非欺騙性和非隱匿性地給予安慰劑）或對照組（未給予任何治療）。服用安慰劑的這群病人，在服藥前均被告知，安慰劑是由惰性物質製成的一顆類似藥物的糖果。研究結果顯示，在 3 週療程後，給予安慰劑組的 IBS 療效總評量表（IBS Global Improvement Scale, IBS-GIS）分數較對照組高，具統計上顯著的差異（$5.0 \pm 1.5$ vs. $3.9 \pm 1.3$, $p = .002$）。另外，在 IBS 症狀嚴重度量表（IBS Symptom Severity Scale, IBS-SSS）、

IBS 適當緩解（IBS Adequate Relief, IBS-AR）及 IBS 相關的生活品質指標方面，給予安慰劑組的成效也優於對照組。臨床實驗結果表明，即使病人已經知道自己吃的是安慰劑，在告知他實驗證明吃安慰劑可以因為產生心理作用、進而改善 IBS 症狀的狀況下，給予安慰劑的臨床效果仍是有效的（Kaptchuk *et al.*, 2010）。因此，評讀一篇隨機對照試驗的文獻時，該研究的成效是否因安慰劑效應導致，也應謹慎評估。

## 貳、重要性（Importance / Impact）

重要性（I）的內容通常會呈現在研究的結果段落（result），重點是審視「我們相信它，那它療效有多大？這個效果具有臨床上的重要性嗎？此治療效果的精確度如何？（這個研究結果是否是真實的，或可能因隨機（巧合）而發生？）」（陳杰峰、王慈蜂，2009）。研究結果是否具統計意義要看 $p$ 值（$p$ value）及信賴區間（confidence intervals, CIs）；臨床意義（介入措施的效果有多大）則要看效果的估計值，分別說明如下：

### 一、$p$ 值（p value）及信賴區間（confidence intervals, CIs）

我們可以使用 $p$ 值檢驗試驗假設（hypothesis testing），或以信賴區間（confidence intervals）進行估計（estimation）來評估研究中結果的真實性，以及這些結果是否因巧合產生。值得一提的是，在閱讀介入型臨床照護時，除了統計學上的意義需被考量之外，該介入措施的最小臨床重要效果（minimal clinically important effect）應該被納入考量（圖五）。例如：降血壓藥的新藥試驗，試驗結束後受試者平均收縮壓由 170mmHg 降低到 150mmHg，如果納入的個案數夠多，這樣的研究數據在統計上可能會顯出顯著的差異，但收縮壓 150 mmHg 是否已達到臨床上治療的意義？又如給予非藥物性的止痛措施（如音樂治療）後，疼痛視覺類比量表 (Visual Analogue Scale , VAS) 評分由滿分 10 分降低到 7 分，統計上可能已達顯著差異，但臨床上病人仍非常疼痛，如此，這個介入措施的成效是否達成止痛的目的，就需被納入考量。

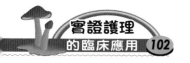

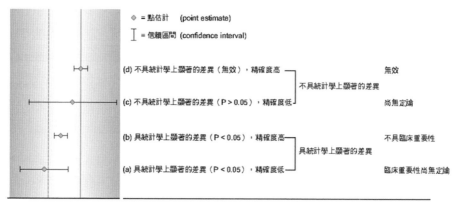

圖五：*p* 值、信賴區間及最小臨床重要效果

（本圖取得原作者 Paul Glasziou 教授授權重製，原圖刊載於 Glasziou , P., Mar C, & Salisbury, J. (2003). *Evidence-based practice workbook*: BMJ Books. pp70-71）

　　**_p_ 值**用來測量機率（probability），此機率值即為研究者在納入對象的資料下，拒絕虛無假設（null hypothesis）（大部分的研究假設實驗組接受介入措施與對照組之效果沒有差異）之最小顯著水準（significance level），用來檢定研究結果推翻虛無假設之強度有多強。如果 *p* 值很小，推翻虛無假設（無差異）之強度越強（試驗的結果因巧合發生的機率很低）；若 *p* 值很大，則不能拒絕虛無假設，代表兩組成效之差異只是機率使然。一般而言，我們使用 *p* 值小於 0.05 作為統計檢定之參考值，其結果是「具統計上顯著差異」（significant）或「不具統計上顯著差異」（non-significant）。因此，*p* 值 < 0.05 只代表研究結果具有統計學上意義，但不一定具有臨床意義（統計學上的有意義並不代表臨床上的有意義）。另外，由於 *p* 值的計算牽涉許多因素，深受樣本數（sample size）影響，只要樣本數夠大，就算只有些微差異也容易變得顯著，因此已逐漸被信賴區間（confidence interval）取代（Akobeng, 2005b; Glasziou *et al.*, 2003; 刁茂盟、郭耀仁，2014；莊其穆，2010）。

　　**信賴區間**（confidence intervals, CIs）是評估文獻效度很重要的指

標，用來表示估計值的精確度，常需與 $p$ 值一起考量、也可以提供比 $p$ 值更多訊息。目前研究比較傾向使用 95% 信賴區間來表示真實數值有 95% 機率會落在該估計區間，也就是說，有 95% 的信心確定受試群體的真實數值會落在這個範圍。如果實驗組及對照組的信賴區間都很窄、且沒有重疊，我們可以相當肯定結果是真實的；如果信賴區間的範圍很寬，則表示這項研究結果對母群體之推論信心不強，我們則很難確認真實的效果為何，即使 $p$ 值小於 0.05，對於研究結果仍應持謹慎保留的態度（Akobeng, 2005b; Glasziou *et al.*, 2003; 刁茂盟、郭耀仁，2014；莊其穆，2010）。

## 二、效果的估計值

當研究結果使用二分法變項（dichotomous）（如：是、否）時，常用的估計值包括相對危險（relative risk, RR）、相對危險性降低度（relative risk reduction, RRR）、勝算比（odds ratio, OR）……等，代表生物學上的影響；而絕對危險性降低度（absolute risk reduction, ARR）及益一需治數（number needed to treat, NNT）……等，代表在臨床上對病人的影響。而當研究結果為連續變項（continuous data）時，常用的估計值包括平均數、標準差……等（Akobeng, 2005b; Glasziou *et al.*, 2003; 刁茂盟、郭耀仁，2014）。

### （一）相對危險比 (risk ratio, RR) / 勝算比 (odd ratio, OR)

|  | 發生結果（感染） | 未發生結果（未感染） | 總計 |
|---|---|---|---|
| 實驗組 | a (10) | b (90) | a+b (100) |
| 對照組 | c (15) | d (85) | c+d (100) |
| 總計 | a+c (25) | b+d (175) | a+b+c+d (200) |

$$相對危險比 (RR) = \frac{實驗組中某一事件的發生率 (Experimental\ Event\ Rate,\ EER)}{對照組中某一事件的發生率 (Control\ Event\ Rate,\ CER)} = \frac{a / a+b}{c / c+d}$$

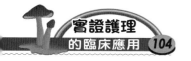

RR=1 表示兩組之間沒有顯著的差異

RR<1 表示實驗（治療）組減低研究結果的風險

RR>1 表示實驗（治療）組增加研究結果的風險

$$勝算比 (OR) = \frac{\begin{array}{c}\text{實驗組中發生某一事件之人數}\\\text{除以沒有發生某一事件之人數}\end{array}}{\begin{array}{c}\text{對照組中發生某一事件之人數}\\\text{除以沒有發生某一事件之人數}\end{array}} = \frac{a / b}{c / d}$$

相對危險比（RR）用於隨機對照試驗與世代研究，為實驗組與對照組某一事件的發生率之比值，也稱為相對風險。例如：某一個研究中 (上表案例)，治療組在治療 2 週後的感染率為 10%、對照組的感染率為 15%，RR= (10/10+90)/ (15/15+85)=0.1/0.15=0.67（實驗組發生感染事件為控制組的 0.67 倍），由於 RR<1，表示治療組能減少感染的危險。

勝算比（OR）則被使用於病例對照研究之中，實驗組中發生結果的勝算（Odds）與對照組中發生結果的勝算，此兩者間的比值。例如：某一個研究中（上表案例），治療組及對照組在治療 2 年後死亡率的勝算比 OR=(10/90) / (15/85)= 0.61。當發生此一事件之可能性低時，則 RR 幾近於 OR。

## （二）絕對風險降低度（ARR）/ 絕對風險增加度（ARI）

絕對風險降低度（absolute risk reduction, ARR）/ 絕對風險增加度（absolute risk increase, ARI）也稱為絕對風險差，為實驗組與對照組間不良結果機率差的絕對值。

絕對風險降低（ARR）=（｜實驗組事件發生率 (experimental event rate, EER) - 對照組中事件發生率 (control event rate, CER) ｜）。

## （三）益一需治數（NNT）/ 害一需治數（NNH）

1. **益一需治數**（number needed to treat, NNT）：為減少或預防一個不良結果所需治療的人數，NNT = 1 / ARR = 1 / ｜ CER – EER ｜。此一數值越低越好，表示治療的效果越大。舉例來說，服用某減重藥

物後追蹤一年，其減重的 NNT 為 5（95% CI 3-12），其臨床意義為：
服用某減重藥物，每治療 5 個肥胖病人一年，就有一個病人減重成
功，而達到此療效估計的最低治療人數為 3 人，最高為 12 人。

2. **害一需治數**（number needed to harm, NNH）：增加一位受試者產生
因新治療所致醫源性傷害，所需的治療病人數，NNH = 1/ARI = 1 /
｜ CER－EER ｜。任何介入與治療通常伴隨著一些負面效果。因此
在做任何臨床決策時，不能只依賴其正面效果（NNT），還必須同
時考慮其負面效果（NNH），此一數值越高越好，表示產生傷害的
人數越少。舉例來說，使用某新式敷料後追蹤一星期，病人對黏貼
劑發生皮膚紅疹、發癢等過敏反應的 NNH 為 10（95% CI 3-18），
其臨床意義為：使用某新式敷料每照護 10 個皮膚壓瘡的病人一星
期，就有一個會發生過敏反應，而產生此不良結果估計的最低治療
人數為 3 人，最高為 18 人。

舉例：被狗咬是否要使用預防性抗生素？

案例說明：一個剛剛被狗咬傷的病人到急診就醫，傷口看起來很
乾淨，醫師及病人想知道是否有必要給予預防性抗生素避免感染。醫
師檢索了 MEDLINE 資料庫並找到一篇統合分析的文獻，研究結果顯
示：被狗咬傷的傷口平均有 14% 的感染率，而使用預防性抗生素可以
使感染率降低一半。在這個案例中，我們可以計算結果的風險比（risk
ratio, RR）、絕對風險降低度（ARR）及益一需治數（NNT），並作
為後續臨床決策之參考（Cummings, 1994; Glasziou *et al.*, 2003）。

(1) 狗咬傷傷口、使抗生素，傷口感染發生率（實驗組）EER = 7%

(2) 狗咬傷傷口、未使用抗生素，傷口感染發生率（對照組）CER = 14%

(3) 使用抗生素預防傷口感染的絕對危險性降低度（ARR）= 14% – 7%
= 7%（每治療 100 位被狗咬傷的病人，使用預防性抗生素和不使用
抗生素比起來，將使 7 位病人免於傷口感染）

(4) 益一需治數（NNT）= 1/ARR = 1/0.07 = 14
（每治療 14 位被狗咬傷的病人，能多預防一位病人的傷口感染）

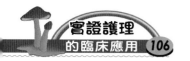

(5) 醫師將這樣的數據解釋給病人聽，因為傷口還算乾淨、也擔心抗生素造成的抗藥性，病人決定不服用預防性抗生素，在之後的追蹤也確認病人的傷口沒有受到感染。

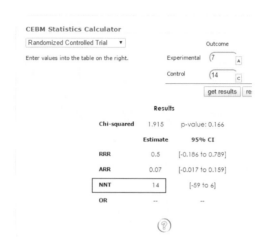

目前網路上有不少已發展的實證醫學統計計算器（https://ebm-tools.knowledgetranslation.net/calculator），可以將文獻中的數據輸入，迅速獲得 ARR 及 NNT 數值，更方便臨床工作者進行決策。

# 叁、臨床適用性（Practice / Applicability）

在臨床適用性（P）部分，探討「如果我們相信這個研究，這個結論可以應用在我們所有的病人嗎？」。此問題包括兩個概念，首先，必須確認此文獻中所納入的研究對象與我們所要照顧病人的特性相似，另外，必須考慮給予這項介入措施時，病人所獲得的利益是否大於傷害。重要的考量點包括病人屬性的差異、可獲得的資源，以及病人價值觀和偏好（Akobeng, 2005b; Cullum, 2001；莊其穆，2010；陳杰峰、王慈蜂，2009）。在證據的臨床適用性方面，可考量的因素包括：

## 一、病人的生物因素（biologic issues）

同樣的治療應用在不同的病人族群是否有不同的反應？我們的病人與研究中的病人是否非常不同（如：性別、種族、年齡、病人的合併症／共病……等），以致於無法應用這個研究結果？許多隨機對照試驗設定了研究對象的納入、排除條件，研究對象是特定的病人，但臨床上實際遇到的病人，可能跟評讀文獻的對象特徵不同，因此，研究結果能否用於自己照顧的病人，需要進一步判斷。例如：文獻中研究招募的對象是成人，其研究結果是否適用於幼兒？ 文獻中研究招募的對象大部分是停經婦女，其研究結果是否適用於同年齡層的男性？

## 二、流行病學因素（epidemiological issues）

我們的病人是否有其他共病狀況，可能改變治療的結果？影響有多大？病人可能從治療中得到什麼益處、風險或傷害？評讀文獻中提及，介入措施所造成的副作用或不良反應，是否有可能或容易會發生在我的病人身上？（如：不同種族研究對象的副作用發生率有差異嗎？）。

## 三、社會經濟因素（social and economic issues）

這個治療適用於臺灣的醫療體系（如：保險制度、醫院層級／設備／資源……等）及診療／照護環境嗎？病人是否能遵從我們提供的介入措施？配合度如何？若新的介入措施沒有健保給付，需自費，病人經濟負擔得起嗎？醫療照顧者的配合度、執行能力及人力配置如何？

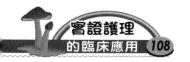

# 第五章 嚴格評讀文獻證據──觀察性研究

　　相較於系統性文獻回顧、統合分析及隨機對照試驗，由於護理照護關注人的經歷和信念，在文獻搜尋時，也常找到觀察性研究的文章，較常見的包括質性研究（qualitative study）、世代研究（cohort study）、病例對照研究（case-control study）及個案報告等。質性研究透過深度訪談、焦點團體……等方式，研究者從受訪者的表達及感受，重新詮釋該研究現象的脈絡及主軸（theme），研究報告中常引用受訪者陳述的話語來呈現這些現象。世代研究是兩組研究對象，一組接受研究的暴露，另一組沒有，追蹤兩組未來發生我們所關心結果的情況。病例對照研究則是將研究對象分成兩組，在病例組中有某種疾病，對照組則沒有，回溯性查看病人是否有過我們所關心的暴露。當照護一個特殊個案時，臨床護理人員也常參閱個案報告，學習過去曾經照護這類個案者的經驗。

　　傳統的證據金字塔，把觀察性研究視為證據等級較差的文章，但新的證據金字塔設定了 3 項文獻證據的升級因素，包括：效應值很大（large effect size）、干擾因素可能減少效果（all plausible confounding would reduce a demonstrated effect）或存在劑量─效應關係（dose-response gradient）等。舉例來說，若研究者想要了解降落傘對飛行員是否具保護作用，就不可能採行隨機對照試驗，隨機將一組飛行員分配到有使用降落傘（實驗組）及不使用降落傘（對照組），看看哪一組飛行員從高空落下導致死亡或重大創傷較少（Smith & Pell, 2003），這樣的研究有倫理爭議，更不會有受試者願意被分配到對照組。此時，觀察性研究就提供了非常有價值的訊息（使用降落傘的飛行員，幾乎都可以安全落地），且因為其效應值很大，所以，即使其為觀察性研究，但證據等級會被升級。因此，並非所有的觀察性文章

都屬於低的證據等級。另外，必須強調的是，實證醫學講求的是「目前可以找到的最佳文獻」，所查找的文獻證據是為了協助臨床決策，臨床工作者不可能為了等待一篇系統性文獻回顧或統合分析的文章問世，讓實際臨床的健康照護停滯。因此，觀察性研究仍有其價值。以下介紹幾種常見的觀察性研究：

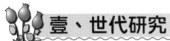

## 壹、世代研究

　　世代研究是一種觀察性研究方法（observational study），也稱為隊列研究、追蹤研究（follow-up）或是縱貫性研究（longitudinal study），大多是前瞻性的（prospective）。研究者追蹤一群界定清楚的人（the cohort）一段時間，觀察有興趣的結果 (outcome) 在不同組別之間是否有差異（圖六）。舉例來說，我們想要了解住在基地台附近的民眾是否比較容易罹患癌症，在研究開始時，我們找到一群住家樓上就有基地台的研究族群（暴露組 exposed group）、一群住家附近10公里都沒有基地台的研究對象（未暴露組 unexposed group），追蹤10年後，暴露組發生腦瘤的比例為 2%、而非暴露組罹患腦瘤的比例為 0.4%，此時，就可計算發生率（incidence rates）、相對風險（relative risks）及 95% 信賴區間來進行兩組比較，進而評估暴露因子（基地台）是否與事件（腦瘤）有所關聯。世代研究具有因果推論的效力，也是了解疾病原因及其自然發展史的好方法，但對於暴露因子與結果的定義必須非常明確，且抽樣偏差、研究對象流失（lost to follow-up）及研究投注的時間成本，也是必須考慮的問題。另外，對於罕見事件與需時很久才能顯現的事件，不適合使用世代研究的方式（Grimes & Schulz, 2002）。

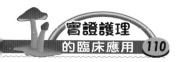
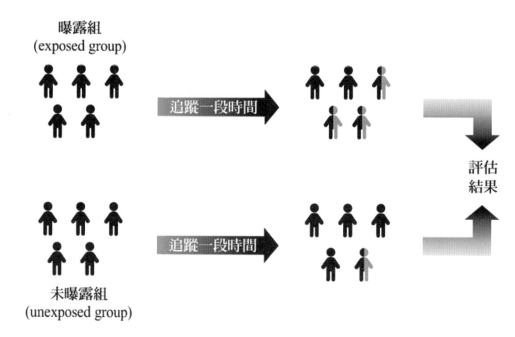

曝露組
(exposed group)

追蹤一段時間

評估
結果

追蹤一段時間

未曝露組
(unexposed group)

**圖六：世代研究示意圖**

　　評讀世代研究的文章，可使用紐卡索渥太華品質評估量表
（Newcastle Ottawa quality assessment scale），簡稱 NOS（Newcastle
Ottawa Scale）量表。NOS 量表中，針對世代研究品質的評估包括：
研究人群選擇（selection）（4題）、可比較性（comparability）（1題）
及結果（outcome）（3題）3部分，共8題。證據等級利用☆星級系
統的半量化原則來進行評定，每個研究在「選擇」及「結果」的選項
上，最多只能有一個（☆）；在「可比較性」上最多可有兩個（☆），
最多9顆星（☆），在呈現每篇研究的品質時，可分別呈現出「選擇」、
「可比較性」及「結果」三部分，評讀出來各有幾顆星，是簡單的
評讀工具（http://www.ohri.ca/programs/clinical_epidemiology/oxford.
asp）。

## 貳、病例對照研究

病例對照研究也是一種觀察性研究方法，針對研究者有興趣的特定疾病，比較族群中有該疾病（病例組）與無該疾病（對照組）的二群人，找出疾病或結果，與其先前暴露的危險因子之關聯性。病例對照研究大多是回溯性的（retrospective）（圖七）。相較於世代研究，病例對照研究可以在短時間內以較少的研究經費，得到研究者有興趣且重要的科學發現、確認疾病及暴露因子間的相關性，對少數或罕見疾病也可使用這個研究方法。病例對照研究僅能提供勝算比（odds ratio, OR），而不能提供相對危險率（relative risk, RR），在分析結果的過程中，必須妥善控制干擾因素，以減少研究結果的偏差（Grimes & Schulz, 2002; Higgins, & Green, 2011）。

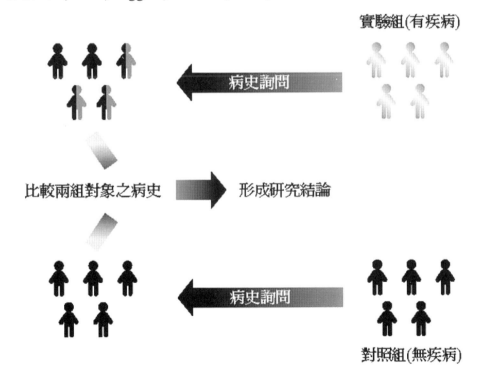

圖七：病例對照研究示意圖

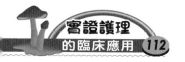

評讀病例對照研究的文章，亦可使用 NOS（Newcastle Ottawa Scale）量表。針對病例對照研究，NOS 量表的品質評估項目包括：研究人群選擇（selection）（4 題）、可比較性（comparability）（1 題）及暴露（exposure）（3 題）3 部分，共 8 題。證據等級利用星級系統的半量化原則來進行評定，每個研究在「選擇」及「暴露」的選項上，最多只能有一個（☆）；在「可比較性」上最多可有兩個（☆），最多 9 顆星（☆），在呈現每篇研究的品質時，可分別呈現出「選擇」、「可比較性」及「暴露」3 部分，評讀出來各有幾顆星，是簡單的評讀工具（http://www.ohri.ca/programs/clinical_epidemiology/oxford.asp）。

# 第六章　臨床診療指引

## 壹、前言

相較於單一研究的文獻，臨床診療／照護指引（clinical practice guideline, CPG）也常被用於病人的照護決策。臨床診療／照護指引被定義為「以系統性文獻回顧及評估各種可能治療益害的證據，並提出照護建議的陳述，以提供最佳的病人照顧」（Institute of Medicine, 2011）。美國醫學研究院（IOM）對好的臨床指引之規範包括指引內容清楚、有效、可信、具臨床應用性及彈性、提供證據強度、結果可預期、多專業參與指引發展、定期檢討及適當的文件形式等（Institute of Medicine, 2011）。實證臨床診療／照護指引（evidence-based clinical practice guideline），係經由系統性文獻收集及評核等方法所發展之臨床診療／照護指引，通常都包括有描述證據強度的相關策略，對治療的選擇亦不單只描述何者較佳，並要能提出在治療結果及治療的損益等方面之量化差異（New Zealand Guidelines Group, 2001）。

## 貳、臨床指引發展準則

### 一、發展臨床指引需遵循之準則

　　IOM 建議發展 CPG 需遵循八大準則：(1) 建立透明化機制、(2) 利益衝突聲明、(3) CPG 發展小組的組成、(4) 系統性文獻回顧、(5) CPG 建議的證據依據及強度、(6) 清楚地呈現 CPG 建議、(7) 外部評估、(8) CPG 更新等，每一準則下再細分出共 20 條發展操作準則（Institute of Medicine, 2011）。

　　2020 年，考科藍臺灣研究中心（Cochrane Taiwan）彙整國際間臨床指引發展先進國家所規範的發展步驟，並邀請國內產官學各界專家進行兩回合德菲法共識程序、2 次焦點團體及 4 場專家訪談等步驟，制定「台灣實證臨床指引發展及更新手冊」，將實證臨床指引發展的方法學及步驟歸納為規劃、發展、發行、更新等四大步驟、16 個階段，請參閱圖八。

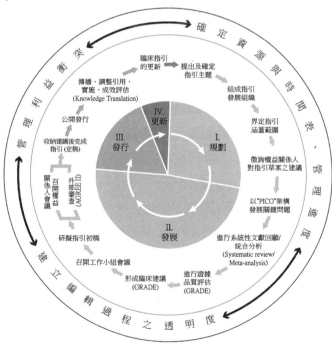

### 圖八：實證臨床指引發展流程圖

（引自台灣實證臨床指引更新手冊，2020）

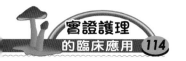
由於臨床診療／照護指引發展的過程中，可能受到潛在利益及照護執行的外在環境等考量所影響，因此，透過適當的方法學及嚴謹的策略，對成功實施所形成的臨床建議是相當重要的，在使用 CPG 前，應先經過嚴格評讀的步驟。

## 二、AGREE II 臨床診療指引評讀工具

AGREE 合作聯盟在 2003 年發展出 AGREE 臨床診療指引評讀工具（以下簡稱 AGREE 工具）（Appraisal of Guidelines for Research & Evaluation），包括 6 大領域，每個領域代表臨床指引品質的某個特定面向，共計 23 題，每個題目依照 4 個等級的量表來分級（4 到 1 分別代表「完全同意」、「同意」、「不同意」、「完全不同意」）；接著，有一個「整體評量」（overall assessment）的題目為「您建議這些指引在臨床上操作嗎？使用者可提出：強烈建議、建議（有但書或需修改）、不建議及不確定等評價，是國際間普遍認為最具公信力的臨床診療指引評估工具（Vlayen *et al.*, 2005）。

2009 年，AGREE 合作聯盟發展出 AGREE II 臨床診療指引評讀工具（Appraisal of Guidelines for Research & Evaluation II）（以下簡稱 AGREE II），除了語詞上細部的修正之外，AGREE II 改變較大的包括：刪除了原有 AGREE 的第 7 題（指引公告前已有使用者完成試作，本題合併到第 19 題）、增加第 9 題（清楚描述整體證據的強項及限制），以及將第 19 題（有提供如何實踐指引建議的忠告和（／或）配套工具）從 [ 領域 4：清楚呈現 ] 移動到 [ 領域 5: 應用性 ]。最終，AGREE II 仍維持 6 大領域、23 題（表一）（Brouwers *et al.*, 2010），AGREE II 繁體中文版請參閱附錄三。關於 AGREE II 工具的更多細節和相關出版品，可以在 AGREE Research Trust 網站（www.agreetrust.org）上查詢。

表一　AGREE II 臨床診療指引評估工具領域及說明

| 領域別 | 題　數 | 說　　明 |
|---|---|---|
| 領域一：範圍與目的<br>（scope and purpose） | 第 1-3 題 | 關於指引的目的，具體的健康議題及目標病人族群。 |
| 領域二：權益相關人的參與情形<br>（stakeholder involvement） | 第 4-6 題 | 焦點在於指引能代表將來使用者的觀點到何種程度。 |
| 領域三：指引發展的嚴謹度<br>（rigor of development） | 第 7-14 題 | 提供證據搜尋及整合之步驟，陳述臨床建議之形成及　新的方法。 |
| 領域四：清楚呈現<br>（clarity of presentation） | 第 15-17 題 | 關於指引的語言、結構及表現型式。 |
| 領域五：應用性<br>（applicability） | 第 18-21 題 | 關於指引實施過程中有利條件、潛在不利因素及其改進策略，包括指引應用涉及的相關資源問題（組織、行為模式及費用等）。 |
| 領域六：編製的獨立性<br>（editorial independence） | 第 22-23 題 | 有關推薦建議的獨立性，臨床建議的產生不受相關利益競爭的影響。 |

## (一)AGREE II 的評分方式

　　在使用 AGREE II 進行評量前，建議先仔細研讀使用說明書，以了解每個題目的內涵及評價方法，目前網站上提供包括英文、簡體中文版等多種語言供使用者參考（http://www.agreetrust.org/resource-centre/agree-ii-translations/），繁體中文版的翻譯仍在進行中。另外，每個指引建議至少有2位評估者，而最好為4位評估者，以提升評估的可靠性。

　　有別於 AGREE，AGREE II 的每個題目採 7 分量表，得分 1 分表示非常不同意（strongly disagree）：當指引中沒有提供與該題目相關的訊息，或該題呈現的概念很差時，則給予 1 分；得分 7 分表示非

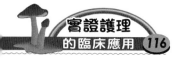
常同意（strongly agree）：當指引呈現的內容非常充分、且完全符合AGREE II 使用手冊中該題的評分標準，則給予 7 分。2 至 6 分之選項用於該指引呈現的內容無法完全滿足 AGREE II 使用手冊中該題的評分標準或說明時，評分準則即依據指引呈現內容的品質及完整性進行給分，內容越完整且符合評分標準的細項說明、則分數越高。每個題目評分欄位的下方，都有一個「評論」的欄位，提供評讀者說明原因。

( 二 )AGREE II 的分數計算

### 1. 計算該領域標準化的品質分數

AGREE II 6 個領域的品質分數，乃先將各獨立項目的分數加總，再經過標準化而得來，舉例來說，若有 4 位評讀者，分別給予「領域一：適用範圍與目的」各題的評分，以及其標準化領域計分之計算方式，如表二。這 6 個領域的分數為各自獨立的分數，不應加總成一個品質分數。

表二　AGREE II 標準化領域分數計算方式說明（舉例）

（以四位評讀者針對「領域一：適用範圍與目的」之標準化領域分數計算為例）

|  | 第一題 | 第二題 | 第三題 | 小計 |
|---|---|---|---|---|
| 評讀者 1 | 5 | 6 | 6 | 17 |
| 評讀者 2 | 6 | 6 | 7 | 19 |
| 評讀者 3 | 2 | 4 | 3 | 9 |
| 評讀者 4 | 3 | 3 | 2 | 8 |
| 小計 | 16 | 19 | 18 | 53 |

本領域可能得到的最高分數 =7 分 ( 完全同意 ) ×(3 項目 ) ×4( 評估者 )=84
本領域可能得到的最低分數 =1 分 ( 完全同意 )×3( 項目 )×4( 評估者 )=12

領域標準化分數：

$$\dfrac{\text{總分－本領域可能得到的最低分}}{\text{本領域可能得到的最高分－本領域可能得到的最低分}} \times 100$$

$$= \dfrac{(53\text{-}12)}{(84\text{-}12)} \times 100 = 57\%$$

## 2. 領域分數的解釋：

雖然領域分數常被用於進行指引的比較，並決定該指引是否被推薦使用，但目前尚未訂出該指引可被建議使用的最低門檻分數，或是用以區分這是「好的」或「差的」的指引。這些決定應由使用者參考 AGREE II 評估來決定。

## (三)AGREE II 的整體品質評估（Overall Assessment）

在完成上述 23 題的評分之後，AGREE II 提供兩個整體評估的欄位，進行整份指引的評估，採 7 分量表，得分 1 分表示最低可能的品質（Lowest possible quality）；得分 7 分表示最高可能的品質（Highest possible quality）。最後，評讀者必須對於整份指引的品質做出判斷，並且針對「是否建議使用該指引」提出看法，評量項目包括「建議」（Yes）、「建議（有需修改）」（Yes, with modifications），以及「不建議」（No）（The Appraisal of Guidelines for Research & Evaluation [AGREE] Instrument, 2013）。

# 第七章　文獻證據等級及臨床建議強度簡介

## 壹、證據等級（Level of Evidence, LOE）

實證醫學發展初期，嚴格評讀文獻主要是依據其方法學區分證據等級。早在 90 年代，美國健康照護政策與研究機構（Agency for Health Care Policy and Research, AHCPR）就提出證據等級的分類方法，

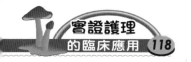

現今也有各種版本的證據金字塔，這個架構主要是依據研究設計之方法學來分級。過去我們在學習文獻評讀時，常使用「證據金字塔」（圖八 A）區分文獻的證據等級（Akobeng, 2005b）。例如：針對治療型文獻，以隨機對照試驗所進行之統合分析為最高證據等級的文獻，其次是隨機對照試驗、觀察性研究（世代研究、病例對照研究），病例序列研究、個案報告則在證據金字塔的最底層。當該研究方法產生的偏差風險越少，其證據等級之評等則較高（陳耀龍、李幼平、杜亮、王莉、文進、楊曉妍，2008）。

2011 年，英國牛津大學實證醫學中心更新的證據等級，認為系統性文獻回顧／統合分析作為最高級別的證據。此外，在證據等級分級的基礎上引入了分類概念，涉及治療、預防、病因、危害、預後、診斷、經濟學分析等 7 個面向，如：針對治療型文獻，以隨機對照試驗所進行之統合分析為最高證據等級的文獻。相對的，預後型的臨床問題，則以世代研究所彙整之系統性回顧為最高等級；而診斷型臨床問題，則以該診斷／檢驗項目結果與現今黃金準則結果一致之橫斷性研究的系統性文獻回顧為最高等級（Oxford University Centre for EBM, 2011）（表三）。因其更具針對性和適應性，近年來已成為實證醫學教學和實證臨床實踐中廣泛被採用的證據強度判定標準（陳耀龍、李幼平、杜亮、王莉、文進、楊曉妍，2008；趙子傑，2013）。

傳統的證據金字塔專注於研究設計（如：隨機對照試驗的品質高於觀察性研究），英國牛津大學實證醫學中心之證據等級在研究設計的基礎上考慮了精確性和一致性，並依據研究設計及執行過程的優劣、納入個案數是否足夠、介入措施的效果是否顯著、文獻中 PICO 與臨床問題是否有差異、各篇文獻是否呈現一致的結果……等，來判定該文獻的證據應被降級（downgrade）或升級（upgrade）。然而，針對單一文獻，並依據其研究方法學進行證據評等，雖然在實證護理的教學上提供了快速的判斷，且大部分情況下可能是正確的，但當有多篇研究文獻需要加以整合出一個結論時，牛津的證據等級判定原則就難

免不夠全面及過於主觀。另外，在進行臨床決策時，簡單將證據品質和建議強度直接對應（高品質證據就提出強烈的臨床建議、低品質證據就提出微弱的臨床建議），未充分考慮各研究的間接性、發表偏差，以及觀察性研究的升級等因素，在實際應用中仍然存在問題（陳耀龍、李幼平、杜亮、王莉、文進、楊曉妍，2008；陳耀龍、楊克虎、姚亮、田金徽、拜爭剛、馬彬、李秀霞，2013）。

2000年，針對證據分級與建議的不足，包括世界衛生組織（World Health Organization, WHO）在內的19個國家和國際組織60多名研究人員、實證醫學及臨床指引制定之方法學專家、臨床專家和期刊編輯成立了具代表性的GRADE工作小組（GRADE Working Group, 2015），藉由合作及實證方式制定出國際統一的證據等級和建議強度系統，於2004年正式推出。由於其更加科學合理、過程透明、適用性強，目前包括世界衛生組織（WHO）和考科藍組織（The Cochrane）等100多個國際組織、協會和學會已經採納GRADE評核系統，是實證發展史上重要的里程碑、也是未來證據評等的趨勢（GRADE Working Group, 2015; 陳耀龍、李幼平、杜亮、王莉、文進、楊曉妍，2008；陳耀龍、楊克虎、姚亮、田金徽、拜爭剛、馬彬、李秀霞，2013）。

值得一提的是，在GRADE評核系統提出之後，證據金字塔也有了劃時代的轉變。2000年代早期，GRADE工作組介紹了新的證據評等架構，除了研究設計外，同時考慮研究間的一致性（consistency）、精確性（precision）、直接性（directness），以及發表性偏差（publication bias），挑戰了傳統證據金字塔的概念（Guyatt *et al.*, 2008）。在2014年，系統性文獻回顧及統合分析使用者指南（User's Guide on systematic reviews and meta-analysis）重新定位評估證據等級的兩個步驟：首先，進行系統性文獻回顧及統合分析，之後再依據GRADE工作小組的建議方法（Murad *et al.*, 2014）進行證據的升級或降級，並進行證據金字塔的修改（圖九B）。新的證據金字塔強調兩個概念：(1)將證據金字塔不同研究設計的線條改為波浪形，以反映出使用

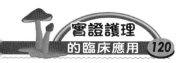
GRADE 評核方法之升級及降級概念；以及 (2) 將系統性文獻回顧從
證據金字塔的最頂端「砍掉」，每個研究證據都須透過系統性文獻回
顧這個「透鏡」（lens），進行證據等級評定及後續的應用（Murad *et al.*, 2015）。

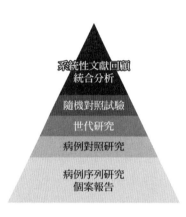

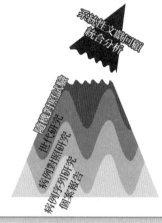

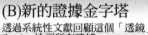

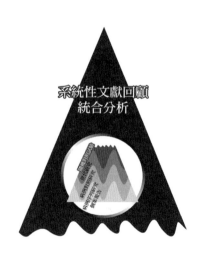

圖九：證據金字塔

（本圖獲原作者 Hassan Murad 教授授權重製，原圖刊載於 http://www.isehc.net/wp-content/uploads/2011/12/October-2015.pdf）

## 表三　牛津大學實證醫學中心 2011 年之證據等級

| 問題類型 | 步驟 1<br>（證據等級 1*） | 步驟 2<br>（證據等級 2*） | 步驟 3<br>（證據等級 3*） | 步驟 4<br>（證據等級 4*） | 步驟 5<br>（證據等級 5*） |
|---|---|---|---|---|---|
| 問題有多常見？ | 當地和當今之隨機抽樣調查（普查） | 與當地情況相匹配之調查的系統性文獻回顧 | 當地的非隨機抽樣 | 個案系列 | 不適用 |
| 這個診斷或監測檢驗正確嗎？<br>（診斷） | 有一致應用的參考標準和盲法之橫斷性研究的系統性文獻回顧 | 有一致應用的參考標準和盲法之個別橫斷性研究 | 非連續的研究，或沒有一致應用的參考標準之研究 | 個案對照研究，或不好或不獨立的參考標準 | 以機轉為基礎的推論 |
| 如果不新增一項治療，會發生什麼事？（預後） | 初始世代研究 (inception cohort studies) 的系統性文獻回顧 | 初始世代研究 | 世代研究或隨機試驗的對照組 * | 個案系列或個案對照研究，或品質較差的預後世代研究 | 不適用 |
| 這種介入是否有幫助？（治療益處） | 隨機試驗的系統性文獻回顧或單人交叉臨床試驗 | 隨機試驗或顯著效果之觀察性研究 | 非隨機對照之世代研究／追蹤研究 | 個案系列、個案對照研究，或歷史性的對照研究 | 以機轉為基礎的推論 |
| 常見的傷害是什麼？（治療傷害） | 隨機試驗的系統性文獻回顧、巢式病例對照研究的系統性文獻回顧、與提出之問題有關的病人之單人交叉臨床試驗或顯著效果之觀察性研究 | 個別隨機試驗或（例外）顯著效果之觀察性研究 | 只要有足夠的數量排除常見的傷害，非隨機對照之世代研究／追蹤研究（上市後的監測）。對於長期的傷害，必須有足夠的追蹤時間 | 個案系列、個案對照研究或歷史性的對照研究 | 以機轉為基礎的推論 |
| 罕見的傷害是什麼？（治療傷害） | 隨機試驗的系統性文獻回顧或單人交叉臨床試驗 | 隨機試驗或（例外）顯著效果之觀察性研究 | | | |
| 這個（早期發現）檢驗值得嗎？（篩檢） | 隨機試驗的系統性文獻回顧 | 隨機試驗 | 非隨機的對照世代研究／追蹤研究 | 個案系列、個案對照研究，或歷史性的對照研究 | 以機轉為基礎的推論 |

註：* 文獻等級可能因為研究品質、不精確、間接性（研究之 PICO 與問題的 PICO 不匹配）、研究之間不一致，或因為絕對的規模效應是非常小而降級。如果有一個大型或超大型的規模效應，層級可能升高。

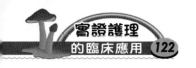
## 貳、證據等級及臨床建議強度：GRADE 評核系統

　　GRADE 評核系統是針對通過系統性文獻回顧的方式獲得的證據體（evidence body），所包含的研究結果進行分級，而非針對單個研究或單篇系統性文獻回顧進行分級，故不能將其與對單個研究的品質評價工具混淆。GRADE 評核系統清楚闡述了證據品質和臨床建議強度的定義，即證據品質是指對觀察值的真實性有多大把握；建議強度指建議被實施後帶來的利益及風險。GRADE 評核系統將證據品質分為高、中、低、極低 4 個等級，建議強度分為強、弱兩個等級（表四）。和傳統的證據等級系統一樣，GRADE 評核系統對證據品質的判斷也始於研究設計。一般情況下，隨機對照試驗起始的證據等級評為「高」，但有 5 個降級因素；而觀察性研究起始的證據等級評為「低」，但有 3 個升級因素（Brożek *et al.*, 2009; Guyatt *et al.*, 2008; Terracciano, Brozek, Compalati, & Schünemann, 2010）。因為所有的研究設計本身均可能存在缺陷（研究限制），因此，隨機對照試驗和觀察性研究，均可以進行降級。在使用 GRADE 評核系統時，由於隨機對照試驗本身就是最高等級，重點考慮降級，且在一般情況下，不考慮升級；對於觀察性研究，若有符合條件的升級因素，則可考慮升級（陳耀龍、楊克虎、姚亮、田金徽、拜爭剛、馬彬、李秀霞，2013）。GRADE 評核系統架構如圖十，升降級因素的說明請參閱表五：

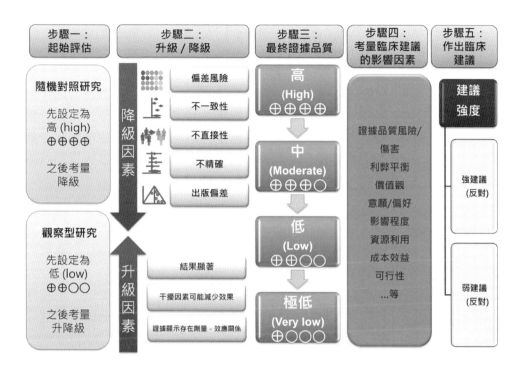

圖十：GRADE 評核系統

表四　GRADE 評核系統：證據品質與建議強度分級

| 證據品質分級 | 具體描述 |
|---|---|
| 高（A） | 非常有把握觀察值接近真實值 |
| 中（B） | 對觀察值有中等把握：觀察值有可能接近真實值，但也有可能差別很大 |
| 低（C） | 對觀察值的把握有限：觀察值可能與真實值有很大差別 |
| 極低（D） | 對觀察值幾乎沒有把握：觀察值與真實值可能有極大差別 |
| 建議強度分級 | 具體描述 |
| 強（1） | 明確顯示介入措施利大於弊或弊大於利 |
| 弱（2） | 利弊不確定或無論品質高低的證據均顯示利弊相當 |

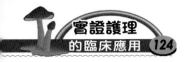 
表五　GRADE 評核系統：影響證據品質的升級及降級因素

| ★可能降低證據品質（Downgrading）的因素及其解釋 | |
| --- | --- |
| 偏差風險<br>(Risk of bias) | 包括未正確隨機分組；未進行分組隱匿；未實施盲法（特別是結果指標為主觀性指標、且其評估結果易受人為影響時）；研究失訪過多、未進行意向性分析；選擇性報告結果（尤其是僅呈現有效的結果）；發現有療效後提前終止研究。 |
| 不一致性<br>(Inconsistence) | 在排除了合理的原因外，不同研究間仍然出現了大相逕庭的結果，可能意味著各種療法的療效確實存在差異。差異可能源於人群（如：藥物對重症病人族群的療效可能相對顯著）、介入措施（如：使用較高劑量的藥物，會使療效更顯著）或結果指標（如：隨時間推移療效降低）。當結果存在不一致，而研究者未能意識到，且未給出合理解釋時，證據品質需降級。 |
| 間接性<br>(Indirectness) | 有兩類：一是欲比較兩種介入措施的療效時，沒有二者直接比較的隨機對照試驗，但可能存在均與同一安慰劑比較的隨機對照試驗，這樣的試驗可進行二者之間療效的間接比較，但提供的證據品質比直接比較的隨機對照試驗要低。第二類間接性，包括人群、介入措施、對照措施、預期結果等存在間接性。 |
| 不精確性<br>(Imprecision) | 當研究納入的病人和觀察事件相對較少，而使得信賴區間較寬時，將降低其證據品質。 |
| 出版偏差<br>(Publication bias) | 若研究者未能發表研究（通常是顯示介入措施無效的研究）時，證據品質亦會減弱。典型情況是當公開的證據僅侷限於少數試驗，或這些試驗全部由廠商贊助，此時應懷疑存在發表偏差。 |

表五　GRADE 評核系統：影響證據品質的升級及降級因素（續）

| ★可能提高證據品質（Upgrading）的因素及其解釋 | |
| --- | --- |
| 結果顯著<br>(Large effect size) | 當方法學嚴謹的觀察性研究顯示療效顯著，或非常顯著，且結果一致時，可提高其證據品質。 |
| 干擾因素可能減少效果<br>(All plausible confounding would reduce a demonstrated effect) | 當影響觀察性研究的誤差不是誇大，而是減小其效果時，可提高其證據品質。 |
| 證據顯示存在劑量－效應關係<br>(Dose-response gradient) | 當介入的劑量與引起的效應大小之間有明顯關聯時，可提高其證據品質。 |

在使用 GRADE 評核系統時，還有幾個重要的注意事項。首先，當系統性文獻回顧僅納入一個研究的時候，仍可使用 GRADE 分級，但仍是依據證據整體進行評分，因為只有一個研究，因此，在降級因素中，只有「不一致性」這個項目不適用，而其他4個降級因素均適用。第二，對於「不精確性」和「不一致性」這兩個項目，在系統性文獻回顧和臨床指引中的含義和用法有所不同。在臨床指引當中，是否需要在這兩個項目降級，取決於其是否能夠明確支持或反對政策制定者或研究者作出一個建議。第三，文獻納入的結果指標較多，可先將其依據對於病人的重要性進行排序（最多納入 7 個結果指標），並將其分為 3 個等級，包括：(1) 至關重要指標：如死亡率、嚴重的不良反應發生率等；(2) 重要的結果指標：如疼痛緩解、糖化血色素降低等；(3) 一般的結果指標：如輕度發燒或胃腸道反應等。整體的證據品質取決於至關重要的結果指標中，證據品質較低者。例如：在至關重要指標，死亡率的證據品質為中等、嚴重的不良反應發生率的證據品質為高，那麼，整體的證據品質應列為中等而非高。主要原因是在考慮結果指標時，作出的結論應保守，以免誇大了介入措施的有效性，可能會導致對病人不利的結果、甚至傷害。雖然，GRADE 評核系統中對於證

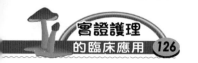

據的升級及降級都有明確的標準，但並不代表所有的研究者所評出來的證據等級結果完全一致。

　　GRADE 的優勢在於提供了一個系統化、結構化及透明化的分級方法，但由於研究者人數、其對評分系統了解的程度、客觀性、是否接受過相關的訓練，以及納入文獻（證據）的複雜程度，可能得到不一樣的證據等級結果（陳耀龍、李幼平、杜亮、王莉、文進、楊曉妍，2008；陳耀龍、楊克虎、姚亮、田金徽、拜爭剛、馬彬、李秀霞，2013）。因此，執行 GRADE 評核時，研究者應先接受 GRADE 評核的訓練，以確保評核結果正確。關於 GRADE 評核系統，可參閱考科藍臺灣研究中心出版的《化知識為行動：GRADE 於系統性文獻回顧與實證臨床指引之應用》一書（陳耀龍等，2018）。

結 論

　　臨床護理人員常面臨病人問題的健康決策、護理科學家也常有很多閱讀文獻的機會，錯誤的解讀文獻結果（如只看 $p$ 值是否 < 0.05，忽略了因研究偏差而誇大了照護效果），可能誤導臨床決策的判斷，或作出錯誤的研究結論，對病人的健康及護理科學的發展，都有著不良的影響。因此，本單元提供簡要的文獻評讀重點及工具，期望護理健康照護者、研究者、健康政策制定者可以在引用實證文獻時，把握文獻評讀的幾大重點，包括確認所關注的臨床問題應選定的研究文獻類型、依研究設計選定正確的評讀工具、依據 VIP：效度（Validity）、重要性（Importance）及臨床適用性（Practice）的評讀原則進行評讀、依評讀的結果判定證據的等級，最後，藉由嚴謹的文獻評讀過程，謹慎作出兼具照護效果、效益及臨床價值的健康照護決策。

附 錄

一、FAITH 系統性文獻回顧快速評讀表
二、RAMbo 隨機對照試驗快速評讀表
三、AGREE II 臨床診療指引評讀工具

文獻評讀表相關資源：請參閱臺灣護理學會實證健康照護知識館
（https://www.ebhc.e-twna.org.tw/1132/1177/1264/）

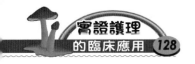
# 附錄一、FAITH 系統性文獻回顧快速評讀表

## 步驟 1：系統性文獻回顧探討的問題為何？

研究族群 / 問題（Population / Problem）：

介入措施（Intervention）：

比較（Comparison）：

結果（Outcomes）：

## 步驟 2：系統性文獻回顧的品質如何？（FAITH）

### F －研究是否找到（Find）所有的相關證據？

| 最好的狀況是？ | 我可以在哪裡找到這些資訊？ |
| --- | --- |
| 良好的文獻搜尋至少應包括 2 個主要的資料庫 ( 如：Medline、Cochrane 考科藍實證醫學資料庫、EMBASE 等 )，並且加上文獻引用檢索 ( 參考文獻中相關研究、Web of Science、Scopus 或 Google Scholar)、試驗登錄資料等。文獻搜尋應不只限於英文，並且應同時使用 MeSH 字串及一般檢索詞彙 (text words)。 | 在文章的方法 (Methods) 章節，可以找到詳細搜尋策略的說明，包括使用的名詞，結果 (Results) 章節中可以找到本篇系統性文獻回顧評估的摘要及全文文獻數目、文獻納入與排除的數量及原因。資料可能會以圖表或 PRISMA 的流程圖呈現。 |

評讀結果：□是　　□否　　□不清楚

說明：

### A －文獻是否經過嚴格評讀（Appraisal）？

| 最好的狀況是？ | 我可以在哪裡找到這些資訊？ |
| --- | --- |
| 應根據不同臨床問題的文章類型，選擇適合的評讀工具，並說明每篇研究的品質 ( 如針對治療型的臨床問題，選用隨機分配、盲法及完整追蹤的研究類型 )。 | 在文章的方法章節，可以找到所使用的文獻品質評讀標準的描述，而結果章節則會列出每篇研究品質的評讀結果。 |

評讀結果：□是　　□否　　□不清楚

說明：

### I －是否只納入 (Included) 具良好效度的文章？

| 最好的狀況是？ | 我可以在哪裡找到這些資訊？ |
| --- | --- |
| 僅進行文獻判讀是不足夠，系統性文獻回顧只納入至少要有一項研究結果是極小偏差的試驗。 | 在文章的方法章節，可以找到文章評估的方式，以及是由誰完成評估的，在結果章節則會提供審查者意見一致性的程度。 |

評讀結果：□是　　□否　　□不清楚

說明：

（接下頁）

## T－作者是否以表格和圖表「總結」(Total up) 試驗結果？

| 最好的狀況是？ | 我可以在哪裡找到這些資訊？ |
|---|---|
| 應該用至少 1 個摘要表格呈現所納入的試驗結果。若結果相近，可針對結果進行統合分析 (meta-analysis)，並以「森林圖」(forest plot) 呈現研究結果，最好再加上異質性分析。 | 在文章的**結果**章節，可以找到摘要的圖表，以及作者對系統性文獻回顧結果的解釋。 |

評讀結果：□是　□否　□不清楚

說明：

## H－試驗的結果是否相近－異質性（Heterogeneity）？

| 最好的狀況是？ | 我可以在哪裡找到這些資訊？ |
|---|---|
| 在理想情況下，各個試驗的結果應相近或具同質性；若具有異質性，作者應評估差異是否顯著 (卡方檢定)。根據每篇個別研究中不同的 PICO 及研究方法，探討造成異質性的原因。 | 在文章的**結果**章節，可以找到研究結果是否具異質性，以及造成異質性可能的原因探討。森林圖中可以找到異質性的卡方檢定結果。 |

評讀結果：□是　□否　□不清楚

說明：

## 結果為何？

使用何種評估方式，療效有多大（是否來自隨機效果）？

其他說明？

資料來源：Glasziou, P. P., Mar, C. D., & Salisbury, J. (2007). Evidence-based practice workbook (2nd ed.). BMJ Books.

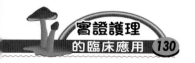
## 附錄二、RAMbo 隨機對照試驗快速評讀表

### 步驟 1：研究探討的問題為何？

研究族群 / 問題（Population / Problem）：
介入措施（Intervention）：
比較（Comparison）：
結果（Outcomes）：

### 步驟 2：研究的品質有多好（內在效度）？

### 招募（Recruitment）－受試者是否具有代表性？

| 最好的狀況是？ | 我可以在哪裡找到這些資訊？ |
| --- | --- |
| 我們是否知道病人族群為何（收案場所、納入／排除條件）？在理想情況下，納入本研究之受試者應具有連續性（有時為隨機取樣），了解符合收案條件的對象且簽署同意書。 | 在文章的方法 (Methods) 章節的開頭，可以找到本研究篩選病人的方式。 |

評讀結果：□是　□否　□不清楚　說明：

### 分派（Allocation）－分派方式是否隨機且具隱匿性……？

| 最好的狀況是？ | 我可以在哪裡找到這些資訊？ |
| --- | --- |
| 最理想的方式是以中央電腦進行隨機分配，此方式常用於多中心試驗，而較小型的試驗可由獨立人員（如醫院藥師）「監督」隨機分配的過程。 | 在文章的方法 (Methods) 段落中，可以找到病人分配到不同組的方式，以及隨機分配是否具隱匿性；作者應說明隨機分派方式「監督」或屏蔽 (masking) 的方式（如使用外觀相同的安慰劑，或給予一個「假的」治療 sham therapy）。 |

評讀結果：□是　□否　□不清楚　說明：

### …每個組別，在研究開始時的情況是否相同？

| 最好的狀況是？ | 我可以在哪裡找到這些資訊？ |
| --- | --- |
| 若隨機分配順利，各組研究對象的條件應是相近、可互相比較的。每組研究對象的基本條件越相近越好。應有指標可確認各組研究對象之間的差異是否達到統計上顯著的差異（如 $p$ 值）。 | 在文章的結果 (Results) 段落中，可以找到「研究對象基本資料」的表格，裡面包括幾個可能影響隨機分配的各組研究結果之重要變項（如年齡、風險因子等）。如果作者沒有用表格呈現，在結果章節的第一段中，可能可以找到各組研究對象特性的說明。 |

評讀結果：□是　□否　□不清楚　說明：

（接下頁）

## 維持 (Maintenance) － 各組是否給予相同的治療？

| 最好的狀況是？ | 我可以在哪裡找到這些資訊？ |
|---|---|
| 各研究組別之間，除了對病人的介入之外，其餘的治療應完全相同（即為了執行本研究所增加的治療、檢驗或評估應相同）。 | 在文章的方法段落中，可以找到各組詳細的治療方式（如追蹤時間表、研究中可以使用的額外治療），在結果段落中，應該也可以找到更進一步的資訊。 |

評讀結果：□是　□否　□不清楚　說明：

## …是否有足夠的追蹤 (Follow up)？

| 最好的狀況是？ | 我可以在哪裡找到這些資訊？ |
|---|---|
| 研究中流失（無法繼續追蹤）的病人，最好少於 20%。病人應依照隨機分配的組別進行統計分析（即「治療意向分析法」Intention –to-treat , ITT analysis）。 | 在文章的結果段落中，應可以找到接受隨機分配的病人人數，以及實際進行分析的人數。有時會有流程圖（如果沒有，可自行繪製）。 |

評讀結果：□是　□否　□不清楚　說明：

## 評估 (Measurement) － 受試者與評估者是否對治療方式及（或）評估目的維持盲法 (blind)？

| 最好的狀況是？ | 我可以在哪裡找到這些資訊？ |
|---|---|
| 在客觀 (objective) 結果（如：死亡）方面，盲法的重要性較低，但在主觀結果（如：症狀或功能）方面，評估者維持盲法非常重要。 | 在文章的方法段落中，可以找到研究結果的評估方式，以及評估者是否知道病人接受何種治療。 |

評讀結果：□是　□否　□不清楚　說明：

## 步驟 3：研究結果的意義為何？

### 使用何種評估方式，療效有多大？

| NNT (=1/ARR) | |
|---|---|

### 這個研究結果是否可能隨機（巧合）發生？

| $p$ 值 | 信賴區間 (Confidence Interval, CI) |
|---|---|

## 結論

內在效度：

結果：

資料來源：Glasziou, P. P., Mar, C. D., & Salisbury, J. (2007). Evidence-based practice workbook (2nd ed.). BMJ Books.

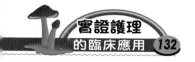

# 附錄三、AGREE II 臨床診療指引評讀工具

| | 完全不同意　　完全同意 | | | | | | | 評論 |
|---|---|---|---|---|---|---|---|---|
| | 1 | 2 | 3 | 4 | 5 | 6 | 7 | |
| **領域 1：範圍與目的 / SCOPE AND PURPOSE** | | | | | | | | |
| 1. 有特別描述指引的整體目的 / The overall objective(s) of the guideline is (are) specifically described | | | | | | | | |
| 2. 有特別描述指引所涵蓋的健康問題 / The health question(s) covered by the guideline is (are) specifically described | | | | | | | | |
| 3. 有特別描述指引的適用族群 ( 病人、公眾等 ) / The population (patients, public, etc.) to whom the guideline is meant to apply is specifically described. | | | | | | | | |
| **領域 2：權益相關人的參與情形 / STAKEHOLDER INVOLVEMENT** | | | | | | | | |
| 4. 指引發展團隊成員包含所有相關專業團體 / The guideline development group includes individuals from all relevant professional groups | | | | | | | | |
| 5. 已納入目標族群 ( 病人、公眾等 ) 的看法和偏好 / The views and preferences of the target population (patients, public, etc.) have been sought | | | | | | | | |
| 6. 清楚界定指引使用者 / The target users of the guideline are clearly defined | | | | | | | | |
| **領域 3：發展的嚴謹度 / RIGOUR OF DEVELOPMENT** | | | | | | | | |
| 7. 運用系統性的方法搜尋證據 / Systematic methods were used to search for evidence | | | | | | | | |
| 8. 清楚描述選擇證據的標準 / The criteria for selecting the evidence are clearly described | | | | | | | | |
| 9. 清楚描述證據的強項及限制 / The strengths and limitations of the body of evidence are clearly described | | | | | | | | |
| 10. 清楚描述形成建議的方法 / The methods for formulating the recommendations are clearly described | | | | | | | | |

|  | 完全不同意 | | | 完全同意 | | | | 評論 |
|---|---|---|---|---|---|---|---|---|
|  | 1 | 2 | 3 | 4 | 5 | 6 | 7 |  |
| 11. 形成建議時，有考慮健康效益、副作用及風險 /<br>The health benefits, side effects, and risks have been considered in formulating the recommendations |  |  |  |  |  |  |  |  |
| 12. 指引中的建議與其支持的證據間有明確關聯 /<br>There is an explicit link between the recommendations and the supporting evidence |  |  |  |  |  |  |  |  |
| 13. 指引公告前已經由其他外部專家審閱 /<br>The guideline has been externally reviewed by experts prior to its publication |  |  |  |  |  |  |  |  |
| 14. 提供指引更新的程序 /<br>A procedure for updating the guideline is provided |  |  |  |  |  |  |  |  |

### 領域4：清楚呈現 /CLARITY OF PRESENTATION

| 15. 指引中的建議具體、明確 /<br>The recommendations are specific and unambiguous |  |  |  |  |  |  |  |  |
|---|---|---|---|---|---|---|---|---|
| 16. 清楚呈現處理不同情況或健康問題的不同選項 /<br>The different options for management of the condition or health issue are clearly presented |  |  |  |  |  |  |  |  |
| 17. 主要建議清楚易辨 /<br>Key recommendations are easily identifiable |  |  |  |  |  |  |  |  |

### 領域5：應用性 / APPLICABILITY

| 18. 指引有描述應用時助力及障礙 /<br>The guideline describes facilitators and barriers to its application |  |  |  |  |  |  |  |  |
|---|---|---|---|---|---|---|---|---|
| 19. 指引有提供如何實踐的建議和 / 或工具 /<br>The guideline provides advice and/or tools on how the recommendations can be put into practice |  |  |  |  |  |  |  |  |
| 20. 有考慮到潛在資源在應用指引建議時的含意 /<br>The potential resource implications of applying the recommendations have been considered |  |  |  |  |  |  |  |  |
| 21. 指引有呈現監測和 / 或稽核的標準 /<br>The guideline presents monitoring and/or auditing criteria |  |  |  |  |  |  |  |  |

（接下頁）

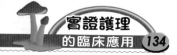

| | 完全不同意　完全同意 | | | | | | | 評論 |
|---|---|---|---|---|---|---|---|---|
| | 1 | 2 | 3 | 4 | 5 | 6 | 7 | |

**領域 6：編製的獨立性 / EDITORIAL INDEPENDENCE**

22. 贊助者的見解沒有影響到指引的內容 /
The views of the funding body have not influenced the content of the guideline

23. 已記錄和處理指引發展團隊成員的利益衝突 /
Competing interests of guideline development group members have been recorded and addressed

● 指引整體品質評分 /Rate the overall quality of this guideline

| 最低可能的品質<br>Lowest possible quality | 1 | 2 | 3 | 4 | 5 | 6 | 7 | 最高可能的品質<br>Highest possible quality |
|---|---|---|---|---|---|---|---|---|

● 我是否建議採用本指引 /I would recommend this guideline for use?

| 建議 (Yes) | |
|---|---|
| 建議 ( 但需修改 ) / Yes, with modifications | |
| 不建議 (No) | |
| 說明： | |

• 參 考 資 料：Brouwers MC, Kho ME, Browman GP, Burgers J, Cluzeau F, Feder G, Fervers B, Graham, ID, Grimshaw J, Hanna S, Littlejohns P, Makarski J, Zitzelsberger L on behalf of the AGREE Next Steps Consortium. AGREE II: Advancing guideline development, reporting and evaluation in healthcare. J Clin Epidemol. 2010, 63(12): 1308-1311.

• AGREE II 工具使用說明書 (http://www.agreetrust.org/resource-centre/agree-ii-translations/)；
查詢 AGREE II 工具的更多細節和相關出版品 (www.agreetrust.org)

• 本量表取得原機構授權使用，臺北醫學大學考科藍臺灣研究中心、臺北市立萬芳醫院編製

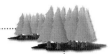

# 參考資料

刁茂盟、郭耀仁（2014）。*實證醫學功夫談*，新北：合記圖書出版社。

考科藍臺灣研究中心指引發展工作小組（2020），*實證疼痛臨床照護指引*，臺北：考科藍臺灣研究中心。

宋惠娟（2004）。認識實證護理：簡介及相關資源，*慈濟護理雜誌，3*，8-13。

宋惠娟（2005）。認識實證護理：健康服務研究執行促進模式，*慈濟護理雜誌，4*，8-12。

李尚仁（2015）。安慰劑效應的研究史，*科學發展，513*，78-81。

邱春吉、賴建璋、李炳鈺、鄭奕帝（2012）。意圖治療與依計畫書分析法*藥學雜誌電子報*。

財團法人醫藥品查驗中心（2014）。醫療科技評估方法學指引，Retrieved 12/8, 2015, from http://www.ispor.org/PEguidelines/source/HTA_guidelines_Taiwan.pdf。

高靖秋、楊舒琴（2005）。萬芳醫院發展實證護理之經驗分享，*領導護理，6(1)*，1-7。

張碧華、張麗銀、林麗英（2010）。護理人員實證護理訓練之評價－以嚴謹評讀文獻主題為例，*榮總護理，27*，240-250。

莊其穆（2010），臨床醫師閱讀隨機分派研究（Randomized clinical trial）論文應有的正確觀念，*臺灣醫界，53(10)*，18-24。

莊其穆（2011a）。臨床醫師如何執行第三期臨床試驗，*臺灣醫界，54(12)*，18-27。

莊其穆（2011b）。臨床醫師如何閱讀統合分析（Meta-analysis）的論文，*臺灣醫界，54(2)*，74-82。

陳杰峰（2010）。系統性回顧與實證醫學應用，*醫療爭議審議報導系列，44*，13-17。

陳杰峰、王慈蜂（2009）。醫學文獻評讀概念、方法與等級介紹，*醫療爭議審議報導系列，42*，19-23。

陳耀龍、李幼平、杜亮、王莉、文進、楊曉妍（2008）。醫學研究中證據分級和推薦強度的演進，*中國實證醫學雜誌，8*，127-133。

陳耀龍、楊克虎、姚亮、田金徽、拜爭剛、馬彬、李秀霞（2013）。GRADE 系統方法學進展，*中國循證兒科雜誌，8*，64-65。

陳耀龍等（2018）。*化知識為行動：GRADE 於系統性文獻回顧與臨床指引之應用*，新北：碩亞。

趙子傑（2013）。*實用醫療品質管理學*，臺北：華杏。

臺北榮民總醫院（2007）。實證醫學常用統計簡介，from http://fdc.vghtpe.gov.tw/web2/index_16.asp。

穆佩芬、蔡淑鳳、張麗銀（2013）。台灣實證護理推展現況及相關影響因素探討，

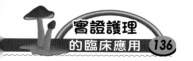
[Factors Associated with Evidence-Based Nursing Promotion in Taiwan]. 榮總護理，30(2)，130-143. doi: 10.6142/vghn.30.2.130.

Akobeng, A. K. (2005a). Principles of evidence based medicine. *Arch Dis Child, 90*(8), 837-840. doi: 10.1136/adc.2005.071761

Akobeng, A. K. (2005b). Understanding randomised controlled trials. *Arch Dis Child, 90*(8), 840-844. doi: 10.1136/adc.2004.058222

Bastian, H., Glasziou, P., & Chalmers, I. (2010). Seventy-five trials and eleven systematic reviews a day: how will we ever keep up? *PLoS Med, 7*(9), e1000326. doi: 10.1371/journal.pmed.1000326

Bero, L., & Rennie, D. (1995). The Cochrane Collaboration. Preparing, maintaining, and disseminating systematic reviews of the effects of health care. *Jama, 274*(24), 1935-1938.

Bravata, D. M., Smith-Spangler, C., Sundaram, V., Gienger, A. L., Lin, N., Lewis, R., ... Sirard, J. R. (2007). Using pedometers to increase physical activity and improve health: a systematic review. *Jama, 298*(19), 2296-2304. doi: 10.1001/jama.298.19.2296

Brouwers, M. C., Kho, M. E., Browman, G. P., Burgers, J. S., Cluzeau, F., Feder, G., ... Zitzelsberger, L. (2010). AGREE II: advancing guideline development, reporting and evaluation in health care. *J Clin Epidemiol, 63*(12), 1308-1311. doi: 10.1016/j.jclinepi.2010.07.001

Brozek, J. L., Akl, E. A., Alonso-Coello, P., Lang, D., Jaeschke, R., Williams, J. W., ... Schunemann, H. J. (2009). Grading quality of evidence and strength of recommendations in clinical practice guidelines. Part 1 of 3. An overview of the GRADE approach and grading quality of evidence about interventions. *Allergy, 64*(5), 669-677. doi: 10.1111/j.1398-9995.2009.01973.x

Chen, C. C., Siddiqui, F. J., Chen, T. L., Chan, E. S., & Tam, K. W. (2012). Dexamethasone for prevention of postoperative nausea and vomiting in patients undergoing thyroidectomy: meta-analysis of randomized controlled trials. *World J Surg, 36*(1), 61-68. doi: 10.1007/s00268-011-1343-9

Chiu, Y. W., Weng, Y. H., Lo, H. L., Hsu, C. C., Shih, Y. H., & Kuo, K. N. (2010). Comparison of evidence-based practice between physicians and nurses: a national survey of regional hospitals in Taiwan. *J Contin Educ Health Prof, 30*(2), 132-138. doi: 10.1002/chp.20070

Cullum, N. (2001). Evaluation of studies of treatment or prevention interventions. Part 2: applying the results of studies to your patients. *Evid Based Nurs, 4*(1), 7-8.

Cummings, P. (1994). Antibiotics to prevent infection in patients with dog bite wounds: a meta-analysis of randomized trials. *Ann Emerg Med, 23*(3), 535-540.

Dwan, K., Gamble, C., Williamson, P. R., & Kirkham, J. J. (2013). Systematic review of the empirical evidence of study publication bias and outcome reporting bias - an updated review. *PLoS One, 8*(7), e66844. doi: 10.1371/journal.pone.0066844

Egger, M., Davey Smith, G., Schneider, M., & Minder, C. (1997). Bias in meta-analysis detected by a simple, graphical test. *BMJ, 315*(7109), 629-634.

Glasziou , P., Mar C, & Salisbury, J. (2003). *Evidence-based practice workbook*: BMJ Books.

GRADE Working Group. (2015). Organizations that have endorsed or that are using GRADE. Retrieved 12/11, 2015, from http://www.gradeworkinggroup.org/society/index.htm

Grimes, D. A., & Schulz, K. F. (2002). An overview of clinical research: the lay of the land. *Lancet, 359*(9300), 57-61. doi: 10.1016/s0140-6736(02)07283-5

Guyatt, G. H., Oxman, A. D., Kunz, R., Vist, G. E., Falck-Ytter, Y., & Schünemann, H. J. (2008). What is "quality of evidence" and why is it important to clinicians? *BMJ, 336*(7651), 995-998. doi: 10.1136/bmj.39490.551019.BE

Guyatt, G. H., Oxman, A. D., Vist, G. E., Kunz, R., Falck-Ytter, Y., Alonso-Coello, P., . . . Group, G. W. (2008). GRADE: an emerging consensus on rating quality of evidence and strength of recommendations. *BMJ, 336*(7650), 924-926. doi: 10.1136/bmj.39489.470347.AD

Heritier, S. R., Gebski, V. J., & Keech, A. C. (2003). Inclusion of patients in clinical trial analysis: the intention-to-treat principle. *Med J Aust, 179*(8), 438-440.

Higgins, J. P., Thompson, Green,G., Deeks, J. J., Altman, D. G. (2003). Measuring inconsistency in meta-analyses. *BMJ, 327*(7414), 557-560. doi: 10.1136/bmj.327.7414.557

Higgins, J. P., Green, S. (editors) (2011). Cochrane Handbook for Systematic Reviews of Interventions Version 5.1.0. [updated March 2011] Retrieved 11/30, 2015, from http://community.cochrane.org/handbook

Institute of Medicine. (2011). *Clinical Practice Guidelines We Can Trust*. Washington, DC: The National Academies Press.

Institute of Medicine, Roundtable on Evidence-Based Medicne. (2007). The National Academies Collection: Reports funded by National Institutes of Health. In L. A. Olsen, D. Aisner & J. M. McGinnis (Eds.), *The Learning Healthcare System: Workshop Summary*. Washington (DC): National Academies Press (US) National Academy of Sciences.

Kaptchuk, T. J., Friedlander, E., Kelley, J. M., Sanchez, M. N., Kokkotou, E., Singer, J. P.,...Lembo, A. J. (2010). Placebos without deception: a randomized controlled trial in irritable bowel syndrome. *PLoS One, 5*(12), e15591. doi: 10.1371/journal.pone.0015591

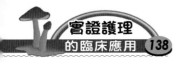

Moher, D., Liberati, A., Tetzlaff, J., Altman, D. G., & Group, P. (2009). Preferred reporting items for systematic reviews and meta-analyses: the PRISMA statement. *PLoS Med, 6*(7), e1000097. doi: 10.1371/journal.pmed.1000097

Murad, M. H., Alsawas, M., Asi, N., & Alahdab, F. (2015). The New Evidence Pyramid. *Newsletter of the International Society for Evidence-Based Health Care, 21*, 8-9.

Murad, M. H., Montori, V. M., Ioannidis, J. P., Jaeschke, R., Devereaux, P. J., Prasad, K., . . . Guyatt, G. (2014). How to read a systematic review and meta-analysis and apply the results to patient care: users' guides to the medical literature. *Jama, 312*(2), 171-179. doi: 10.1001/jama.2014.5559

New Zealand Guidelines Group. (2001). Handbook for the preparation of plicit evidence-based clinical practice guidelines. from http://www.ha-ring.nl/download/literatuur/nzgg_guideline_handbook.pdf

NHS Centre for Reviews and Dissemination. (2001). Undertaking systematic reviews of research on effectiveness: CRD's guidance for those carrying out or commissioning reviews. York

Riley, R. D., Higgins, J. P. T., & Deeks, J. J. (2011). Interpretation of random effects meta-analyses. *BMJ, 342*. doi: 10.1136/bmj.d549

Sackett, D. L., Straus, S. E., Richardson, W. S., Rosenberg, W., Haynes, R. B. (1997). *Evidence-based medicine: How to practice and teach EBM*. New York: Churchill Livingstone.

Schulz, K. F., & Grimes, D. A. (2002). Allocation concealment in randomised trials: defending against deciphering. *Lancet, 359*(9306), 614-618. doi: 10.1016/s0140-6736(02)07750-4

Smith, G. C., & Pell, J. P. (2003). Parachute use to prevent death and major trauma related to gravitational challenge: systematic review of randomised controlled trials. *BMJ, 327*(7429), 1459-1461. doi: 10.1136/bmj.327.7429.1459

Terracciano, L., Brozek, J., Compalati, E., & Schünemann, H. (2010). GRADE system: new paradigm. *Current Opinion in Allergy and Clinical Immunology, 10*(4), 377-383. doi: 10.1097/ACI.0b013e32833c148b

The Appraisal of Guidelines for Research & Evaluation (AGREE) Instrument. (2013). Appraisal of Guidelines for Research & Evaluation II. from http://www.agreetrust.org/wp-content/uploads/2013/10/AGREE-II-Users-Manual-and-23-item-Instrument_2009_UPDATE_2013.pdf

Tseng, T. Y., Dahm, P., Poolman, R. W., Preminger, G. M., Canales, B. J., & Montori, V. M. (2008). How to use a systematic literature review and meta-analysis. *J Urol, 180*(4), 1249-1256. doi: 10.1016/j.juro.2008.06.046

# 第 **6** 單元
# 將證據應用在病人身上

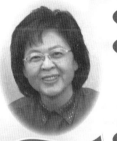

李雅玲

**學歷**　美國耶魯大學護理學院護理博士

**現職**　天主教輔仁大學附設醫院醫品中心主任
中華民國兒童癌症基金會董事兼副執行長
台灣護理學會國際事務委員會委員
中華民國考選部典試委員、審查委員、命題委員

**經歷**　中臺科技大學護理系系主任／所長
國立臺灣大學護理學系所副教授
國立臺灣大學醫學院附設醫院護理部兼任副主任、督導長、護
理長
台北市護理師護士公會理事
台灣護理學會編輯委員會委員
國立空中大學講師
國立臺灣大學護理學系講師
國立臺灣大學護理學系助教
國立臺灣大學醫學院附設醫院護士

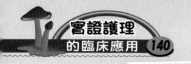

# 第一章　進行實證實務的臨床判斷

為了提升照護品質，護理人員應發展實證實務的照護。要促進護理照護品質或改變傳統的照護方式，護理人員需要持續不斷的發展新知識，並針對臨床實務持續給予批判性的評值。由於過去缺乏護理科學的研究及證據的不足，「最佳」實證照護在護理學門及臨床護理仍是一待發展的領域。

合適的臨床判斷取決於臨床醫護人員是否考量特殊病人及其所處情境，以提供最好的照護方式。每位病人有其獨特的生命及生活經驗，也有其特殊的需要及需求，因此，實證證據運用於臨床的判斷需包含病人情境考量及自我學習改進兩大實務。

## 壹、病人情境考量的實務

臨床照護判斷須包含其對病人利益及可能傷害的倫理考量。臨床醫護人員需與病人建立信任的關係（Halpern, 2001），且為病人的意願及最佳利益做努力，使其受到最少的傷害。在科學的考量下，醫療的結果也常與治療過程中的預期不一致，病人可能得到良好的健康狀況，也有可能與原來醫學預測的預後不同。但不論照護結果如何，有考量病人特殊的身體狀況、信念、意願及恢復情形而做出的臨床判斷，才可能讓病人生病過程中獲得最佳的照護、產生最好的結果。

通常，醫護人員較習慣採用可預期的結果、運用標準化的技術進行照護。然而，因為每位病人及其情況是特殊的，往往無法按照標準化的技術及統計的結論來照護或醫治每位病人。若假設臨床問題都可用標準化的技術來解決，將是嚴重錯誤的邏輯思考。標準化的處置並非都適合每一位病人，必須還要考量最新實證文獻之建議、分析臨床情況、倫理、社會或心理等因素，與病人互信溝通的方式必須尊重病人的自主性及想法，才能適切地將實證建議應用於臨床實務之中。

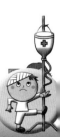

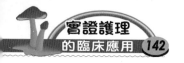

## 貳、自我學習改進的實務

　　具有自我學習改進的實證實務才能提供好的臨床判斷。醫護人員本身的成長與知識的累積，是運用實證實務持續提升照護服務的重要關鍵之一。唯有知識豐富有經驗的臨床人員，方能提供比較不同的介入措施及推測可能的成效。

　　一個有自我學習及改進的實證實務，方能對臨床試驗研究產生的新證據是否能用於改善照護做判斷，也應該考慮運用科學的證據及照護指引。當要應用臨床試驗結果證據於改變原本照護實務時，需考慮此改變對於目前的照護結果是否有效？有何危險性？當目前照護結果比原本預期的結果還差時，可參考來自多個醫療機構研究結論所得的證據，來引導或改變照護方式以期改善照護品質。但當某機構所用以執行以實證為基礎的創新或專業照護能改進其照護品質時，不一定適用於其他機構。因此，要應用此創新或專業照護模式時，需經過嚴謹的考量此模式或證據所建議的照護方式是否合適？要知道這些證據不一定都可以運用在其他機構，以免使品質好的照護方式反而變差。

　　實證實務並不是單純的將科學轉換為臨床實務知識的過程，實證實務更是需要來自實務上實際照護病人的體驗性的學習。好的臨床判斷取決於認識病人，了解病人的想法、價值觀、選擇與偏好，了解其病情與過去病史，以及運用現有最佳的照護科學知識（Benner & Wrubel, 1982; Blum, 1994; Vetlson, 1994）。要達到護理實證實務，培養實證實務的臨床判斷，有 3 個策略可以協助發展：1. 記錄及分享描述性主訴的策略：描述性的訊息最能引發臨床決策及經驗性的學習，因為描述性的資料可以呈現時間性、病人的想法及揭發整個事件的原貌（Benner, 2000; Benner, Tanner, & Chesla, 1996; Hunter, 1991）。2. 掌握臨床情境的策略：意指對病人臨床狀況的質詢及探索，即針對病人及其家庭情況進行問題分析及臨床決策。3. 臨床情境的預先設想：是護理實證實務中鼓勵養成的想法與行動的習慣。

臨床醫療科技的蓬勃發展及知識的日新月異，護理人員更應該要成為一位好的臨床學習者及臨床知識的發展者，體驗性學習是促進此能力的方法之一。此學習需仰賴學習者具備開放的學習態度，藉由討論及審視實際的臨床過程，並從錯誤中學習、不斷地以體驗性學習增長實證實務。實證護理應用的過程中可發展臨床醫護人員的倫理觀，倫理觀會因著技能的增長而有所改變。

# 第二章　實證護理知識轉譯的過程

　　實證實務的目的是以最佳的研究證據基礎，提供臨床醫護人員及病人雙方多種有效的照護選擇。縱使原始性的研究蓬勃發展，最後實際應用於病人身上的研究僅有少許。可見許多研究在臨床實際運用時，存有諸多的障礙，如何將實證護理知識轉譯落實到臨床實務，發展在地化實證證據之臨床照護指引是目前與未來護理照護努力的方向。

## 壹、統整最新實證護理知識落實於臨床實務

　　「證據管道」（evidence pipeline）或進一步稱為「研究到實務管道」（research-to-practice pipeline）是英國牛津大學實證醫學中心 Glasziou 教授與加拿大 McMaster 大學 Haynes 教授於 2005 年提出的實證研究臨床照護模式。這個模式將實證研究證據到臨床應用過程的路徑作充分但簡要的說明，廣被發展實證實務的醫療機構接受與推崇。其中的「5S」與「7A」概念清楚地指引此路徑發展過程該注意的重點。

　　所謂「5S」是指在進入臨床應用前篩選最佳證據的 5 個步驟，包括文獻研讀（Studies）、系統性回顧與統整（Systematic review & Syntheses）、精要重點（Synopses）、結論（Summaries）及系統化（Systems），形成即將應用到臨床的實證資料庫。「7A」是指從建立

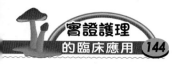
的實證資料庫進入到臨床應用的過程，也就是圖一（實證護理知識轉譯於臨床實務）上方從左至右所需經歷的七個階段。此「7A」分別是：Aware, Accept, Applicable, Able, Acted on, Agreed, and Adhered to，內容描述如下：

1. **注意到**（Aware）：即在提供照護前，醫護人員應注意到相關的實證研究，這是推動證據到行動的實證實務的首要步驟。

2. **接受它**（Accept）：此即要讓臨床照護人員依據實證證據接受新的處置或做法的階段。可以藉由成功的案例、故事的舉證，促進臨床人員對新做法、新知的接受度與信心。

3. **可行的**（Applicable）：當臨床人員能接受新知或新做法後，有時候不一定能夠用在正確的族群或適合在臨床情境推動。這時候可以先試行，做小規模的檢測，看看是否可行。

4. **有能力做**（Able）：當實證新知、新做法可以在臨床施行後，有無能力操作順利，是否能促進病人健康結果，相關人員能力的教育訓練是需要的。醫療愈來愈複雜，病人的期待愈來愈高，實證新知有其需要但往往需長時間的培訓，以上醫護人員可以藉由體驗學習獲得。

5. **確實去做**（Acted on）：經過前面的階段，接下來就是要確實去做、去執行。但知行合一往往僅流於口號，心裡面明明知道該採用新做法，卻常常會有意或無意地忽略或忘記，忘記去做。為改善此疏忽，臨床上常會以一些提醒裝置的設計來改善。

6. **認同感**（Agreed）：這個部分主要講的是獲得病人對治療照護的認同感。為了要讓病人認同治療，常需要一些輔助的工具來協助，例如讓病人知道有那些治療選項，讓病人有做決策的自主權，善用證據及臨床資訊做為醫護人員與病人溝通的工具。此外，實證證據的中文化不僅讓醫護人員掌握及時、高品質的證據，也讓更多病人了解實證的醫學照護相關證據。

7. **執行並養成習慣**（Adhered to）：最後的一個步驟是讓病人養成持續遵從醫療或照護的方式。其過程，病人難免會忘記而無法達到有效的治療成績，有時輔助的提醒還是需要的措施。

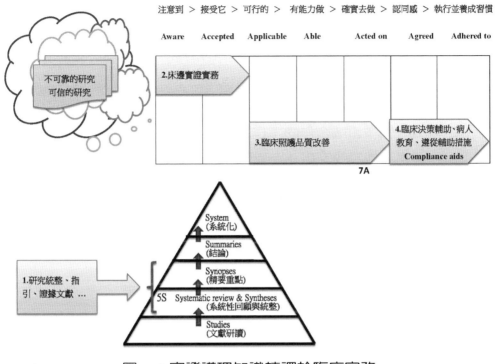

注意到 > 接受它 > 可行的 > 有能力做 > 確實去做 > 認同感 > 執行並養成習慣

Aware　Accepted　Applicable　Able　Acted on　Agreed　Adhered to

圖一：實證護理知識轉譯於臨床實務

（參考：Glasziou, & Haynes, ACP J Club, 2005, 142: A8-9.）

# 貳、發展在地化實證證據之臨床照護指引

## 一、前言

　　當我們期望的實證照護與實際照護間有明顯的差距及不確定性時，組織可決定發展合適的臨床照護指引。決定發展指引的時機取決於有多少資源、技能及時間，來完成此指引發展的過程及活動。1995年美國醫學學會頒布了臨床照護指引的優先順序原則。此原則強調應該要考量指引是否能改變健康結果或成本的重要性，以及是否有足夠的證據來發展指引的建議（Field, 1995）。

　　發展指引是困難且昂貴的，因此許多機構選擇使用或更新現有已發展的指引，從其中篩選較合適的指引運用在臨床照護上。為確保照護指引能有效地改善醫療照護，指引的發展必須符合特定的品質要求。

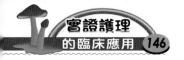
一般而言，指引的發展應該是由專家們在共同合作、規劃出來的架構下進行。

以兒童癌症長期存活者的照護指引發展為例，Mucci and Torno（2015）在書中提到，指引發展的過程包含下列 8 個步驟：

1. 選取主題
2. 組成一個多領域合作的工作團隊
3. 密集專注地尋找文獻
4. 結論所獲得的證據，包括對此證據品質的評估
5. 作成建議（此證據需綜合臨床的專長及倫理、文化和病人的價值。而且，需將做成建議的特殊理由清楚描述、交待）
6. 將證據的建議發布出來
7. 發表成果
8. 監測文獻的使用情形，以確認更新的必要性

## 二、實證指引發展步驟

綜合幾個著名的機構、醫學會、專業護理機構發展指引的過程、內容與結果，實證指引的發展主要有下列 5 步驟：

### （一）確立主題、範圍及成員

當確定要發展指引後，首先要確立的是主題，接著是範圍及發展成員。指引範圍可依據優質的科學基礎及較廣的信度發展成較大層面的照護準則，也可以發展成某機構部門的照護指引。後者較著重於實務上的可行性及以照護的過程為主（Burgers *et al.*, 2005）。機構部門的照護指引的發展方式有下列幾種，包括非正式的共識、正式的共識、實證的研究品質及詳盡的研究方法。指引可單獨使用以上所列的某一種方法或多種方式組合發展而來。使用正式共識及詳盡的研究方法來發展指引較能促使相同的發展者發展指引時達到一致性的結論。

接下來的步驟是確認發展成員。發展指引的成員應該包含跨領域的專家及利害關係人，且須包含使用者及病人（Field & Lohr, 1990;

Shekelle *et al.*, 1999; Scottish Intercollegiate Guideline Network, SIGN, 2008）。指引發展的成員應包含與介入措施及照護結果相關的成員，且能夠評判成效和傷害。為了促進指引執行的可能性，指引發展成員應該要包括研究、臨床實務、行政管理、教育及政策相關的專家（Grinspun, Virani, & Bajnok, 2002; McQueen, Montgomery, Lappan-Gracon, Evans, & Hunter, 2008）。指引發展的成員及組織來自不同的背景才能針對臨床主題帶進不同的觀點及證據，有利於指引的發展（Berg, Atkins, & Tierney, 1997; Burgers *et al.*, 2005; DiCenso & Guyatt, 2005; Lhor, 1995）。

## （二）評估問題

接著是針對臨床問題進行正式的評估。評估可藉由分析架構流程或因果路徑圖來達成（Harris *et al.*, 2001）。這些架構流程圖表可提供明確的路徑，呈現特定的病人群、照護情境、介入措施及健康結果，也能協助確認出較有意義的臨床問題，並指引文獻查證及擬定建議。

## （三）搜尋及系統性回顧文獻

此部分是決定要找哪一種證據，包括研究設計方法、發表日期及語言等。接下來可藉由圖書館員的協助擬定資料庫的搜尋策略。完成搜尋後，則需進行相關文獻標題及摘要的篩檢，符合條件的文章才會取得全文並納入評讀。每一篇納入閱讀的文章都需要詳細的檢閱，並擷取文章中重要的資料。每一篇文章都需經過內在外在偏差的評讀，文章的品質常會應用標準的評讀工具來進行評讀。納入的文章之重要資料擷取後，則結果會經過統整並擬定結論，針對同質性高的研究文章可進行統合分析。

## （四）形成建議

經過搜尋、檢閱及評讀後的文獻，依據其證據的等級及強弱，則可進入擬定建議的步驟。有些指引發展團隊選擇只依據證據來擬定建議；但當證據不足或缺乏時，則可能會以專家意見來擬定建議。當使用專家意見來發展指引時，需註明於指引內容（Grinspun *et al.*, 2002）。

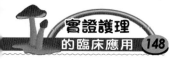

## (五)同儕審查及發表

擬訂好的指引建議應該進行同儕審查（peer review），以確認是否有遺漏或錯誤之處。有時可進行指引的前驅測試來發現推行指引時，可能面臨的困難及問題，或找出促進指引推行的影響因素，作為進行環境上的修改的依據，以促進指引的成功執行。最後，依據外部專家同儕審查及前驅測試的結果進行指引的修訂，之後則可發表以公告周知。指引發展者及執行者若能相互合作，其指引建議較能符合臨床照護人員運用的需求，也較利於電子化病歷及照護決策工具上的使用。以健康照護者之間的合作來進行照護決策，有利於促進病人的照護結果（Grinspun, 2007）。

到目前為止，已發展的臨床護理照護指引還相當不足，表示護理照護指引仍是一塊待開發的處女地。而且已發表的臨床照護指引中仍存在有許多缺陷不完美之處，未來實證研究的進行、實證結果的轉譯、系統性文獻的回顧與實證的臨床應用需更加精進。指引的發展、執行及評值仍是協助臨床判斷、朝向實證實務的正確趨勢與最佳方向。最後要注意一點，臨床照護指引雖能增加組織的能力及促進各個層面的臨床照護品質，但在社區、醫院、護理之家或居家服務機構所運用的指引與推行策略是不同的。建立中文化臨床護理照護指引，分享各機構已經完成的指引，將有利於各層級機構在地化知識轉譯落實於臨床實務工作之中。

# 第三章 實證證據於臨床照護的執行

在完成實證證據與病人情境解析、發展出臨床照護實證指引後，若沒將實證證據應用於臨床照護，只會突增醫療研究與人力的耗費，甚為可惜。因此，如何將實證證據應用於臨床照護是實證實務（EBP）的最後一哩路。

## 壹、推動實證證據的執行

以實證實務應用於臨床實務之執行，需要有多元化及持續性的策略。臨床照護人員的承諾及組織主管的領導是推動實證實務的主要關鍵。評估組織對推動實證實務的準備度是非常重要的步驟，推動實證實務必須包含所有層面的主管及臨床照護人員。過程需要經過詳細的研擬，包含多層面及組合式照護的措施之研究證據才會產生有效的結果、促進臨床照護及提升病人健康結果（Devlin, Czaus, & Santos, 2002; O' Connor, Creager, Mooney, Laizner, & Ritchie, 2006; Thompson, Estabrooks, & Degner, 2006）。實證實務的推行有數個策略可以運用，有效的方法分述如下：

### 一、借鏡優勝團隊的經驗

借用獲得最佳實證實務比賽優勝團隊的寶貴經驗，因為她／他們是推行、促進及支持實證實務指引的最佳照護人員。

### 二、善用實證實務輔導者

善用實證實務輔導者也是策略之一，這是由 ARCC 實證模式（Advancing Research and Clinical Practice Through Close Collaboration Model）（Melnyk & Fineout-Overholt, 2002）提倡主張的策略。設置輔導者是一有效促進實證指引及延續實證實務的策略（Melnyk, 2007）。實證實務的輔導者通常由進階的護理人員擔任，必須具備實證實務的

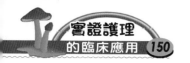
知識及技能，才能了解個別及組織改變的策略，並直接與臨床照護人員共同推行實證實務。

## 三、營造實證實務組織氣氛

營造正向的環境及安全的過程來激勵實證實務的推行。Gifford 等人（2007）建議主管在促進臨床照護人員執行實證實務占有重要的地位，他們可以協助照護人員使用實證指引。主管可以藉由組織及單位的優勝團隊專案、團隊合作、專業學會的支持、組織內的合作、網絡及行政主管領導來推動實證實務（Ploeg, Davies, Edward, Gifford, & Miller, 2007）。

## 四、舉辦在職教育

定期舉辦護理實證相關的訓練與教育，可以將護理進階制度與護理實證步驟結合。藉由短期的實證工作坊並配合臨床教師指導，可有效地促進實證指引內容融入臨床照護中。教材可以運用已有良好推展過程及經驗的實證指引工具來進行（DiCenso *et al.*, 2002; Dobbins *et al.*, 2005）。利用互動式教學、配合實作及病人衛教來促進照護人員的實證技能（Davies *et al.*, 2008）。

## 五、融入政策、建立照護準則

實證實務與指引開始執行後，是否能永續推行是非常重要的。應該要確保照護的改變、病人結果的促進及組織系統成效的提升。持續提供行政支持及鼓勵照護人員的參與是重要的促進要素，證據需要融入政策、照護準則及臨床照護計畫中。組織學習理論能促進我們對照護改變持續性的了解。其中重要的一個策略是「組織記憶」（organizational memory），意即組織中運用不同的策略來納入知識作為現在及未來的使用（Virani, Lemieux-Charles, Davis, & Berta, 2008）。

## 六、運用資訊系統並公告重要訊息

　　資訊系統的運用可以協助照護人員有效、快速地獲得指引，與提供即時的回饋（Davies, Edwards, Ploeg, & Virani, 2008; Doran et al., 2009）。依照實證實務修訂組織政策及照護原則，並將這些改變公告周知（St-Pierre et al., 2007）。品質監測及回饋機制可協助決定指引是否合適地運用在臨床照護中，此回饋機制也可以運用資訊系統進行。

# 貳、應用實證證據的阻力與助力

　　Glasziou and Haynes（2005）提出從研究到改善健康結果的路徑，此路徑包括進行研究、系統性文獻回顧、統整指引與證據、臨床實證醫學照護、提升臨床品質、輔助臨床判斷，以及病人衛教到增進健康結果，是一個理想且具體的過程。然而此過程的進行往往不是想像預期中如直線般地順利往上爬升，期間必定會碰到一些阻力，運氣好的話或許可以得到許多助力。

　　阻力與助力影響著實證證據的應用是否成功。阻力指的是可能妨礙實證證據成功執行的因素或問題，而助力則是增加成功的因素。阻力與助力可能來自個人、族群和小組或病人，來源內容主要包含4個層面；態度知識與技術、專業角色能力、資源人力及人際影響。可以採用釐清證據與實務差距的方法，以調查、個別或團體會談，或觀察方式分析阻力或助力的存在情形（Mar, Bennett, & Hoffmann, 2015）。一般而言，調查或焦點團體方式較能有效運用。Michie 等人（2011）提出會談或調查阻力或助力時的詢問內容，例如在「態度知識與技術」方面，可以問：「你們是否了解並接受該證據？」在「人際影響」方面，可以問：「其他小組成員或即將接受該措施的病人是否有所期待？」

　　完成實證證據應用時的阻力與助力分析，找出阻力後，可以運用一些策協助醫療專業人員改變其行為將證據運用於臨床實務。這些策略包括使用教材、舉辦會議、進行教學訪視、運用外在助力、善用意見領袖、從旁提示、稽核與回饋、發展執行架構、規劃明確目標，並

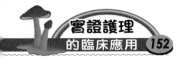
預想未來可能阻力的處置（Mar *et al.*, 2015）。

　　要成功執行實證證據於臨床照護依賴的是規劃與準備，Grol 與 Wensing（2005）建議的規劃與準備模式有 5 個重要步驟：

1. 寫出具體目的與目標族群。
2. 分析目標族群、確立其阻力、問題與助力。
3. 確立執行的策略。
4. 執行規劃好的計畫、記錄執行的過程。
5. 評值計畫成功情形，必要時可修正並監測計畫的執行。

　　在實證臨床照護指引仍有待發展的情形下，應推動將現有最佳實證證據於臨床照護執行，作為未來建立照護指引的基石。應清楚分析實證證據推行過程中的阻力與助力，方能發揮借力使力，達成 5A 中第四個 A 的步驟—應用於臨床病人照護。

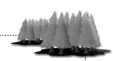

Benner, P. (2000). *From novice to expert: Excellence and power in clinical nursing practice.* Menlo Park, CA: Addison-Wesley.

Benner, P., & Wrubel, J. (1982). Clinical knowledge development: The value of perceptual awareness. *Nurse Educator, 7*, 11-17.

Benner, P., Tanner. C. A., & Clesla, C. A. (1996). *Expertise in nursing practice: Caring, clinical judgement, and ethics*. New York: Springer.

Berg, A. O., Atkins, D., & Tierney, W. (1997). Clinical practice guidelines in practice and education. *Journal of General Internal Medicine*, 12(Suppl. 2), S25–S33.

Blum, L. (1994). *Moral perception and particularity.* Cambridge, England: Cambridge University Press.

Burgers, J., Grol, R., & Eccles, M. (2005). Clinical guidelines as a tool for implementing change in patient care. In: Grol R WM, Eccles M., editor. *Improving patient care: The implementation of a change in clinical practice*. Edinburgh, Scotland: Elsevier; 2005. p. 71-92.

Davies, B., Edwards, N., Ploeg, J., & Virani, T. (2008). Insights about the process and impact of implementing nursing guidelines on delivery of care in hospital and community settings. *BMC Health Services Research, 8*(29), 1-44.

Devlin, R., Czaus, M., & Santos, J. (2002). Registered Nurses Association of Ontario's best practice guideline as a tool for creating partnerships. *Hospital Quarterly, Spring, 5*(3), 62-65.

DiCenso, A., & Guyatt, G. (2005). Interpreting levels of evidence and grades of health care recommendation. In A. DiCenso, G., Guyatt, & D. Ciliska, D. (Eds.) *Evidence-based nursing: A guide to clinical practice* (pp.508-525) Philadelphia: Elsevier Mosby.

Dobbins, M., Davies, B., Danseco, E., Edwards, N., & Virani, T. (2005). Changing nursing practice: Evaluating the usefulness of a best-practice guideline implementation toolkit. *Nursing Leadership, 18*(1), 34-35.

Doran, D., Carryer, J., Paterson, J., Goering, P., Nagle, L., Kushniruk, A., Bajnok, I., Clark, C., & Srivastava, R. (2009). Integrating evidence-based interventions into client care plans. *Nursing Leadership, 143*, 9-13.

Field, M. J. (Eds.) (1995). *Setting priorities for clinical practice guidelines*. Washington, DC: National Academy Press.

Glasziou, P. & Haynes, B. (2005). The paths from research to improve health outcomes. *ACP J Club, 142*: A8-9.

Grinspun, D., Virani, T., & Bajnok, I. (2002). Nursing best practice guidelines: The RANO Project. *Hospital Quarterly*, Winter, 54-58.

Grinspun, D. (2007). Healthy workplaces: The case for shared clinical decision making and increased fulltime employment, *Healthcare Papers, 7*, 69-75.

Grol, R. & Wensing, M. (2005). Effective implementation: A model. In: Grol R. Wensing, M. & Eccles, M. editor. *Improving patient care: The implementation of change in clinical practice*. Edinburgh: Elsevier Butterworth-Heinemann.

Halpern, J. (2001). From detached concern to empathy. *Humanizing medical care*. London: Oxford University Press.

Harris, R. P., Helfand, M., Woolf, S. H., Lohr, K. N., Mulrow, C. D., Teutsch, S. M., & Atkins, D. (2001). Current method of the U.S. preventive services task force: A review of the process. *American Journal of Preventive Medicine, 20*(3 Suppl), 21-35.

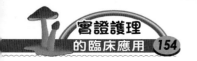
Hunter, K. M. (1991). *Doctors' stories: The narrative structure of medical knowledge*. Princeton, NJ: Princeton University Press.

Lohr, K. N. (1995). Guidelines for clinical practice: What they are and why they count. *Journal of Law, Medicine and Ethics, 23*(1), 49-56.

Mar, C., Bennett, S., & Hoffmann, T. (2015). *Evidence-based practice across the health professions*. 2nd Edition. Australia: Elsevier.

McQueen, K., Montgomery, P., Lappan-Gracon, S., Evans, M., & Hunter, J. (2008). Evidence-based recommendations for depressive sysptoms in postpartum women. *Journal of Obstetric, Gynecologic, & Neonatal Nursing, 37*(2), 123-125.

Meleis, A. I. (2011). *Theoretical nursing: Development and progress* (5th ed.). New York, NY: Lippincott.

Melnyk, B. M. (2007). The evidence-based practice mentor: A promising strategy for implementing and sustaining EBP in healthcare systems. *Worldviews on Evidence-Base Nursing, 4*(3), 123-125.

Melnyk, B. M., & Fineout-Overholt, E. (2002). Putting research into practice. *Reflections on Nursing Leadership, 28*(2), 22-25.

Mucci, G. A. & Torno, L. A. (2015). *Handbook of long term care of the childhood cancer survivor*. Springer: New York.

O' Connor, P., Creager, J., Mooney, S., Laizner, A. M., & Ritchie, J. (2006). Taking aim at falls injury adverse events: Best practices and organizational change. *Healthcare Quarterly, 9* (Special Issue), 43-49.

Ploeg, J., Davies, B., Edward, N., Gifford, W., & Miller, P. E. (2007). Factors influencing best-practice guideline implementation: Lessons learned from administrators, nursing staff, and project leaders. *Worldviews on Evidence-Based Nursing, 4*(4), 210-219.

Scottish Intercollegiate Guideline Network. (2008). *SIGN 50: A guideline developers' handbook. An introduction to SING methodology for the development of evidence-based clinical guidelines*. Edinburgh, Scotland: Author.

Shekell, P. G., Woof, S. H., Eccles, M., & Grimshaw, J. (1999). Clinical guidelines: Developing guidelines. *British Medical Journal, 318*(7183), 593-596.

Thompson, G. N., Estabrooks, C. A., & Degner, L. F. (2006). Clarifying the concepts in knowledge transfer: A literature review. *Journal of Advanced Nursing, 53*(6), 691-701.

Vetlson, A. J. (1994). *Perception, empathy, and judgement: An inquiry into the preconditions of moral performance*. University Park, PA: Pennsylvania State University Press.

# 第 7 單元
# 檢討評估照護結果

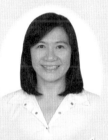

蔣立琦

**學歷**　國立臺灣師範大學衛生教育博士
　　　　國防醫學院護理學士、碩士

**現職**　國防醫學院護理學系所教授
　　　　三軍總醫院護理部諮詢委員
　　　　中國醫藥大學護理學系兼任教授
　　　　台灣實證醫學會常務理事暨國際事務委員會主任委員
　　　　台灣實證護理學會理事暨財務委員會主任委員
　　　　國際護理榮譽學會中華民國分會監事
　　　　・護理研究發展委員會委員兼研究小組召集人
　　　　・醫療品質促進會實證競賽評審委員

**經歷**　中國醫藥大學學務長
　　　　國防醫學院護理學系主任／所長
　　　　中國醫藥大學護理學系教授
　　　　中國醫藥大學附設醫院護理部顧問
　　　　The Journal of Nursing Research 主編
　　　　考試院典試委員、審查委員
　　　　台灣護理學會副理事長
　　　　中華民國護理師護士公會全國聯合會

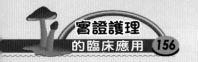

# 第一章　自我監督與評核

　　實證護理之臨床應用的最後一個步驟就是檢討與評估，不斷的自我檢討與革新改變才是持續努力進步的力量。因此，本單元其實是最後也是重要的步驟，唯有清楚反省自己在實證護理運用的每個步驟以及依據實證文獻運用的過程分析成果指標之測量，才能作為持續改進的參考。其中成本效益分析是護理人員過去甚少關注的成果指標，但是在現行健保制度之下，醫療資源的分配是醫療院所在擴大實證推廣應用時的重要參考依據。許多實證文獻的結果不見得能直接運用於自己工作單位之中，在不同醫院、場所、單位的實際運用其實都隱藏許多自己的環境脈絡，可以透過 SWOT 或是魚骨分析個別性的促進與障礙因素，任何實證護理之應用過程皆需因地、因時、因人、因場域而制宜之。共同目的是為提升醫療品質，各層級醫療院所皆應透過不斷的自我改革精進，才能將最新科學知識轉譯到臨床實務之中。

## 壹、循環性臨床提問

　　推動實證護理的臨床應用之計畫，其最終目的在於能提供高品質的健康照護（quality of care）（Brown, 2014），運用最新文獻的證據作為單位改善照護品質之依據，亦應該是整個單位共同的目標，目標應是以消除單位中品質較差、不可信賴、不確定或是不適切的做法等為主，如此的創新改善品質的措施其實是一個循環不斷的問題解決的過程（Brown, 2014, pp. 362-363）。品質的改革是持續不間斷的循環過程，誠如第一單元中所言的五 A 實證護理運用過程，其實是一個需要不斷提問的過程，透過重新反覆檢討實證實施過程，不斷的檢討此臨床提問是否正確？文獻搜尋是否充足？評讀是否嚴格中肯？運用時環境評估是否周延？以及檢討各項運用之後，對病人與機構的醫療照護品質是否改善？對機構的人力物力之成本分析是否增加？只有不斷的提問改進才是誠實面對問題，持續發展創新改革才能永續實證護理之發展。

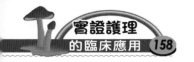
　　改善醫療品質是一件持續不間斷的過程（見下圖），醫療品質改善的過程透過實證的方法學，參考實證文獻的依據，讓創新改善的作法有可信賴的諮詢來源，再持續整體檢討成效，重新設定改革醫療品質指標的目標。各層級的醫護人員尤其是管理人員，應能時時保持不斷發掘臨床問題、持續改革的精神，隨著醫藥科技新知的發展，將最新的實證照護提供給病人，是我們每位醫護人員最重要的挑戰，更是一些管理者與決策者在單位、機構、區域、甚或是全國的改革推行時需要的嚴謹態度。

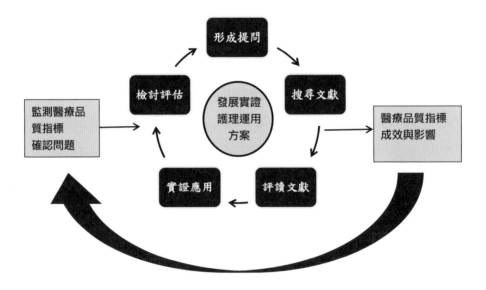

圖一：醫療品質與實證護理之關係

## 貳、自我檢視 5 個步驟

　　實證護理的 5A 過程中，最後一個步驟是檢討與評估，此步驟最重要的事情是自我檢討，不斷地檢視每個步驟是否進行得完善？評估自己有無疏失、遺漏、不周之處？然而有時候當局者迷、旁觀者清，透過跨團隊互相稽核與討論或是外部專家之審核意見，亦是一種不錯的檢討與評估之方式。

## 一、自我評估是否提問是個恰當的問題？

我們是否已經提出任何臨床上重要的問題？我們所提的臨床問題是目前單位中的相對重點問題嗎？我們的臨床提問是否找出知識建構不足所在？或是知識與實際操作有差距？提出的臨床問題是我們護理人員的職責範圍嗎？提出的臨床問題，我們有辦法可以讓自己找到解決的方法嗎？這個臨床提問是否已經有人提出過？或是我們是否有一些替代方法保留我們的所有問題，排定優先順序以便日後一一回答？

## 二、搜尋實證文獻的過程是否完整？

我們有盡力搜尋各種可能的資料庫嗎？我們是否在護理實務工作中找出現有的最佳證據來源？我們是否有正確使用的搜尋管道並找到我們的護理實務工作所需之最佳證據？我們是否變得更有效率搜尋各種適切回答臨床問題的研究類型之文獻？我們是否搜尋過多個資料庫？在搜尋資料庫時時，我是否使用 truncations、Booleans、MeSH headings、thesaurus、limits 及 intelligent free text 等進階功能？是否搜尋灰色文獻（grey literature）？與圖書館員或其他熱衷於提供病人現有最佳實證照護的同事相比，我的搜尋能力如何？

## 三、評讀文獻的過程是否嚴格中肯？

我們是否選擇正確的評讀工具進行評讀？我們是否已經熟習評讀工具中的各個重要項目？我們是否正確且完整嚴格評讀實證文獻的品質與證據等級？我們是否在應用嚴格評讀的指引時變得越來越簡單？我們變得可以更正確、更有效率地使用一些嚴格評讀的測量工具，例如，計算相似比（likelihood ratio）、益一需治數（NNT）等？我們越來越精準及有效率地調整一些嚴格評讀的測量值？我們是否妥善地製作一些評讀表格與摘要說明？我們是否能綜整這些文獻的實證建議？

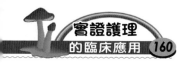

## 四、實證運用時的過程考量是否周延？

　　為了適用於我的病人，以 GRADE 整合實證文獻證據所提出的實證建議等級，檢視這些建議是否適合病人的情境？我們是否已經盡力將嚴格評讀的結果融入實務中？我們是否可以解釋或是解決各種處置決策可能的爭議？如果將依據證據建議，改變醫療實務習慣時，我是否能夠找出改變可能面臨的阻礙及促進因子？ 針對我已經確認出的阻礙，團隊成員是否認同？是否可以釐清出我們有能處理的以及非我們的職責範圍的？我們是否可以擬定出一套解決創新策略？透過團隊腦力激盪，SWOT 分析的內涵，策略性思考，找出改創新變革執行此改變計畫時，我是否已經完成所有的檢查？檢視我的護理評估、護理診斷、護理措施或技術，或其他運用時應具備的溝通會談，以及實證文獻中特定的知識與技能？例如：鬆弛技巧與分散注意力等認知行為策略；團體治療、動機式會談、家庭賦權等諮商技巧；拍背、俯臥、鈕扣式穿刺等護理技術，以上皆具有非常優良的實證等級，但是護理人員卻不見得有能力真正在臨床上執行。病人與家屬的價值觀是否被尊重？是否清楚解釋益處與害處，讓病人與家屬分享決策過程？檢視單位的準備度，人力、物力、器材等等是否足夠？如何運用實證資料以及其對於臨床結果的影響？我是否有考量到此創新改變的持續性？

　　最後當此項改革已經變成醫療照護的習慣與常規，我們仍應該持續稽核此改變的落實程度？有無需要連帶一起進行改革的其他問題？並發展出未來需要繼續解決的臨床重要問題的清單。

## 叁、建立跨專業團隊評核機制

　　醫療院所提供的服務應該是以病人為中心，跨團隊的合作是相當重要的。因此，在評估醫療照護成果的過程中，不應該僅是以護理的觀點為主，理應以病人為中心，並考量醫療團隊的利弊得失，以及整體上對機構大環境的衝擊與影響，建立全面性的跨專業團隊的定期評核機制。

## 第二章　何謂成果評估

　　Melnyk 與 Fineout-Overholt（2005）曾說明結果評價是實證護理的最後重要步驟，目的是試圖解釋實證護理運用後之結果，並評值所實施的文獻綜整之實證證據（介入）的結果。成果指標測量的項目可能是心理方面(提升生活品質、改善病人的認知、減少抑鬱和焦慮症狀)、生理方面（改善健康相關指標、減少併發症），或身體功能改進（身體活動、運動能力）。除了針對病人或是家屬之個人層面的測量，亦可以透過同儕評審、外部稽核，或者甚至是自我反思可能會發生的過程評價和結果評價。根據取得的成果類型，它可能會比較在本地、地區、國家或國際層面上具有相似結果的研究成果。

　　實證護理的臨床運用之成效該如何評估是許多實證護理專家極大的挑戰，以護理人員執業範圍以及角色與功能來建構臨床上病人與家屬的成果，才能展現護理專業對病人與家屬的實質貢獻，以病人為中心的跨專業團隊之實證照護之下，護理專業人員宜審慎選擇適切的成果指標，並反思此成果指標是否是護理專業的執業範疇？是否能創造顯著良好的病人與家屬之健康成果？以及對組織機構是否更有益處？

### 壹、健康服務品質指標

　　我國健康服務品質政策資訊會研擬各項健康服務的指標，醫療品質測量指標是用來協助測量或量化健康照護的過程、結果、病人感受及組織結構的工具。此工具也可用於測量有關於提供高品質健康照護或品質目標達成的系統效能。而這些品質目標則包含有效性、安全性、效率、病人為中心、公平性與即時性（健康服務品質改善資訊平台，https://hcqm.mohw.gov.tw）。當機構在研擬改善健康服務之品質指標時，宜考量此指標的重要性（Impact / Importance）、可改善性（Improvability / Actionability）、相關性（Relevance），以及科學證據（Evidence Hierarchy）。衛生福利部健康服務品質政策諮詢會定期

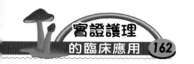
發展、檢視與修訂國家級健康照護品質指標，由各政府部門共同完成。其次，健康服務品質政策辦公室負責整理相關候選指標之定義與屬性面向，邀請各領域專家依指標優先順序並排序，以評選前 10 項優先推薦項目。目前健康服務指標的範疇大致上為病人安全、急重症照護、醫療技術利用、預防保健服務、心血管疾病、中風照護、糖尿病照護、婦幼健康、呼吸道感染、服務人力、長期住院、門診利用、消化性潰瘍照護、癌症照護、院內感染與術後併發症控制等等。健康服務品質指標雖然應該是一樣的，例如：各種治療（介入）相關的死亡率、合併症、發病率或是復發率，以及治療或是介入所需花費的時間、人力與金錢等等，應該都是一樣的。但是不同專業的醫療人員可能會關心不同的成果指標（見表一），即使各領域專業人員有其專業範疇中較為關心的議題與評值的成果指標，但是大家共同的目標都是病人的健康成果，目前醫院普遍定期監督的醫療品質指標常是共同的，需要跨專業領域的專業人員共同合作完成，例如：感染率、跌倒率、再住院率、住院天數、死亡率等等（Crawford, Skeath, & Whippy, 2015）。各種指標的屬性可以分為：結構指標、過程指標、結果指標，以及醫療利用率等，醫療機構可以依據自己的組織脈絡，研擬極需改善的重點指標。

## 貳、護理照護的成果指標

護理專業為健康服務與醫療團隊中重要的一員，以病人為中心的跨專業團隊護理照護必須有護理人員的積極參與投入，護理人員是促進健康照護品質與病人安全的重要專業人才（Mitchell, 2008），護理界也應發展護理引領的成果指標（nurse-lead outcome indicators），美國護理學院健康品質專家小組（American Academy of Nursing Expert Panel on Quality Health）主要是專注於發展高品質護理相關的正向指標：例如達到適切的自我照護、展現健康促進行為、良好的健康相關生活品質，以及各種症狀管理的標準等等。但是負向指標則有死亡率、罹病率以及各種不良事件等，被認為是需要各專業人員的共同努力之

指標，是屬於國家級的健康照護指標，美國護理學院健康品質專家小組並未納入。加拿大的安大略護理學會（Registered Nurses' Association of Ontario, RNAO）亦成立護理品質指標的報導與評值（Nursing Quality Indicators for Reporting and Evaluation, NQuIRE），NQuIRE 收集、分析和報告各種護理敏感的指標之比較數據資料，以反映結構、過程和運用實證護理指引的成果。

表一　以病人為中心的跨團隊實證照護各專業角色之成果指標比較（舉例）

| 專業角色 | 專業特色 | 過程指標 | 成果指標 |
|---|---|---|---|
| 醫師 | 診斷與治療疾病 | 復發率<br>罹病率<br>治療或是介入所需花費的時間<br>治癒率 | 死亡率<br>感染率<br>壓瘡率<br>傷口癒合率<br>跌倒率<br>存活率 |
| 護理師 | 健康問題的發現與護理照護 | 知識態度<br>自我效能<br>憂鬱焦慮<br>社會支持<br>家庭功能 | 生活品質<br>身體功能<br>症狀徵象<br>身心適應<br>自我管理行為<br>健康促進行為 |
| 藥師 | 臨床藥物諮詢 | 藥物副作用 | 治癒率<br>藥品成本 |
| 呼吸治療師 | 維護呼吸功能 | 血液含氧濃度 | 呼吸功能 |
| 營養師 | 營養諮詢與衛教 | 營養知識態度<br>飲食習慣 | 營養狀況<br>營養相關血液生化值 |

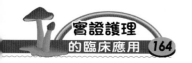

2004 年，美國國家品質論壇（National Quality Forum, NQF）透過其共識標準的過程，贊同在評價護理敏感護理中使用 15 國家標準。現在，這些標準被稱為 NQF15（Kurtzman & Corrigan, 2007），美國國家數據庫研究人員利用其護理敏感的成果措施，以展示推廣護理促進優質病人照護的護理價值與成就。以下舉例說明護理照護品質指標：每位護理師照護病人的護理時數、病人跌倒率（跌倒受傷率）、兒童疼痛評估處理與再評估的循環、壓瘡盛行率（社區、醫院、機構）、精神科身體／性暴力率、護理師教育程度與證照比率、護理師工作滿意度調查、職場環境調查、混合照護模式的護理時數、護理人員離職率空缺率、院內感染率、尿管有關泌尿道感染、中心導管的血流感染、呼吸器相關的感染等等都是與護理較為相關的健康服務成果指標。

因此，護理專業以實證為基礎的臨床應用時，適切選擇護理引領的成果指標，依據臨床提問 PICO 中的成果指標以及文獻中實證建議的成果指標，選擇適合的成果指標測量方式，最後依成果指標分析護理的成效，以展現護理專業人員共同改善健康服務所做的貢獻。

## 第三章　成效分析的方法

成本利益分析（Cost-Benefit Analysis, CBA）是指在經濟分析中，將臨床治療或干預的效益轉換為金錢，並進一步比較可獲得之利益最高者，一般而言，預防性的干預較可能做到 CBA 分析。成本效果分析（Cost-Effectiveness Analysis, CEA）指在經濟分析中，比較各不同的治療選擇間，所多花費的成本是否值回臨床上的效果。

醫院管理組織層級除了會關心國家級的醫療品質指標之外，一般也會關心成本效益。在健保資源有限的狀況下，如果每一項臨床問題都要花費許多預算、時間、人力，對於真正需要的臨床問題則反而出現分配不均的問題。依據實證證據，作為醫院決策的時代來臨了，任何臨床決策改變都需要同時考慮實證證據以及成本效益。

　　所謂成本效益，應該包括花費的時間、金錢、人力、器材等等的「成本」，以及所可以得到較佳的病人健康成果、省下的時間與人力等等「效益」，而成本效益分析近幾年才開始獲得重視，實證護理的臨床運用並非只要健康照護成果變好即可，更應該考慮需要的成本，以及所產生的效益之間進行深入分析，以作為全面性推動與改變的參考。因此，各層級的單位或是機構在擴大影響層面，要推廣到更多的病人或是單位時，都應該學習在進行實證護理運用時，同時進行成本效益分析。以下簡單介紹成本效益分析的注意事項：

1. **建立成本及效益分析的指標與機制**：推動實證護理的過程中，務必同時將成本效益的分析放入運用的成果分析之中，以作為臨床決策的參考依據。機構也可以自己建立各項品質成果指標與成本效益的資料，以利推動實證護理前後，蒐集現存機構內的資料進行分析。

2. **建立機構定期稽核與評核標準**：建立計算成本效益分析之稽核與評核標準的方式，製作表單、決定要蒐集的成本包括哪些，例如照護時間、耗費的器材或衛材花費之經濟分析、介入措施所需的人力等等勞務計算。也必須決定蒐集資料的時間、次數與多久的資料，以便進行分析。

3. **分析各種變革權衡利弊得失**：臨床決策常是件艱辛的事情，最小成本分析（Cost-Minimization Analysis, CMA）在經濟分析中，當療效沒有差別時，由不同的治療方法中選擇成本最低。然而單看一個健康照護成果改善，實難以做決定的，但是要成果好，又要省錢、省時間、省人力，其實也不一定是最好的決定。每項決策都應該思考此項介入措施替病人／家屬所帶來的利益，是否超過施行該介入所涉及的危害、成本，以及／或是所導致的不便之處。

　　因此，最後的臨床決策仍應該考量3個"E"——Evidence（證據）、專長（Expertise）以及病人的期望（Expectation），透過分享決策過程與病人及家屬共同討論。如果是整個機構的政策改革，則需要跨單位、跨專業間討論與分析權衡利弊才能定奪。實證護理在定義中即已

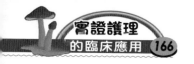

經說明提供最佳照護（best practice），有時候並不一定最高實證等級的建議就是病人需要的。最近常聽到許多護理人員在討論如果發燒用「冰枕」比不上使用退燒藥，也必須考量發燒是否在寒顫階段，甚至就全面不採購冰枕了。然而許多父母仍習慣使用冰枕讓孩子感到較為舒適，因此，主觀的病人感受實為重要。護理措施的施行，除了客觀成果指標的改善之外，更應該考量病人的主述的成果指標（Patient Reported Outcomes, PRO）。

近期成本效用分析（Cost-Utility Analysis, CUA），可視為成本效益分析的方法之一，在效益的比較時，進一步比較其臨床效果及生活品質方面的結果。通常以品質調整生命年數（Quality-Adjusted Life Years, QALY）作其分析比較基準，也就是測量對病人的生命餘年及其生活品質（QALY）包括生活自理程度及有無干擾生活之症狀等之改變程度。在成本效益分析中，其主要的成效是以貨幣價值為主，其目標則是分析健康所付出的成本是否高於獲利，或正好相反。在經濟面評估的常用測量工具，分別是實付成本、效能測量工具、營利性的成本對成效比，以及不確定因素的程度。是一項護理人員未來也應該學會的一種分析模式，以利進行政策改革時的重要參考依據。

Nixon 等人（2004）發現系統性文獻回顧者在核對、評讀並統整經濟面之實證，以協助在多重選擇中作抉擇時，所面臨之各種選擇所需之成本，在健康照護措施的經濟面評讀中，已發現目前研究報導品質及研究的方法上仍有相當大的缺口，相關文獻甚少，實為未來應努力發展的方向。

## 第四章　運用實證實務提升照護品質與安全

　　運用實證為基礎的護理照護（Evidence-Based Nursing, EBN）以及品質與安全提升 （Quality and Safety Improvement, QSI）是一體兩面、相互為用的，也是 5A 實證運用最終的目標。以實證為基礎的最佳建議之照護方式能將知識轉譯成最新的創新改革落實實務，以利照護品質與安全的確保與提升；相對地，要提升照護品質及安全需要有最佳的實證證據為依據。實證實務的重點是：「做對的事情」，而品質提升則較著重於：「把事情做對」，整合起來就是：「把對的事情做對」。因此，透過推動實證護理臨床應用是驅動機構不斷地檢討各項照護品質成效之過程，機構須力求面對臨床問題、搜尋實證文獻、積極策畫改革策略，以維護病人安全提升醫療照護品質，最終將最佳實證的建議融入常規護理臨床照護工作中，才是我們積極推動實證照護的目標。以下是系統性推動運用實證改善護理照護品質與安全的建議步驟（Scott & Phelps, 2009）：

### 一、釐清機構內臨床實務中與護理照護相關的潛在需要改善品質之議題

　　成立照護品質工作小組，系統性分析機構中極需提升的重大健康議題，也許是成本需求較高的問題，也許是容易造成高風險的問題，也許是普遍各單位都存在的問題，或是大家都不清楚、不確定該如何解決的問題。可以透過醫院中現有資料庫的品質成果指標之數據分析、各層級護理人員檢討討論會腦力激盪，或是實證護理讀書會中搜尋重要期刊文獻的護理新知等等方式，凝聚團隊的共識，找出去需要改革的具體實務工作中的問題。有時候大家都說找不到問題耶？唯一旦深入討論後卻發現問題重重，此時需要腦力激盪的小組討論排定優先順序，以利團隊順利協調合作。

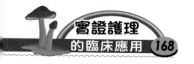

## 二、搜尋文獻制定理想的照護標準

　　工作小組依據機構的整體利益或是與評鑑所需的品質指標有關的重大議題，建立預計解決之重要問題的共識後，接著則是需要廣泛地搜尋文獻，包括國際上相關的實證照護指引、最新系統性文獻回顧、嚴謹的臨床對照試驗，以及其他的前瞻性或是回溯性的世代研究等等品質良好的研究文獻，統整研究文獻形成整合性知識（integrative knowledge），機構可以統整實證建議透過專家座談會整合意見，獲取跨團隊間的共識，依據機構的環境條件，發展符合在地化的臨床照護指引（Clinical Practice Guideline, CPG），或是形成標準照護流程，或是制定新的護理指導教材等提升醫療品質與安全的創新改善計畫。

## 三、確立改善照護品質的成果指標測量方式

　　依據研擬的臨床照護指引、標準照護流程、護理指導教材等創新改善計畫，訂定結構、過程與結果之成果指標，尋找適切的護理照護成果指標或表現的測量方法，此測量成果指標的工具也許是二元變項的（死亡率、感染率、罹病率、再返診率、跌倒率……等等），或也許是連續型變項的（生活品質、慢性疾病病人的認知、抑鬱和焦慮等症狀），或是各種改善生理方面的成果指標（改善健康、減少併發症）等。機構亦可以設計收集、分析與通報之成果指標，包括結構指標、過程指標、結果指標，以及醫療利用率等，可以運用稽核的檢核表格，也可以直接在護理資訊系統中建置系列的收集成果指標於系統之中。在創新改善計畫推動之前宜建立基礎成果指標的測量，以作為日後比較之基礎，有時候某些成果指標是機構的資訊系統或是護理紀錄中已經固定測量的資料，則可以回溯性方式蒐集過去的資料建立基礎測量的資料。

## 四、確立各項照護品質提升之策略

　　實證的臨床應用最重要的是在地化的實踐，然而各機構的環境條件皆不一樣，工作小組可以依據實證建議討論共識、共同思索提升

品質的創新改善計畫的具體策略，跨專業團隊分工合作將執行策略分層負責具體實施，確認機構內部阻力與助力，針對自己機構的特性與文化，選擇、改編並描繪出可以達成預期目標的策略，仔細規劃推行的步驟；需要疏通的單位與人員，是否提供必要的解釋說明或是教育訓練，並反覆檢視計畫的實施步驟是否完善？是否不足？也許新的介入措施或是治療方式與過去不同，實行計畫時需要先進行小型研究試驗，務必先申請人體試驗委員會的同意，符合護理研究的各項倫理原則：知情、行善、自主、不傷害。所有的創新改善計畫都是假設為病人與家屬更好的照護品質，但是仍需要獲得告知並獲得他們的同意。小型試行研究計畫若發現對機構的確有實質上的益處，成本效益分析也是利大於弊，則可以重新再檢視試行計畫實施過程中的實踐過程有無缺失，依據這些缺失持續漸行改善與修正，並再次取得跨團隊的共識。

## 五、施行及散播品質提升策略

接下來則應該擴大影響層面，獲得更多機構內各層級的認可並形成政策，工作小組需要積極投入時間與體力，向全機構的相關人員解釋說明，並給予指導，最迫且的是大家都須認為此改善計畫是重要的、有意義的，參與改善計畫是顯示護理專業的價值與貢獻，唯有激勵全體護理人員主動參與改善、積極執行改善計畫，未來預期的成果才是可以期待的。在執行過程中，一定仍會有些不同意見，或是發現窒礙難行之處，工作小組宜有輔導機制，傾聽基層人員的心聲，了解問題所在，除反省檢討計畫之執行程序，最重要的是提供必要的教育指導、學習輔導，以及專業支持。

## 六、評值改變成果並調整策略

依據改善計畫的預畫時間甘梯圖，定期蒐集過程指標與成果指標，定期將資訊整理分析，評值改善計畫的成效，統計分析各項指標

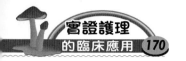
的前後測量差距，如果有對照組，則統計分析參與改善計畫的病人與家屬在各項成果指標的變化是否顯著優於對照組，如果是改善護理措施的介入之治療型的問題，則必須考慮分析時是運用所有原始參與者的意圖分析（intention-to-treat），還是僅分析完成計畫的人（per protocol）。工作小組仍應持續檢視是否有偏離值（outlier），並分析其原因。反思過程中實施的程序上是否有意想不到的阻礙而影響結果，持續調整實施策略，並建立自我檢核機制，反覆實施計畫與評值的循環。

　　提供高品質的醫療照護之臨床決策是醫療照護團隊的重要考驗，在日新月異的科技新知不斷進步的時代裡，唯有持續不斷的創新改善，搜尋最新研究文獻形成實證建議，將之落實在常規的臨床實務之中，才是真正縮短實證與實務之差距的最終目標。許多醫院每年進行非常多的研究，但是能落實到每日工作中的卻是鳳毛麟爪。機構建立學習型組織以及提升績效的監督系統，確認機構中品質、安全、服務及效率之績效與預期目標間的差異，持續檢討改進以完成不斷進步與改善的機構文化，機構可以參考美國 Kaiser 醫療集團透過 6 項措施來完成此目標：(1) 即時分享績效數據；(2) 鍛鍊問題解決方法並積極依據實證提供健康照護；(3) 投入人力並分享實證應用之知識；(4) 賦予領導架構、信念與行為；(5) 建立內部與外部稽核基準之評價機制；(6) 分享技術知識，上下與垂直整合機構的方法推動多重複雜的改善策略。美國 Kaiser 醫療集團評估 2008 年 1 月至 2009 年 9 月實施改善計畫的成效，結果 22 家醫療中心的成果指標中的特定能力提升 61%，而有 84% 的處使計畫成功完成，且極為節省成本，每投入一美元，估計可以回收 2.36 美元的盈餘，更重要的是依國家與當地的醫療策略調整優先順序、妥善充足地安排計畫活動的時間、整合專家意見與支持系統、工作小組與臨床照護提供者間的合作無間等等因素，讓該醫療集團成

功的改善機構的照護品質、安全、服務與效率等績效。因此,各機構建立支持實證的支持型組織文化,透過實證照護(EBN)持續改善醫療照護品質與安全(QSI),隨時更新機構重要護理照護實務的議題,定期檢討各項護理引領的健康照護成果指標之績效、發展護理相關的實證品質及安全提升改善計畫的檢核單,定期監督與稽核,整合內外在資源上下與垂直的溝通協調,建構主流創新的組織文化,落實實證護理實務融入常規的臨床照護(Schilling, Deas, & Jedlinsky *et. al.*, 2010)。

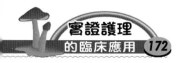

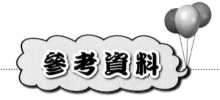
參考資料
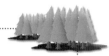

Alan Pearon, John Field, Zoe Jordan. (2012)。護理與健康照護之實證基礎的臨床應用：洞悉研究、經驗與專家意見（穆佩芬、蔡淑鳳、石曜堂審閱；蔡淑鳳譯），臺北：台灣愛思唯爾。（原作出版於 2007）

Bloom M, Fischer J, Orme J. (2009). Chapter 21 Evidence-Based Practice. In *Evaluating practice: Guidelines for the accountable professional* (6th Ed.). Boston: Allyn and Bacon.

Brown, S. J. (2014). Evidence-based nursing: The research-practice connection. (3rd eds). Norwich, Vermont: Jones & Bartlett Learning.

Crawford, B., Skeath, M., & Whippy, A. (2015). Multifocal Clinical Performance Improvement Across 21 Hospitals. J Healthc Qual., 37(2): 117–125. doi: 10.1111/jhq.12039

Melnyk, B. M., & Fineout-Overholt, E. (2005). *Evidence-based practice in nursing & healthcare: A guide to best practice.* Philadelphia, PA: Lippincott Williams& Wilkins.)

Nixon ,J ., Duffy, S. et al.(2004) The usefulness of the NHS Economic Evaluation Database to researchers undertaking technology assessment reviews. International Journal Technology Assess Health Care, 20(3):249-57.

Mitchell, P. H. (2008). Defining patient safety and quality care. In Hughes, R. G. editor. Patient Safety and Quality: An Evidence-Based Handbook for Nurses. USA: Agency for Healthcare Research and Quality.

Montalvo, I., (September 30, 2007). The National Database of Nursing Quality IndicatorsTM (NDNQI®)" OJIN: The Online Journal of Issues in Nursing. 12(3), Manuscript 2.

Sharon E. Straus , Paul Glasziou, W. Scott Richardson, R. Brian Haynes. (2012). 實證醫學：臨床實務與教學指引第四版（陳杰峰、王慈蜂譯），臺北：台灣愛思唯爾。（原作出版於 2010）

Schilling, L., Deas, & Jedlinsky, M. et. al., (2010). Kaiser Permanente's performance improvement system, part 2: developing a value framework. Joint Commission journal on quality and patient safety / Joint Commission Resources, 36(12):552-60.

陳杰鋒、羅恆廉、郭耿南、譚家偉（2011）。實證醫學於臨床之發展與應用，*醫療品質雜誌*，第 5 卷第 6 期，24-29。

陳玉枝、湯麗君、周幸生（2013）。如何在醫院推行實證護理實務，*護理雜誌*，60(5)，25-29。

實證醫學知識網，採自：http://imohw.tmu.edu.tw/ebm-learning/glossary-of-clinical-terms。

第 **8** 單元

# 實證護理之推廣與發展

**學歷**　美國杜標克大學碩士

**現職**　台灣長照護理學會名譽理事長
中華民國護理師護士公會全國聯合會監事長
財團法人護理人員防疫基金會董事長
臺灣海峽兩岸醫事交流協會副理事長
臺北醫學大學護理學院名譽教授
衛生福利部護理人力諮詢會委員
衛生福利部專科護理師諮詢會委員

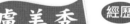

**經歷**　中華民國護理師護士公會全國聯合會理事長
行政院長期照護保險推動小組委員
臺北醫學大學護理學系教授
臺北醫學院護理學系系主任
臺北醫學院附設醫院護理部主任
臺北醫學院圖書館館長
臺北醫學院教務長
臺北醫學大學醫務管理學系系主任暨研究所所長
臺北醫學大學副校長
臺北醫學大學護理學院院長
考選部專技人員高等暨普選考試典試委員
財團法人醫院評鑑暨品質策進會董事
台北市護理師護士公會理事長
中華民國護理師護士公會全國聯合會常務理事兼
　　　護理研究發展委員會主任委員
台灣護理學會常務理事
　　　兼編輯委員會、護理行政委員會主任委員
台灣護理學會監事 / 常務監事 / 監事長
財團法人厚生基金會董事
教育部大學校院評鑑委員

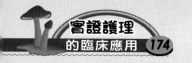

## 第一章　創造實證護理文化

### 前　言

　　過去絕大多數護理人員係依據護理教科書和資深護理人員的指導，以所汲取的工作經驗提供臨床照護，但隨著醫療科技的進步，以及消費者對高品質醫療照護的要求，護理人員必須要能從龐大的醫學和護理資料庫中過濾出值得信賴的照護方法，也就是最佳的文獻證據（evidence），再以護理人員累積的臨床經驗（experience），並與病人的偏好或期望（expectation）的 3E 整合（圖一），以為病人提供最適切的護理照護，才能滿足病人的期待。美國醫學研究院（Institute of Medicine, IOM）早就積極倡導實證醫療照護（Evidence-Based Medicine, EBM），並提出願景，期許 2020 年時，美國 90% 的臨床決策都能有精確、最新且相對最佳的科學證據，作為臨床照護的依據（盧，2018；IOM,2014)。因此，提供以實證導向的臨床照護已是醫療照護趨勢，護理教育應率先將實證護理納入護生必修課程，護理界應積極帶動實證護理研究及臨床運用，而各醫療機構也應提供培養護理人員實證護理能力的環境，營造實證護理的文化，以提升整體的照護品質（許、謝、黃，2015）。

Individual Clinical Experience

Patient values & Expectatuions

EBM

Best External Evidence

**圖一：以 EBM 為基礎的 3E 整合架構**

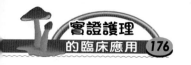

## 壹、文化與組織文化的定義

### 一、文化

　　文化的概念來自人類學，是由特定群體所培育出來的共同價值觀、共同信念以及特有的行為模式，其可用來應付組織外在適應與內部整合的問題。組織必須有計畫地傳授給員工，並持續不斷的修正員工的知覺、思考及感覺方式才能達成（盧，2008；Schein, 1993）。

### 二、組織文化

　　組織文化是組織共有的態度，是組織在學習處理外在適應與內部整合問題時所創造、發現或發展而來的一套規範或準則，且已獲得組織內部員工的共認並遵守，是組織內各員工所互相認同的一些信念、行為和認知方法。其可以是抽象的價值觀、認知模式，也可以是具體的行為表現。也可視為是組織內員工共享的價值觀、原則、傳統與做事方式，其會影響組織內員工的行為和組織績效（李，2009；蘇、林、王，2014）。

　　總而言之，組織文化是組織學習的結果，組織文化能提升組織的競爭優勢，也可作為組織的控制系統和人力發展與策略表達的工具，因此，組織文化也是引領組織行為的基礎，組織文化一旦形成，將會持久，不會輕易改變（吳，2009；盧，2008；Schein, 1993）。

### 三、醫療機構的實證文化

　　回顧國內外與組織文化相關的研究發現，當組織泛指企業或醫療機構時，組織文化亦可能為企業文化或醫療機構文化（陳、陳，2010）。醫療機構的實證文化係指醫療機構員工，為提供優質的醫療照護，共同學習以實證為基礎的實證醫學、實證護理、實證藥學以及實證管理等，所培育出來的共同價值觀與信念，並實際運用於病人的照護與管理上（郭等，2011；Domenech Rodriguez, Raumann & Schwartz, 2011；Potworowski & Green, 2012）。本文僅將重點放在實證護理範疇上。

## 貳、組織文化的類型

組織文化的類型頗多，特選擇下列 3 種分類法，分別介紹於下：

### 一、Wallach 的組織文化類型

Wallach（1983）將組織文化分為下列 3 種並獲得 Chen（2004）與 Lok 和 Crawford（2004）的支持，其獨特內涵簡介於下：

（一）官僚型文化（bureaucratic culture）

組織結構和權責規範明確，將工作內容標準化，主管嚴格控制，行事謹慎，主導權掌握在主管手上，員工遵從各項規定，讓組織在穩定中發展。

（二）創新型文化（innovative culture）

組織重視員工創新性，以因應外在競爭的環境，會尊重員工個人的獨特性並鼓勵員工勇敢接受挑戰，亦容許員工冒險進取，以獲取較佳的績效表現。

（三）支持型文化（supportive culture）

組織採取開放的態度，高度支持、關懷及信任員工，讓員工參與決策，重視與員工的人際關係及員工的福祉。

### 二、Sethia 和 Glinow 的組織文化類型

Sethia 和 Glinow（1985）將組織文化依照對員工關懷和對績效重視程度區分為下列 4 種：

（一）關懷的文化（caring culture）

比較關懷員工的需求，對組織績效的要求則較少。

（二）冷漠的文化（apathetic culture）

對員工的關懷和對績效的重視程度都不高。

（三）苛求的文化（exacting culture）

重視組織績效，較少關懷員工的需求。

（四）統整的文化（integrative culture）

不但重視員工的需求，也高度要求員工的工作績效。

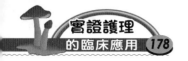

## 三、McShane 的組織文化類型

McShane（2000）將組織文化分為下列 4 種：

### （一）控制型文化（control culture）

由資深管理者控制，維持工作場所的秩序及大部分的決策，員工必須遵從組織的規定。

### （二）績效型文化（performance culture）

重視個人和組織的績效，對員工的服務流程保持高度尊重，鼓勵員工持續地尋找方法改善工作效率，高績效的員工其薪資也高，每位員工都很規律的執行其份內工作。

### （三）關係型文化（relationship culture）

重視員工的權益和福祉，以團隊合作方式一起工作，領導者公平對待員工，而且協助員工克服所面臨的困境，努力讓員工快樂的工作，員工之間也會彼此互相關心。

### （四）回應型文化（responsive culture）

組織重視與外在環境的互動，掌握競爭優勢，領導者和員工都能傾聽顧客的需求。員工也快速地適應新的工作要求，以滿足顧客的需求，並快速回應競爭者的威脅。

目前臺灣各醫療院所的組織文化趨近於苛求、控制和績效文化之間，員工之間仍有某種程度的疏離感，彼此互相關懷的程度仍有待加強，若能塑造支持型、統整型、關係型以及回應型文化，將更能提升在全面引進實證照護實務期間醫護人員的工作士氣與學習興趣，以因應外在環境的競爭威脅，創造競爭優勢，進而提高營運績效。

## 叄、影響成功推動實證護理的因素

許、謝、黃（2015）的研究顯示，實證護理應用的最大阻礙包括「困難理解研究文章」、「缺乏嚴謹評讀或整合文章的技巧」以及「缺乏對電子資料庫的理解」。

而根據 Alleyne 與 Jumaa（2007）、Fleiszer 等人（2015）的研究

結果，發現很多護理主管缺乏推動實證護理的知識和動機，不知道應如何將實證研究結果導入臨床護理服務中，有些護理主管雖然贊同推動實證護理，但領導風範和視野不夠寬廣，對護理人員的衝擊與挫折，缺乏策略和方向，無能力提供支持並協助克服。有些則是行政部門不願支持，為此，多位實證護理專家共同強調要成功推動實證護理應強化護理主管以實證為基礎的領導能力，善用醫療機構的行政資源，並營造實證護理的文化，將採用「最佳實證指引」列為單位第一優先要務，提供高品質、安全和有效的護理照護，並因應外在環境的競爭與威脅，以維持或創造競爭優勢。

　　Rycroft-Malone & Bycknall（2010）和 Sandström 等人（2011）認為應將影響因素和因應策略轉化成理論架構（圖二），茲簡要說明於下：

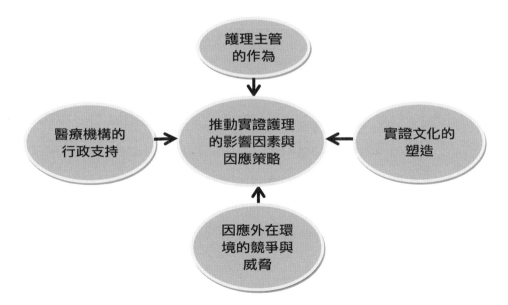

圖二：推動實證護理的理論架構

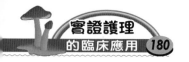

## 一、護理主管的作為

(1) 護理主管應誠懇宣示將全面推動實證護理計畫。

(2) 護理主管應扮演支持者角色，隨時給予鼓勵與支持，與護理人員溝通，用心傾聽其所面臨的困難和挫折，並設法協助解決。

(3) 舉辦實證護理教育訓練，帶領大家共同學習，並作為角色模範。

(4) 建立回饋制度，提供獎勵，引發願意改變的正向趨力和學習興趣。

## 二、醫療機構的行政支持

(1) 爭取行政部門的支持，包括人力、物力的支援。

(2) 修訂相關政策和制度，使更具彈性。

(3) 遴聘實證護理專家提供訓練和輔導。

(4) 給予公假閱讀實證研究報告。

(5) 舉辦成果分享會，並給予實質獎勵。

## 三、實證文化的塑造

(1) 肯定實證研究的價值。

(2) 提供實證護理的學習環境。

(3) 提供創新的承諾。

(4) 確保實施過程順利進行。

(5) 將實證研究結果運用於臨床護理照護。

(6) 將研究參與和貢獻納入績效考核。

## 四、因應外在環境的競爭和威脅

目前醫療機構間競爭非常激烈，很多醫院都已在推動實證醫學與實證護理，試圖以最佳實證指引，提供病人高品質而且安全的醫療照護服務，並已建立口碑，若院方和護理部不準備跟進，可能會喪失競爭優勢，造成病人流失。因此，護理主管應爭取院方的支持，積極進行實證護理的標竿學習，以迎頭趕上，維持並創造競爭優勢。

肆、強化實證護理文化的策略

　　McShane（2000）認為塑造和強化組織文化的策略包括下列 5 項，茲將其引用於醫療機構實證文化的塑造（圖三）。

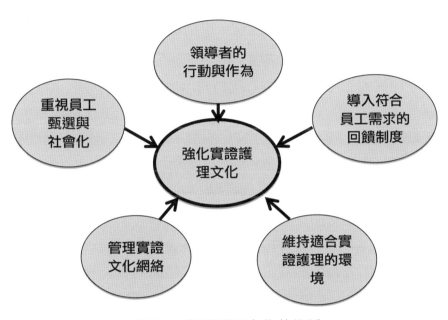

圖三：實證護理文化的塑造

## 一、領導者的行動與作為

　　組織文化通常係由組織的創辦人和領導者所引領趨動，他們通常以個人價值觀建立組織系統和結構，並提供充滿希望的願景，讓員工有一強而有力的角色模範，並藉由溝通和設定未來的願景繼續強化組織文化。各醫療機構的院長和各單位主管若能將全院推動實證醫學、實證護理和實證管理等的願景公開與員工討論，並以身作則、採取行動，員工將會以實際行動追隨前進。

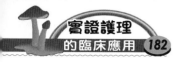

## 二、導入與員工需求一致的回饋制度

當回饋制度與員工的需求一致時，可強化組織的實證文化。各醫療機構的院長若能採取積極的支持型組織文化時，可提供更多以績效為基礎的個人激勵與回饋。重視員工的權益與福祉，提供員工更多的協助和鼓勵，帶給員工美滿的生活，從而激發員工的責任感，並致力學習以實證為基礎的醫療照護服務，以創新服務價值。

## 三、維持適合實證護理的環境

醫療機構的領導者若能用心維持符合實證護理的環境，持續與員工溝通，強化共有的實證照護核心價值觀，並避免工作負荷太重和過高的流動率，則可預防實證護理文化崩潰，維持員工適度持續的成長，以保持實證照護文化的完整性。

## 四、管理實證文化網絡

組織文化是學習而來的，必須建構一個有效的文化散播網絡。各醫療機構的領導者應指派資深的主管架構實證文化網絡，分享個人在實證照護學習與成長的經驗，並以電子媒體溝通實證照護之文化價值觀和信念，充分傳達其價值與意義，將更能強化實證照護文化的建立。

## 五、重視員工的甄選與社會化

醫療機構在甄選員工時，應特別注意員工個人價值觀與組織的相容性，以能快速融入實證文化為前提，在對新進員工進行實證照護服務社會化時，應讓員工學習醫院的價值觀以及期望的行為。

醫療機構在進行實證文化塑造時，可藉由舉辦共識營，以凝聚員工的共識，共識營通常分高階主管、中階幹部、基層員工以及高、中階與基層混合，4梯次舉行。

## 伍、創造實證護理文化的具體作法

隨著醫療科技的進步，以及醫療消費者對有效率和高品質醫療照

護的要求，推動以證據為基礎的實證照護，已是全世界醫療照護的趨勢，雖然醫護人員對實證醫學和實證護理的推動動機很高，但在推動上仍有許多個人和組織方面的障礙；例如在個人方面，包括缺乏實證護理導師和促進者；搜尋文獻及評讀研究的技能不足，缺乏自信，以及不知道如何運用於病人照護上等。在組織方面，很多醫療機構主管則因對實證照護的價值不了解，導致缺乏推動的興趣和動機，也不願意提供必要的支持與獎勵，因而造成推動的阻力。因此，若要能成功地塑造臺灣的實證護理文化，本人認為應由護理專業團體帶動做起，將採用最佳護理實務指引（Best Practice Buidelines, BPGs）列為首要目標，並將其視為護理標準，營造學習實證護理的氛圍，引導成為一種趨勢，並導入於護理基礎教育中，以及列入臨床能力進階訓練內容及通過門檻。

## 一、由護理專業團體領袖扮演發起人

　　既然實證照護已是全世界醫療照護的趨勢，護理專業團體領袖首先應塑造護理的願景，將發展實證護理列為未來願景之一，並擔任先鋒，以堅定的信念擬定策略計畫，並採取有效的行動，包括有計畫地舉辦實證護理研習會，普遍將實證護理的概念灌輸到所有護理人員的腦海中，並引發其學習動機。

　　為求快速建立護理人員實證護理的概念和能力，培育實證護理種子師資是非常重要的，有計畫的大量培育師資，可以快速在各醫療院所開班授課，讓更多的護理人員有能力參考最佳的科學性文獻證據，在嚴謹的評讀和判斷資料的可信度後，整合專家的意見和病人的期望，形成照護計畫並運用於病人照護，以減少護理照護過程的不確定感，提供以病人為中心的高品質照護（Alleyne & Jumaa, 2007）。

　　此外，為提供全國護理人員學習實證護理的可近性與方便性，應提供實證護理專欄，鼓勵護理人員應用實證護理的步驟，從臨床工作中尋找急需回答的問題，搜集最佳證據後嚴格評讀，結合個人專長和病人喜好的證據做出最佳的臨床照護決策，實際運用於病人照護後，

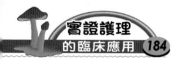

並評值其成效,最後並將結果整理發表,供大家參考。不過,因實證護理在臺灣仍在發展階段,在文章發表時,為更趨正確,宜由實證護理專家進行審閱並提出建議。護理師護士公會全國聯合會從數年前即開始培育實證護理師資,並在《全聯護訊》提供實證護理園地,分享實際應用之經驗,每期至少會刊出一篇,閱讀率非常高,以迅速普及實證護理的知識。

## 二、將「實證護理」列入大專院校必修課程中

每個護理院校若能將「實證護理」列為必修課程或融入各專業課程中,讓學生了解實證護理的價值和重要性,培養學生的實證能力,以便在臨床實習時能運用有系統的科學思考模式,來蒐集解讀和判斷病人所出現症狀的意義和重要性,在資深護理師的指導下,採用最佳護理指引(Best Practice Guidelines, BPGs),學習如何做出正確的護理診斷和護理計畫,並採取合適的照護行動,有效的解決病人的健康問題(Fleiszer, Semenic, Ritchie, Richer & Denis, 2015)。

**(一)教師在進行實證課室教學設計時,宜著重下列重點:**

(1) 促進學生之提出問題和問題解決能力

(2) 提升課室中教與學的品質,促進學生運用實證資料,並將其整合於照護中

(3) 選擇最佳的教與學策略,例如運用臨床案例教學

(4) 評值課程的成效,建議使用的工具,如 "Evidence-based practice Beliefs" 或 "Evidence-based practice implementation Scales"(Melnyk, Fineout-Overholt, Stillwill & Williamson, 2010)。

**(二)護生之臨床實習**

護生在臨床實習時,可教導其搜尋實證文獻資料,選擇一種實證護理措施,在同時考量病人的價值觀與期望後,運用於病人照護上,並說明此措施對病人照護的影響,臨床教師應鼓勵護生將實證護理融入每天的例行照護,透過體驗性學習並養成習慣,才能繼續提供以實證為基礎的護理照護。

　　傳統的護理臨床教學，大多運用護理計畫及護理概念圖做為臨床學習和效果之評量工具，實證護理的臨床學習評量也可沿用，以確認學生臨床推理能力。

## 三、將「實證護理能力」設計成臨床能力進階制度的能力指標

　　林口長庚醫院是臺灣最早實施護理能力進階制度的醫院，其對不同職級給予不同的在職教育和薪資報酬（楊，1986）。台灣護理學會也在 1992 年於行政院衛生署的委託下推動「基層護理人員臨床專業能力進階認證」，將護理專業能力分為 N1 至 N4 四個層級，每個層級皆訂有不同的發展計畫與訓練目標，以及能力要求。在晉升過程，除了臨床實務能力，教學能力和行政能力列入考量外，同時也要求 N1 至 N4 必須通過學術能力檢定，例如 N1 要繳交讀書報告，N2 則為案例分析，N3 個案報告，N4 專案報告。Steurer（2010）和 Martin（2008）強調具有實證護理的概念，可成為臨床照護決策的基礎，作為勝任專業的能力保證。確保所提供的照護是根據事實而非習慣，縮短理論與實務間的落差，更有助於護理專業的發展及照護品質的提升。Weng 等（2015）和 Warman 等（2016）亦提出臨床進階制度宜引進實證護理，重新設計訓練課程，以強化臨床實證的學術能力。因此，本人建議在我國目前的臨床能力進階制度中，能針對不同層級制定不同的實證護理能力要求（表一），以漸進性方式培養護理人員之實證護理能力（Critical Apraisal Skills Programme, 2013）。

　　臺灣護理學會亦響應上述倡議，於 2018 年 12 月 17 日正式發文給各相關機構和護理院校以及各層級衛生行政機構，表明「鑒於撰寫實證健康照護知識文章亦為基層護理人員之學術能力訓練之一，故於本會『基層護理人員臨床專業能力進階制度規劃指引』學術能力項目增列『實證健康照護知識文章相關之晉升要求』，以提供多元晉升方式（王，2018）」。在推動期間將採雙軌進行，讓護理同仁有充分時間學習應用後，再全面採用新的學術能力要求。

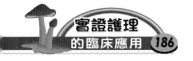
表一　各層級護理能力及培訓重點

| 層級／能力培訓重點 | 臨床實務能力 | 學術能力 |
|---|---|---|
| N1 | 1. 基本照護能力：<br>　常見疾病、檢查與治療之護理<br>　常用藥物與護理技術<br>2. 病人安全<br>3. 感染管制<br>4. 倫理與法律一般概念<br>5. 品質管理（Ⅰ）：<br>　認識品質概念並參與活動 | 1. 通過讀書報告審查合格<br>2. 實證護理文獻搜尋<br>3. 閱讀實證護理文章<br>4. 完成實證讀書報告 |
| N2 | 1. 重症病人護理能力<br>　● 重症病人護理<br>　● 困難病人護理<br>2. 醫療糾紛預防能力<br>　醫療糾紛案例討論<br>3. 品質管理（Ⅱ）：<br>　理解如何制定護理標準，並參與活動 | 1. 學習提問實證問題<br>2. 運用實證資料分析解決一項臨床問題<br>3. 完成實證案例分析<br>*4. 或通過 A 類「實證健康照護綜整文章」審查 |
| N3 | 1. 整體照護能力 ( 含身心靈照護 )<br>2. 臨床教學能力（含教與學）<br>3. 問題分析與處理能力<br>4. 品質管理（Ⅲ）：<br>　提出持續性護理品質改善之執行方法<br>5. 認識護理相關政策 | 1. 整合實證文獻資料<br>2. 分析及解決病人問題<br>3. 運用實證研究結果於病人照護<br>4. 完成具實證之個案報告<br>*5. 或通過 B 類「實證健康照護應用文章」審查 |

| 層級／能力培訓重點 | 臨床實務能力 | 學術能力 |
|---|---|---|
| N4 | 1. 特殊專科領域照護能力<br>　特殊領域專長訓練<br>2. 品質管理<br>　完成持續性護理品質業務改善之執行方法<br>　持續進行護理品質改善<br>　修正或創新照護流程<br>　創新護理技術或護理用品<br>3. 行政能力<br>　行政管理訓練(含成本分析概念) | 1. 研究能力<br>　● 研究方法學訓練<br>　● 實證研究訓練<br>2. 完成一篇護理實證指引或實證研究或以實證為基礎的專案報告<br>*3. 或通過 C 類「實證健康照護指引文章」審查 |

\* 為台灣護理學會於 2018 年 12 月 7 日公告之「基層護理人員臨床專業能力進階制度晉升要求」中，對「各層級學術能力」新增之要求。

## 結論

　　推動實證護理，並將其形成一種組織文化，而且要維持其持續性是一項挑戰，必須要有政府政策性規範和醫療機構的行政支持，以及專業團體不斷的強化，重視實證護理的價值。以實際行動辦理標竿學習、經驗分享以及實證研究獎勵等，才可能永續發展，而且不斷創新，在此，期許全國各醫療機構亦能積極建立跨領域的實證文化。護理實證文化之建立雖已開始啟動，但要成功的全面實行，仍需大家共同努力，讓我們共同朝向 A → A+ 目標邁進。

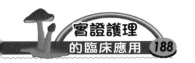

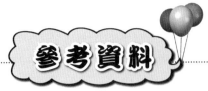
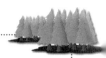

王秀紅（2018.12.17）。修訂本會「基層護理人員臨床專業能力進階制度規劃指引」，臺北：台灣護理學會。

李品志（2009）。*組織文化與組織公民行為的關係－人力資源管理策略的調節效果*，未發表之碩士論文。屏東：國立屏東商業技術學院。

吳盈龍（2009）。*員工知覺組織文化、領導風格、組織政治行為與組織績效．*未發表之碩士論文，嘉義：國立中正大學。

郭雪敏、林貞秀、李秀現、張美珍、范聖心、張瑩如（2011）。營造實證實務組織文化－實證護理與能力進階制度結合之經驗－*護理雜誌*。*58*(2)，68-74。

陳建成、陳建佑（2010）。組織文化，服務創新與經營績效關係之研究－以台灣營造業為例，*中華管理評論國際學報*，*13*(4)，1-22。

許麗齡、謝素英、黃雅萱（2015）。護理人員實證護理能力之探究及其在臨床上之應用，*護理雜誌 62*(5)，30-40。

楊麗珠（1986）。護理人員分級制度在長庚，*護理薪傳*，*1*(2)，18-22。

盧美秀（2008）。組織氣候與組織文化，*護理行政與管理*（第二版），臺北：五南。

盧美秀（2018）。醫病共享決策，*醫護倫理學*（第五版），70-71，臺北：五南。

蘇美足、林文鵬、王德鵬（2014）。高屏地區監理機關主管領導風格對組織績效之影響－以組織文化為中介變數，*國立屏東商業技術學院學報*，*16*，27-52。

Alleyne, J. O., & Jumaa, M. O. (2007). Building the capacity for evidence- based clinical nursing leadership: the role of executive co coaching and group clinical supervision for quality patient services. *Journal of Nursing Management, 15*(2), 230-243.

Chen, L. Y. (2004). Examining the effect of organization culture and leadership behaviors on organizational commitment, job satisfaction, and job performance at small and middle-sized firms of Taiwan. *Journal of American Academy of Business, 5*(1/2), 432-438.

Critical Appralsal Skills Programme (2013), Critical Appraisal Skills Programme (CASP) making sense of evidence. CASP Checklists, Retrieved from http://www. casp-uk.net #! casp-tools-chicklist /c 1898.

Domenech Rodríguez, M. M. D., Baumann, A. A., & Schwartz, A. L. (2011). Cultural adaptation of an evidence based intervention: From theory to practice in a Latino community context. *American Journal of Community Psychology, 47*(1-2), 170-186.

Fleiszer, A. R., Semenic, S. E., Ritchie, J. A., Richer, M. C., & Denis, J. L. (2015). Nursing unit leaders' influence on the long -term sustainability of evidence based practice improvements. *Journal of nursing management*. John Wiley & Sons Ltd. doi: 10.1111/jonm.12320.

Institute of Medicine (2014). Shared decision making strategies for best patient decision aids. Washington DC: National Academy Press.

Lok, P., & Crawford, J. (2004). The effect of organisational culture and leadership style on job satisfaction and organisational commitment: A cross-national comparison. *Journal of management development, 23*(4), 321-338.

Martin, C. J. H. (2008). Triumph over the barricades and put the evidence into practice. *British Journal of Midwifery, 16*(2), 76-81.

McShane, S. L. (2000). Organizational culture. In McShane. S. L. & Von Glinow, M. A., Organizational behavior. New York：MeGraw-Hill Inc.

Melnyk, B. M., Fineout-Overholt, E., Stillwell, S. B., & Williamson, K. M. (2010). Evidence-based practice: step by step: the seven steps of evidence-based practice. *The American Journal of Nursing, 110*(1), 51-53.

Potworowski, G. & Green, L. A. (2012). Culture and evidence-based management. In G. Potworowski & L.A. Green (Eds). The Oxford Handbook of Evidence-Based Management(pp. 580-633). Oxford: Oxford University Press. doi: 10.1093/oxfordhb/97801.99763986.013.0016.

Rycroft -Malone, J., & Bucknall, T. (2010). Using theory and frameworks to facilitate the implementation of evidence into practice. *Worldviews on Evidence- Based Nursing, 7*(2), 57-58.

Sandström, B., Borglin, G., Nilsson, R., & Willman, A. (2011). Promoting the implementation of evidence -based practice: A literature review focusing on the role of nursing leadership. *Worldviews on Evidence- Based Nursing, 8*(4), 212-223.

Schein, E. H. (1993). On dialogue, culture, and organizational learning. *Organizational dynamics, 22*(2), 40-51.

Schein, E. J. (1983). *Organizational culture and leadership* (4th ed). San Francisco：Jossey-Bass.

Sethia, N. K., & Von Glinow, M. A. (1985). Arriving at four cultures by managing the reward system. *Gaining control of the corporate culture*, 400-420. San Francisco: Jossey-Bass.

Wallach, E. J. (1983). Individuals and organizations: The cultural match. *Training & Development Journal, 37*(2), 29-36.

Warman, G.A., Williams, F., Herrero, A., Fazeli, P., & White-Williams, C. (2016). The design and redesign of a clinical ladder program：thinking big and overcoming challenges. J Nurses Prof Dev. 32(6)：E1-e7.

Weng, Y.H., Chen, C., Kuo, K. N., Yang, C. Y., Lo, H. L., Chen, K. H., & Chiu, Y. W. (2015). Implementation of evidence-based practice in relation to a clinical nursing ladder system：a national survey in Taiwan. World Evid Based Nurs, 12(1)：22-30.

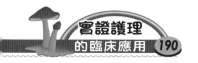
# 第二章　發展與應用實證的倫理考量

## 壹、前言

　　以實證為基礎的醫療照護，簡稱實證實務（Evidence-Based Practice, EBP），已被全世界公認是提供最佳醫療照護品質和確保病人獲得最佳醫療照護效果的關鍵。已有許多研究結果顯示，以實證為基礎的臨床照護，必須要有研究證據，加上醫護人員的個人醫療專業知識與經驗，並配合病人的喜好和價值觀，以便做成最佳臨床決策，進而提供高品質的病人照護。由於許多前景問題 PICO 並未建立臨床照護指引成為共識，在實證等級不一的情況下，各醫療機構在實際或是擴大應用實證文獻之建議，皆會在單位或是機構內進行一個試行研究計畫，以分析將實證建議在地化的可能性。由於這些尚需要更多研究證實的建議並未普及，這種創新改變極需要保護病人與家屬的權益、獲得醫療團隊的認可等，試行的小型研究務必遵循護理研究倫理。因此，「進行實證研究和臨床運用的倫理考量」應為最主要重點，本章除了闡述「發展與應用實證的倫理考量」外，同時也將強化「護理研究倫理的全面考量」。

　　因有了大量合乎研究倫理且嚴謹設計的量性研究（quantitative study）、個案研究（case study），以及隨機對照試驗研究（Randomized Controlled Trials, RCTs）等之研究結果發展，我們才能使用嚴格的評讀原則，評估其研究結果如何？證據的強度和測量效果的精確度有無偏誤，以及統計結果的顯著性，最後再看研究結果是否可應用於病人的照護上，才能推廣於臨床應用（Shaw & Flger, 2013；Kontos, 2015）。

　　此外，護理人員應用實證於臨床照護，以改善照護成效的動力係來自對專業倫理與改善照護成效的承諾，倫理考量會影響評估實證護理對病人影響的重要性與評估方法的選擇。美國醫學研究院（Institute of Medicine, IOM, 2001）指出，品質的核心應包括安全、有效、以病人為中心、及時、公正及效率。上述每一個品質項目都以自主、行

善、不傷害和公平正義等倫理原則強化其基礎，不過這並不是指所有品質促進活動都需基於倫理和實證，在某些情境下，以實證為基礎的品質促進行動可能會與倫理原則相衝突；例如有些號稱品質促進的活動事實上就是臨床研究，尤其在未取得病人自主同意下即將病人作為研究對象，而進行研究活動，以及要求病人簽立自費使用較好的醫療器材和醫療處置，也被視為是違反倫理的行為。不過，護理人員若不為提高照護品質而努力，也被視為有違應善盡提供病人最安全與有效照護之倫理責任。因此，在臨床上如果已有很多實證研究證明某些措施能提高照護品質時，護理主管是否應要求護理人員運用實證研究結果和個人專業知識與經驗，並配合病人的價值觀與期望，進行創新的臨床決策，以提供最佳護理照護，才符合倫理要求（方，2013；盧，2009；2018）。

雖然目前法律上對「護理過失」的認定是以所提供的護理照護是否符合「護理常規」和「醫療照護水準」為依據，但所謂的「醫療照護水準」，若其定義和內涵擴大至是否引用「實證護理指引」提供病人照護服務作為判決依據，則各醫療院所為避免違反醫療照護上應善盡之照護水準義務，宜有計畫的推動實證護理，訓練護理人員能運用實證護理指引或實證研究結果，提供病人具高水準的護理服務。

## 貳、進行實證研究和臨床運用的倫理考量

一、以實證為基礎（evidence-based nursing）的研究，係以嚴格標準搜集所有醫護期刊中，具有嚴謹研究效度，且符合倫理要求的研究設計，能帶給病人最佳利益的研究結果，以建立護理標準或護理照護指引，應用於相關護理實務上，以滿足病人的健康需求（Polivka, 2014）。

二、在進行系統性文獻回顧時，應整合及收錄以實證為基礎的實證健康照護成果，所有與主題相關的文章都要搜集，不能以研究者個人偏好為出發點。在選擇文章時，應以通過倫理審查的高證據等級的文章為宜（Yidiz, 2017）。

三、在評估執行實證護理的效用和效率時，應自我評估是否提出結構完整的問題？是否注意當時文化、社會、經濟、政治，並有合宜的倫理考量（林，2012）。

四、使用正確的文獻評讀工具，正確且嚴謹的評析文章的效度（validity）、重要性（importance）、影響力（impact）以及臨床適用性（practice fitness），正確評定證據等級，在評析具有高度應用價值後，提供第一線護理人員參考採行，以提升護理品質。

五、針對特定情境或問題，經系統性文獻回顧方法搜尋證據，應能發展成實證護理照護指引。

六、最後，應針對所搜集的質/量性文獻、系統性文獻或照護指引進行證據評估，清楚說明證據內容的強度及限制，審查是否採用最新的評讀工具，是否審慎評估每篇文獻的研究品質及證據等級，並採用最新證據等級分類標準，以及證明出處。

## 參、研究倫理

　　研究倫理是指進行研究時必須遵守的研究行為規範，亦即研究者的一切行為是否合乎社會倫理道德以及學術研究的相關規範，都屬於研究倫理（王，2004）。其研究類別包括：生物醫學研究和行為科學研究。護理研究倫理的思考是強調在人權日益受到重視的年代，護理專業的相關研究除了應探索真理外，更應在研究過程中的各階段重視對人的基本尊重和關注到人性觀點（Midwest Nursing Research Society, 2002, 2003）。2006 年在夏威夷召開的第十九屆亞太護理研究研討會的開場專題演講，主題就是研究倫理—超越機構審核，其最主要是因為目前大多數機構的 IRB 只審查涉及藥品試驗或新醫療技術的人體實驗研究（Turner, 2006）。事實上，以人或動物為研究對象的行為科學相關研究計畫也應該接受審核，如：問卷調查、實地訪談、病歷資料、檢體或動物實驗的研究等。研究計畫的審核是落實研究倫理的第一步，接下來在執行過程的審核也很重要，甚至研究成果的發表等，都應該

符合研究倫理的相關要求和規範，如此才能避免損害研究對象的權益，促進護理研究達到科學及專業發展，並提升護理學術研究的品質（盧、林，2006）。

　　護理研究應遵守的倫理原則，均涵蓋生命倫理學的法則，國際的生命與醫學研究社群，多年來一直希望發展出國際共通的研究倫理指引，目前科學家們對研究倫理的共同價值和原則，包括尊重知識的誠正、共同負責、誠實、信用、客觀和公開（盧、黃，2013；Midwest Nursing Research Society, 2002, 2003）。過去的研究倫理著重在研究者本身的道德良知、信用誠實、抄襲竊取等議題，最近的討論多半放在研究對象的尊重與保護（王，2004；Shamoo & Moreno, 2004; Shapiro & Benatar, 2005; Sieber, 2004; Steinke, 2004）。

　　在思考護理研究倫理時，必須了解研究者的研究倫理能力，並從倫理理論去發展倫理能力，最後才進入研究者的責任、受試者的福祉和保護、知情同意、資料使用、共同合作、研究發表和智慧財產等研究倫理問題，所有的研究成果發表都必須符合倫理標準（盧、林，2006；盧、黃，2018；Cleary, Hunt, Walter, & Horsfall, 2003）。

## 肆、研究倫理的能力

　　人要能擁有倫理能力，其道德發展必須達到某一個程度。Taylor（2001）曾經提出研究過程倫理的能力模式，其中列出了 6 項研究倫理能力，包括：道德敏感性（moral sensitivity）、道德反應力（moral responsiveness）、道德理性（moral reasoning）、道德品格（moral character）、道德價值（moral values）以及道德主張和領導統御（moral advocacy and leadership）。道德係源自拉丁文，本意為「習俗和人的品格」，中文的解釋為「道」係指天地人物所共有的法則；「德」就是「得」係指天地人物所得於道者。而「道德」則是指萬物的法則，是各種行為規範，指示人類何者當為，其泛指公認的標準，但屬於個人的正直行為。「倫理」係指人群關係應有的行為法則，是一種有關

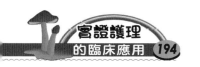
辨別對與錯的行為素養，它涵蓋道德層面。倫理也是一種「自律性道德」，係個人能堅守某種內在行為準則，不管在什麼情況下都能堅守原則，矢志不移。研究倫理的能力來自於道德能力的培養和建立（盧、林，2006；盧，2018）。

 **伍、研究倫理相關理論**

研究倫理的理念很重要，它能協助研究者決定行動與否，倫理理論可以協助發展研究倫理能力，Turner（2006）提到 5 個發展研究倫理能力的理論，即原則主義（principlism）、效益主義（utilitarianism）、義務論（deontology）、以權利為基礎的倫理（rights based ethics）和以德行為基礎的倫理（virtue based ethics）。

## 一、原則主義

進行研究時的倫理考慮，主要是根據倫理原則；亦即自主原則、公平原則、行善和不傷害原則。最主要是針對受試者而言，即應該讓受試者知情同意，保護受試者，讓受試者及未受試者得到公平的對待，並獲得利益。

## 二、效益主義

以最大多數人的最大利益為其研究倫理考量的依據，就是根據利害分析後，利大於害即可考慮、進行或繼續研究。

## 三、義務論

認為對的事就應該做，不在乎研究的結果會是如何。此觀點經常用在研究主題的決定上，也就是認為對人類有利的研究就應該去做，而不會在乎有多困難，或研究會得到什麼樣的結果。

## 四、以權利為基礎的倫理

正向的權利是以社會的利益為基礎，是一種福祉；負向的權利是以個人的利益為基礎，是一種自由選擇權。進行研究時，對於社會和個人的權利都必須同時考量。

## 五、以德行為基礎的倫理

強調做對的事（doing right things）比做對事（doing things right）更重要，養成一種利他的好習慣，對該做的事情採取積極的行動。

護理研究者必須審視個人研究倫理的價值觀，透過對研究倫理的理論認識，分析個人的研究倫理觀，並進而勇敢的面對自己的價值，唯有如此，才能讓自己的研究倫理觀點，更能符合社會大眾的期望。

# 陸、人體試驗和人體研究的一般倫理原則

由於人體試驗在進行過程中可能產生上述的倫理爭論問題，所以美國「生物醫學及行為研究人類受試者保護委員會（The National Commission for the Protection of Human Subjects of Biomedical and Behavioral Research, 1979）」所擬的貝爾蒙報告（Belmont Report），即提出規範研究行為的 3 項原則，以及應有的研究行為，茲分別說明於下（盧、黃，2018）：

## 一、尊重受試者人格

在執行人體試驗時，研究者應尊重具自主能力之個人所做的抉擇，而對於沒有自主能力的人，則應給予適當的保護。這項原則強調「取得受試者的知情同意」和「尊重受試者隱私和代為保密」的重要性。

## 二、遵守行善和不傷害原則

行善和不傷害原則要求研究或試驗的潛在利弊應有合理的平衡，才可以招募受試者加入，並應善盡保護責任，保護受試者避免遭受不必要的傷害，並增進其福祉。

## 三、遵守公平正義原則

公平正義原則要求研究者對待每一個受試者必須與道德的正當性和適當性一致，亦即對受試者之負擔和利益作公平分擔，不可剝削弱勢族群，也不可以在欠缺良好理由的情況下排除合適、可望因此而受惠的人們參與試驗。

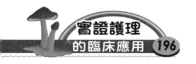
## 四、展現負責任的研究行為

1. **誠實**：誠實處理所有資訊。
2. **正確**：精確報告研究結果，並小心避免錯誤。
3. **效率**：明智的運用資源，避免浪費。
4. **客觀**：讓事實自己呈現，避免不當的偏差。

##  柒、研究者的研究倫理問題

從研究計畫的主題、構想、撰寫；研究執行過程的監督、控制和推動；研究資料的收集；以及最後結果的撰寫、討論和發表，研究者都有許許多多的責任和倫理問題（盧、林，2006）。

## 一、研究主題和動機是否純正問題

有些研究者進行研究，可能是為了保持自己的學術地位或升等需要文章發表，其目的並不是真正為造福人類（Harvard authorship guidelines, 2006）。因此，常為要盡快完成研究，過程不夠嚴謹，對於研究對象的招募會用半強迫的方式，例如：護理長要求護理人員填答問卷、護理人員要求病人或家屬填答問卷；或採利誘的方式，如：給錢、給禮物、護理人員特別照顧或研究助理的額外照護等。這整個過程都可能忽略了受試者的權利、健康和自由意志，此種動機不純正的作為，是不合乎倫理的（Midwest Nursing Research Society, 2002, 2003）。

## 二、一個計畫同時獲得兩個機構的補助，是否應該放棄其中一個的問題；以及一個計畫的研究經費，可否用在兩個完全不同主題的研究問題。

由於研究計畫的審查耗時，目前可申請研究計畫的機構又不少，所以有些研究者會寫一個計畫同時申請兩個機構的補助，後來兩個機構都同意給予補助，有些研究者會更改研究內容，將一個計畫拆成兩個，同時獲得兩個機構的補助，如此應屬不當的行為，應該放棄其中一個補助才合乎誠實的學術倫理。目前有一些研究計畫補助機構，在經費審查後的使用會同意部分百分比的挪用，所以也就是同意給研究

計畫主持人在經費使用上的一些彈性，因此配合研究的需要，小幅度的調整經費使用應該是可以的。同時大家都同意只要您的研究經費是用在研究上，應該都算符合學術倫理（盧、林，2006）。

## 三、研究收集回來的資料由誰擁有，誰有權利使用的問題

一般來說，資料的擁有者可能為研究機構、研究者或提供計畫經費的單位，有些研究計畫的經費補助合約中會明文訂定。研究過程在收集資料部分通常都很辛苦，例如：質性研究的資料收集，要長時間的和個案接觸，並將接觸過程一一記錄，因此相當耗時、耗人力和耗經費；量性資料的收集，除了要設計問卷，進行問卷的信效度檢定，還要進行問卷的收發工作，所以研究的資料都是非常寶貴。護理研究所收集回來的資料，一般而言，都是屬於研究者或研究團隊，所以研究者或研究團隊能夠根據個人在整個研究過程的貢獻度，來分配資料和撰寫報告，任何人將資料占為己有均屬違反學術倫理（Harvard authorship guidelines, 2006）。

## 四、研究經費使用的問題

研究計畫的經費補助項目和金額的審查，通常會在研究計畫審查的同時進行，所以當補助機構同意補助的同時，也會決定補助金額和補助項目。有些研究者在研究過程可能省下部分金額，因此拿去購買與該研究過程無關的物品，甚至購買家電用品或辦公室用品，或拿去支付與該研究無關的費用，這些行為都不合學術倫理。雖然部分研究經費可以互相挪用，但當研究經費有剩餘時，應該本著誠信原則繳回原補助單位。但是如果經費有剩餘，有些研究者會挪用於進行另外一個小型的研究，或拿 2 個研究計畫的經費，支應 3 個研究計畫的進行，或支持研究生的研究計畫等。由於經費也都用在研究上，目前被學術界視為可接受的行為（盧、林，2006）。

## 五、發表的內容與實際研究結果的一致性問題

研究者應該將研究結果誠實的發表，有些研究發表會配合經費補助機構的期望，將對補助機構有利的結果發表，不利於機構就不發表，

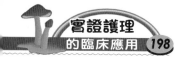

這是不合學術倫理的。研究者應勇於將研究事實或研究的新發現發表給世人知道。此外也不可竊取他人的研究發現或研究結果；不可以為了個人利益或晉升而歪曲科學的真實性，選擇性做發表；更不可以為了個人利益而不顧受試者的利益，應本著個人的良心行事（Bennett & Taylor, 2003; Brown, 2004; Cleary, Hunt, Walter, & Horsfall, 2003）。

## 捌、研究成果發表的倫理問題

當作者只有一個人時就沒有列名或排名的問題，但是越來越多的研究是由研究團隊共同完成，同時有不同領域的人共同完成（Bennett & Taylor, 2003），因此就會有列名、排名的順序，以及獎金分配的問題。

### 一、發表時的列名、排名問題

研究成果發表時可能發生：(1) 研究計畫書有列名，但整個研究過程都未參與，發表時可否列名的問題；(2) 研究計畫書沒有列名，但是有參與整個研究過程，並對研究有學術上貢獻，發表時可否列名問題。研究發表的列名，通常是以在整個研究過程和發表文章撰寫的知識貢獻度，亦即實質、直接、智慧的貢獻，包括對相關概念、設計、分析和解釋，來決定列名以及排名的優先順序。但是如果是原計畫的構想和研究過程的工作監督者，只要釐清他的貢獻度，應該可以列名（Harvard authorship guidelines, 2006），至於排名就由團隊大家共同討論決定，若在整個研究過程都未參與者，就不應列名（Bennett & Taylor, 2003）。

團隊研究的成果報告排名順序應該由研究團隊共同討論決定，基本上是以研究過程的貢獻情形來決定排名順序。目前有許多雜誌都會要求所有共同著作者簽署同意書，其也具有讓團隊表示排名順序意見的意義（Pierson, 2000）。目前也另有一些問題，就是：機構明訂提供經費，不論機構內的員工參與或未參與整個研究計畫和研究過程，都必須在其補助的研究成果發表時，其機構內的員工有人列名，甚至要求為第一作者或通訊作者。另外還有：部屬的研究成果發表，主

管可否要求列名;研究收案的機構或單位是否可以要求列名。以上問題是因為列名的人對整個研究沒有學識上的貢獻,因此多數學者都認為不可以列名(Bennett & Taylor, 2003; Brown, 2004; Cleary *et al.*, 2003;Harvard authorship guidelines, 2006)。

大家普遍認為,研究生的碩士、博士論文發表時,研究生本人應該列第一作者,指導教授應該列通訊作者。統計方法或分析的被諮詢者,是否可以要求列名?當該文章發表時要讓他列名,如果依據作者列名的條件,只要被諮詢者對研究結果有實質的貢獻,就應該可以列名;但是,如果只是統計技術上的問題諮詢,那就不應該列名。以上這些問題都發生在我們目前的護理專業研究社群中,有需要達成共識,大家一起來杜絕不合學術倫理的行為(盧、林,2006)。

## 二、研究發表成果獲獎的獎金分配問題

過去都沒有文獻進行此相關問題的探討,但是在我國護理的學群中,因為國科會、個人服務機構、護理學會和護理師護士公會都會有獎勵發表辦法,其中都只規範一篇多少錢,而沒有規範共同著作時獎金怎麼分配。個人認為獎金應該依研究成果發表的貢獻度分配,或將整筆獎金作為該團隊下一個共同研究計畫的經費,此問題應該大家可以再多討論(盧、林,2006)。

## 玖、受試者的福祉、保護和知情同意問題

任何研究者在進行研究的過程,一定要尊重研究對象的權利,包括:知情同意權、免於受傷害或冒險的權利、隱私權、匿名權和保密權(盧、林,2006;盧、黃,2018)。國際醫學組織委員會和世界衛生組織(2001),共同制定「人體生物醫學研究之國際倫理規範」,稱為 Council for International Organization of Medical Science and the World Health Organization(CIOMS/WHO),其內容強調研究對象的知情同意、研究對象的挑選、資料的保密、研究對象遭受意外傷害的補償,以及對倫理委員會的組成與責任、對贊助與研究所在國家應負的義務等。

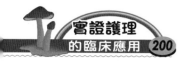

此外，世界醫學會（World Medical Association, WMA）也非常重視臨床研究議題。1964 年在芬蘭赫爾辛基召開的會員代表大會中即通過「指導醫師從事臨床研究的建議」，後來被通稱為「赫爾辛基宣言」。之後經過多次修正，旨在強調對受試者的保護（郭，2012；WMA, 2008），茲綜合說明於下：

## 一、受試者挑選的公平正義問題

在護理研究的研究對象挑選上，應該考慮：須在責任與利益正當分配下，挑選個人或團體之研究對象；若研究對象是易受傷害者，應特別嚴格地保護其權利與健康；在任何情況下，都不應以懷孕或授乳期婦女為臨床研究的對象，除非其研究對胚胎或嬰兒的風險非常低，且其研究目的在獲取關於懷孕或授乳的知識，以及為保護或提升懷孕或授乳期婦女、胚胎或嬰兒的健康，而且非懷孕或授乳期婦女不適宜做為研究對象者（CIOMS/WHO, 2001）。

在實驗性研究中，我們通常會將受試者分為實驗組和控制組，除了研究的特殊設計外，在選擇樣本時應該考慮機會平等的原則。另外就是當實驗確實有效時，控制組是否也應該有機會獲得實驗組的照護或治療。但經常礙於研究的時間或經費，無法讓控制組得到有效的實驗性照護，這樣是否違背了研究倫理，值得大家再進一步討論。當選擇國外的受試者時，研究者應依該國的研究標準提出研究計畫，其倫理標準不應低於研究所在國家的標準。取得研究許可後，研究所在國家應確認申請之研究符合自己國家的倫理要求。

## 二、受試者的知情同意問題

不論進行任何主題的研究、應用任何的研究方法，研究者在研究方案導入前或資料收集前，都必須取得受試者的同意書。在取得受試者的同意書前，應該以受試者可以理解的語言告知研究目的和方法；參與的預期時間；研究結果對受試者或其他人之可預期的合理利益；研究的可預見風險與不適；受試者的資料將受到的保密程度；對特殊的研究傷害將會負起責任；受試者或其家人能否因上述之傷害造成的

失能或死亡而得到賠償，以及在任何時間皆可拒絕或退出研究，而不影響其個人利益（盧，2018）。

　　同時在說明的過程中，研究者應提供受試者所有有關研究或試驗的相關資訊；給予充分機會發問與鼓勵發問；排除不當的欺瞞、影響或恐嚇；在受試者對參與的相關事實與結果充分了解，並有足夠機會思考之後，才尋求其簽訂同意書；同意書須取得各受試者的簽名，以作為其同意的憑證；在研究的情況或程序有所改變時，應告知受試者並重新尋求其同意。不可以用金錢或物質誘惑或欺騙受試者使其簽訂同意書。受試者未知情同意的研究，一般而言，都不符合學術倫理的要求（盧、林，2006）。

## 三、受試者資料保密問題

　　為確保受試者的資料獲得保密，研究者應該建立研究資料之安全保密方法，例如採用匿名、編號或暗號等方式，只有研究者知道，同時要將資料鎖好，不能流入他人手中。另外也需要讓受試者知道，研究者之資料保密能力以及資料遭受侵害的預期後果，讓受試者決定他是否願意參與此研究（盧、林，2006）。

## 四、受試者遭受意外傷害的補償問題

　　所有以人做為研究對象的研究計畫，都應向一個或多個獨立的倫理與科學委員會提出審查申請，同時必須獲得許可後才能進行研究。雖然這是一件很重要的事，但目前執行上仍有一部分未落實，因此較容易發生受試者遭受意外傷害的情形。因此，若受試者因參與研究而受到傷害時，應有資格獲得財務或其他援助，以補償其暫時或永久性損害或失能（Harvard authorship guidelines, 2006）。研究者若在同意書上要求受試者放棄求償權利，是一種明顯違背學術倫理的行為。

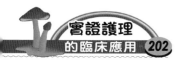

# 結論

　　進行各種創新的護理研究不但對病人照護有幫助，同時對護理專業的發展也有幫助，其可做為實證護理的基礎，是一項非常有意義的工作，因此應該多給予鼓勵和支持。護理研究以人為受試者確有其研究倫理審查和重視研究倫理的必要性，因此研究者應確信所研究的問題具有充分的價值，也能採科學上有效的方法，誠信的進行研究，在受試者的知情同意下，保護受試者的身心安全，遵守我國和國際有關的學術研究倫理規範，並將研究結果及時而且精確的發表，讓世界各國能及時獲取臨床上可能的重要資訊。

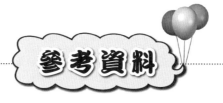

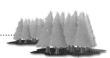

方月燕譯（2013）。應用與發展實證的倫理考量，於劉雪娥總校閱，*實證護理學最佳照護指引*，p.2021-12，臺北：華騰。

王玉麟（2004）。研究倫理與相關議題，*教育資料與研究*，56，82-88。

林英調譯（2012.2.4）。2008 年赫爾辛基宣言，於提升人體試驗委員會運作效率研討會，臺北：臺北榮民總醫院。

林美吟（2012）。實證醫學 EBM—文獻搜集，臺北：馬偕醫院。

盧美秀、林秋芬（2006）。護理研究倫理的考量，*源遠護理*，1(1)，30-36。

盧美秀（2018）。從 A → A+─實證護理及其臨床應用，*護理專業問題研討*（第三版）p.217-240，臺北：五南。

盧美秀（2018）。醫學研究與人體試驗的倫理與法律議題，*醫護倫理學*（第五版），p.427-446，臺北：五南。

盧美秀（2018）。道德倫理與法律，*護理倫理與法律*（第三版）p4-5，臺北：華杏。

盧美秀、黃仲毅（2018）。醫學研究、人體研究與人體試驗的倫理與法律議題，*護理倫理與法律*（第三版），p.379-402，臺北：華杏。

Bennett, D.M., & Taylor, D.M. (2003). Unethical practices in authorship of scientific papers. *Emergency Medicine, 15*, 263-270.

Brown, S. (2004). Unethical authorship practice. *Emergency Medicine Australasia, 16*, 91-94.

Cleary, M., Hunt, G., Walter, G., & Horsfall, J. (2003). Guidelines for presentations and publications. *International Journal of Mental Health Nursing, 12*, 158-159.

Council for International Organization of Medical Science and the World Health Organization (2001). *International code of ethics*. Geneva: Council for International Organization of Medical Science in collaboration with the World Health Organization.

Harvard authorship guidelines ( 2015.11.10 ). Authorship guideline. from https://hms. harvard.edu/about-hms/integrity-academic-medicine/hms-policy/faculty-policies-integrity-science/authorship-guidelines.

Institute of Medicine(2001). *Crossing the quality chasm : a new health system for the 21st century*. Washington DC : National Academy Press.

Kontos, N. (2015). Is Evidence-Based Psychiatry Ethical?. *The Journal of Clinical Psychiatry, 76*(7), 898-898.

Midwest Nursing Research Society (2003)。*科學誠正指引*（郭碧照、陳鳳櫻、郭淑瑜、戴玉慈合譯），台灣護理學會。（原著出版於 2002）

Pierson, C.A. (2000). Clarifying authorship. *Journal of the American Academy of Nurse Practitioners, 12*(9), 350-351.

Polivika, B.J. (2014). Evidence-based practice and ethics in community health nursing. Louis ： University of Louisville.

Shamoo, A.E., & Moreno, J.D.(2004). Ethics of research involving mandatory drug testing of high school athletes in Oregon. *The American Journal of Bioethics, 4*(1), 25-31.

Shapiro, K., & Benatar, S.R. (2005). Research ethics. HIV prevention research and global inequality: Steps towards improved standards of care. *Journal of Medical Ethics, 31*(1), 39-47.

Shaw, D., & Elger, B. (2013). Evidence-based persuasion: an ethical imperative. *JAMA, 309*(16), 1689-1690.

Sieber, J.E. (2004). Empirical research on research ethics. *Ethics & Behavior, 14*(4), 397-412.

Steinke, E.E. (2004). Research ethics, informed consent, and participant recruitment. *Clinical Nurse Specialist, 18*(2), 88-97.

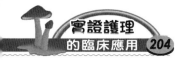
Taylor, C. ( 2001 ). Ethical competence and perioperative nursing. *Canadian Operating Room Nursing Journal, 19*(1), 9-15, 18.

Turner, C.M. (2006, February). *Research cthics: Beyond the IRB.* 19th Annual Pacific Nursing Research Conference. Waikiki Beach Marriott, Hololulu, Hawaii.

Yidiz, E. (2017). Ethics in nursing ： A systematic reviews of the framework of evidence perspective. Nurs Ethics. doi：10. 1177 / 0969733017734132.

World Medical Association(2008). *Ethical principle for medical research involving human subjects.* Washington : World Medical Association.

第 **9** 單元

# 實證護理與臨床能力進階制度的結合

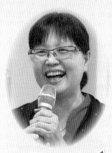

張瑩如

學歷 美國凱斯西儲大學護理學院哲學博士

台灣大學護理碩士

台北醫學大學護理學士

現職 國立成功大學健康照護科學研究所暨護理學系教授

國立成功大學醫學院附設醫院護理部主任

中華民國護理師護士公會全國聯合會監事

台南市護理師護士公會常務監事

經歷 中華民國護理師護士公會全國聯合會理事

台南市護理師護士公會理事長

高雄長庚紀念醫院護理部督導

長庚護專講師

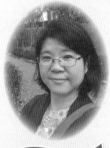

林貞秀

學歷 國立成功大學護理學系碩士

現職 國立成功大學醫學院附設醫院早產兒個案管理師

經歷 長庚科技大學護理系嘉義分部講師

財團法人台灣早產兒基金會醫療專案秘書

財團法人新光吳火獅紀念醫院護理師

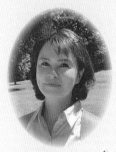

李歡芳

學歷 國立成功大學健康照護科學研究所博士

國立陽明大學臨床護理研究所碩士

現職 國立成功大學護理學系助理教授

國立成功大學醫學院附設醫院護理部兼任督導長

經歷 國立成功大學醫學院附設醫院護理部督導長

奇美醫學中心護理部督導

# 第一章 實證護理結合臨床能力進階制度的意義

張瑩如

護理人員能力進階制度在台灣已施行多年，其精神主旨在於推動臨床護理師專業生涯的不同里程碑，透過能力的認證，對個人的認可及促成專業精進及學習；對病人而言，則是展現其能提供病人護理服務品質的指標，當提供專業服務護理師的能力被認可，預期其所提供的專業服務是可以被信賴的。能力進階制度的另一層意義是鞏固組織在各專業領域人才的穩定發展及傳承。

就護理師而言，最重要的是照護病人及解決臨床問題的品質及效能，必須能與時俱進運用可信賴的實證知識，考慮臨床情境或可行性，選擇處理問題的有效方案。因此，用以評量護理能力的標準中，納入實證能力是極為適當且重要的內涵。就組織而言，如能依據護理師的能力及經驗養成歷程，逐步建構實證照護能力，與臨床能力進階制度結合，是永續發展實證健康照護的最佳策略，也能營造組織整體的實證文化。

實證健康照護的範疇十分廣泛，從發展知識、整合實證文獻、知識轉譯、臨床應用、臨床效益評估及建構指引，每個階段均涵蓋許多知識及方法學的運用，並非所有的工作人員均可承擔的責任。因此，應依其角色功能的不同，賦予合理的期待及要求，對於較複雜的實證照護，例如臨床指引的發展及編修，往往需要學有所長的任務小組共同完成。針對基層護理師實證照護能力的期望，首重於能對臨床面對的問題及處理產生疑問、了解實證實務的精神、應用可信賴的知識或指引於病人的照顧，並進一步評值成效，如果將這些期待納入護理人員臨床能力進階制度，訂定里程碑，便可引導護理師逐步完成實證護理學習目標。

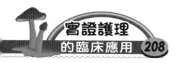

　　每個機構都可以就其對護理師的期待規劃實證護理融入臨床能力進階制度的方案，以成大醫院護理部為例，依護理師的經驗及能力期待，將實證護理能力的認定規劃在不同層級的進階學術報告，訂定各層級實證報告的審核標準，期促成實證照護的學習以及增進照護成效。臨床能力進階報告強調的是學術與臨床的結合，所有的能力表現都是以臨床問題為起點，將整合的證據運用於臨床為目標，越高層級的護理師，越要能展現其實證知識的運用能力（表一）（郭等，2011）。以下單元將就實證護理結合於不同層級的臨床能力進階學術報告逐一說明，並提供實際範例供讀者參考。

表一　不同層級護理師實證護理能力要求

| 層級 | N 晉升 N1 | N1 晉升 N2 | N2 晉升 N3 |
|---|---|---|---|
| 臨床能力 | 1. 熟悉環境及工作流程<br>2. 熟練執行一般病人護理 | 1. 一般病人護理<br>2. 重症及困難病人護理 | 1. 重症病人護理<br>2. 整體性護理 |
| 學術能力 | 實證讀書報告 | 實證案例分析 | 個案報告 |
| 實證護理學習重點 | 1. 學習問實證問題<br>2. 資料搜尋及整理文獻 | 運用實證資料分析及解決一個臨床問題或事件 | 整合文獻資料、分析及解決病人問題 |

引自：郭雪敏、林貞秀、李秀現、張美珍、范聖心、張瑩如（2011），營造實證實務組織文化——實證護理與能力進階制度結合之經驗。*護理雜誌*，58(2)，68-73。

# 第二章 實證讀書報告的撰寫

林貞秀

　　將實證護理的基本概念及方法融入臨床能力進階制度 N 晉升 N1 的讀書報告中，其目的在於讓已具備病人一般照護能力的護理師，學習從臨床照護情境思考及分析出一個聚焦的實證問題，透過搜尋研究文獻及整理結果，條理分明的回答實證問題。在讀書報告中展現實證護理的基本概念及方法，期待護理師藉此得以體驗實證護理的意義，並養成求證及以證據解決問題的習慣。以下以「住院病童使用益生菌是否可改善抗生素相關腹瀉？」之實證讀書報告為例（見範例），分別說明實證護理讀書報告書寫重點：

## 一、主題（臨床問題）

　　實證讀書報告主題即是從臨床照護情境中所分析出來的臨床問題，舉凡病人身心靈有關之護理問題、某種特定措施之採用、病人或家屬常見問題／症狀的處理方式的適切性等，都可以是問題焦點。臨床問題的特色在於要能呈現 PICO 或 PIO 關鍵元素，且與之後的內容相符。P 是指病人或臨床情境中被關注之族群（Participant 或 Population）；I 是指介入措施（Intervention）或所暴露的環境（Exposure）；C 是指比較的措施（Comparison）；O 是指可以被測或評值的成果指標（Outcome）。但並非每個主題均需呈現 PICO，也可以僅呈現 PIO，如本例「住院病童使用益生菌是否可改善抗生素相關腹瀉？」P 指住院病童，I 是使用益生菌，O 則是抗生素引起的腹瀉，此例主題關鍵元素明確清晰，也能與之後的內容前後呼應。

## 臨床情境及重要性

　　此部分可描述單一個案照顧經驗中所發現的問題，亦可撰寫單位中病人普遍發生的問題，並說明該問題之成果指標對病人的重要性。

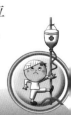

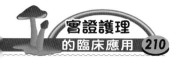
臨床情境描寫時宜注意：(1) 釐清及確認問題的焦點；(2) 此問題的可解決性；(3) 了解傳統或過去處理此問題方式的適切性或優缺點，並說明解決該臨床問題對病人或臨床照護的實質意義。本例之情境描述住院病童因疾病需求使用抗生素常引發腹瀉，而腹瀉導致病童有皮膚破損的問題，但在無法不使用抗生素狀況下欲尋求解決之道（釐清及確認問題的焦點），而使用益生菌是可能的解決方案（問題具有可解決性）。本例亦提及腹瀉引發的皮膚傷害也可能引發另一種感染，增加病童住院天數及成本，強調減少腹瀉發生以避免皮膚傷害的重要性（解決該問題對病人有實質意義）。建議可再描述使用益生菌之前，其他常規皮膚保護方式，如頻繁更換尿布的效果，分析常規照護方式的優缺點（了解傳統或過去處理此問題的方式之適切性）。

## 二、關鍵字及搜尋策略

由於解決問題的文獻來源以期刊雜誌為主，因此透過網路進行實證文獻搜尋是進階 N1 讀書報告中必要展現的基本能力。在此需列出從主題 PICO 延伸的關鍵字至少三個以上，並描述資料查詢策略，如使用哪些資料庫、進入期刊資料庫的方法、使用關鍵字搜尋期刊後所得文獻有幾篇，以何觀點或標準選取要精讀的文章，資料庫搜尋顧及廣度及深度，且能說明未採用近期文獻的理由（一般設定為五年內期刊）。如本例，進入 Cochrane Library 和 PubMed 兩個資料庫，搜尋的方法乃使用與 P、I、O 有關的關鍵字（Probiotics, antibiotic-associated diarrhea, pediatric, child），寫明搜尋所得篇數及選用近五年文獻，並依主題與摘要篩選出所欲進行精讀的文獻共三篇。建議本例描述完整的搜尋策略，如採用適當控制詞彙（MeSH、Emtree，包含其狹義字）、自由詞彙（同義字、縮寫、切截、鄰近字等）、布林邏輯及採用限制條件（例日期或出版品類型）和理由，以展現出實證文獻搜尋能力。可利用之中英文資料庫有：OVID MEDLINE、CINAHL、PubMed、CEPS、Cochrane Library、EmBase、EBM Reviews-Cochrane Database of Systematic Reviews、Evidence-Based Nursing、ERIC、PSYCHLIT。

## 三、參考文獻與證據等級分類

　　依據每個機構的期待，可以要求護理師完成搜尋並選擇欲精讀之文獻篇數，也可以要求英文文獻的篇數。因系統性文獻回顧對於晉升 N1 護理師的能力而言過於困難，故僅要求至少選擇三篇文獻精讀（其中至少一篇須為英文文獻），再對所得文獻進行證據等級評估，確認所得文獻除符合主題之外，其研究設計方法或是研究品質是否有足夠的證據力來回答實證問題，並標註證據等級。至於要求的標準，依機構對護理師能力的期待及要求，可決定是否需呈現文獻評讀過程、工具應用及結果。然而，不同於本書第十單元所示，完整呈現每個臨床問題實證步驟的 5A，對臨床有實質的助益，針對資淺護理師的實證能力要求應符合現況，建議以啟發其對臨床問題的好奇心為首要，如果能引發初學者學習動機，對於評讀的精確性之要求宜加以斟酌。

　　文獻證據等級可參考各實證組織或學者所訂定的分類，例如 Oxford Center for EBM、JBI、Melnyk & Fineout-Overholt (2005)。若該篇文獻在等級分類中無法被歸類，可再說明原因及理由。例如 Melnyk & Fineout-Overholt 的證據等級分為：I. 高品質隨機控制試驗文獻系統回顧。II. 設計良好且至少一個或以上的隨機控制試驗。III. 無隨機化但設計良好的控制試驗。IV. 設計良好的個案對照及世代研究。V. 描述性及質性研究文獻系統回顧。VI. 單一的描述性或質性研究。VII. 專家報告及權威意見。如範例中第一篇 Olek, et al. (2017) 研究設計為雙盲隨機控制試驗，經評讀內文後屬 Melnyk & Fineout-Overholt 證據等級分類中設計良好的隨機控制試驗（證據等級為 II）。

## 四、文獻精要內容（包括每篇精要及所有參考文獻之重點整合）

　　閱讀搜尋後所選擇的文獻，逐篇陳述該文獻中的重點，有條理

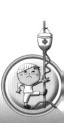

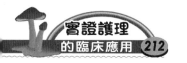
的呈現每篇文獻與報告主題相關之重要內容及個人觀點，每篇字數約
300-400字，需正確反應原著內容，不可抄襲自原文摘要，最後綜合
所有納入閱讀之文獻內容做成簡要的結論。分篇文獻精要內容整理小
技巧，建議可依據 P、I、C、O 之邏輯進行描述。例如先簡略介紹研
究目的及預期達到的結果，再描述收案對象特徵、收案數、納入及排
除條件 (P)；實驗組介入措施執行方式、執行地點、時機或週期 (I)；
該研究若有對照組或控制組，則可描述對照組或控制組除了未提供實
驗組之介入措施之外，還有接受哪些相同的照護方式 (C)；描述該研
究欲測量的結果指標、測量結果指標所使用之工具、如何進行測量方
式及由誰進行結果之測量等內容 (O)，最後逐一說明結果測量所得數
值，並描述兩組在結果指標上之差異，例如百分比、p 值、勝算比、
相對風險或平均差等可代表兩組差異的統計數值，最後針對該篇研究
之介入措施成效進行小結論。

　　本例中所搜尋之三篇文獻研究內容整理，皆先介紹研究目的及預
計要測量的結果指標，並呈現收案對象特徵、收案數、納入及排除條
件 (P)；實驗組介入措施執行方式、劑量或週期等等 (I)；該研究有對
照組或控制組，故描述對照組或控制組之比較措施外，如未提供或是
給安慰劑 (C)；但在結果指標 (O) 方面，三篇僅呈現收案對象在特質、
結果指標測量值與差異值（百分比、P 值），但未描述測量結果指標
工具、測量方式、測量者及測量過程，由於介入措施是否有效需透過
工具做測量才能獲知，因此，在實證讀書報告內應呈現測量工具與測
量過程，才能知曉要該如何對臨床應用效益進行主、客觀的評值。此
外，應簡短陳述該證據可以回答臨床問題的程度。例如第一篇，可於
文末針對結果做一小結論，如使用乳酸桿菌在「腸胃道症狀的發生
率」、「至少解一次鬆散／水樣便的發生率」、「抗生素相關腹瀉的
發生率」及「解鬆散／水樣便的次數」與安慰劑相比較並無差異，本
研究顯示乳酸桿菌無法改善病童之抗生素相關腹瀉。

範例中需補充的內容為：(1) 當選擇閱讀系統性文獻回顧及統合分析的文章時，需注意此類文章是將符合條件研究納入才進行整合，因此在精要陳述此類文獻時，需先簡述該文獻的搜尋歷程及搜尋結果。例如使用之關鍵字、資料庫、搜尋策略、篩選研究的條件、納入研究的類型與數量，再依 P、I、C、O 統整所納入研究之收案對象、介入措施及比較措施類型、成果指標的種類，再呈現最後統合的結果；(2) 需描述測量結果指標的工具、方式及由何人進行測量。如第三篇可補充由何人、於何時、以何工具評值糞便型態，進行腹瀉判定以計算腹瀉發生率；(3) 可於各篇文末針對結果提出臨床意義的個人看法。實證照護的精神是希望透過證據，試圖回答臨床問題，因此除了以生物統計數字判斷結果之外，也需要回到病人或族群考慮其臨床意義，如第三篇使用益生菌、未使用益生菌及使用安慰劑三組在腹瀉發生率呈現達統計差異，可再說明腹瀉持續時間三組差距為 2.7 天，此天數差距在病童、家屬或臨床照護上的意義為何之個人看法。

## 五、臨床可行的解決方法及評價方式

由於 N1 實證讀書報告主要目的是期待護理師展現問問題及搜尋證據資料的能力，尚不需有實際運用於臨床的資料陳述，但如已有實務應用之經驗，亦可一併提出，在此僅需綜合研究文獻結果，提出解決臨床問題之各種可行方法，並描述出評價這些解決方案是否為有效性的指標及具體測量方式即可。通常，可以討論研究中的介入措施是否可作為「臨床可行解決方法」，結果及測量結果的工具及測量過程，可做為評價臨床應用之方式的參考。

範例中所搜尋的文獻，均以「使用益生菌」做為「減少抗生素相關腹瀉」之「臨床可行的解決方法」，但三篇使用的益生菌種類不同，結果也各異，尤其在第一篇使用乳酸桿菌與安慰劑無差異，但第三篇使用鼠李糖乳桿菌則能縮短腹瀉持續時間且糞便較成形的狀況下，如何做成「使用益生菌是可以降低抗生素相關腹瀉發生率」的結論，可

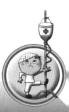

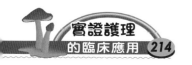

能需要仰賴第二篇的統合分析結果，審視分析文章中使用鼠李糖乳桿菌的成效。

在「評價方式」部分，範例中可逐一列出三篇文獻所設定的結果指標，如「腹瀉持續時間」、「至少解一次鬆散／水樣便的發生率（腹瀉）」、「解鬆散／水樣便的次數」與「腸胃道症狀發生率」，選擇臨床上能實際應用的結果指標，陳述該項指標的測量工具及測量方式，例如，說明選擇用 Bristol Stool Chart 來評值糞便型態的理由（例如方便取得、容易判別等）及使用此表的方法。

## 六、結論及心得

簡明扼要敘述本讀書報告的重要結論，是否有足夠證據支持並回答所設定的問題，對病人、所關注的對象或臨床照顧的意義為何，亦可提出對臨床照顧措施調整或修改之實質建議。例如本範例指出，病童腹瀉造成皮膚破損有感染之風險，雖然可以用增加更換尿布頻率、清水擦拭或塗藥膏等方式保護腹瀉所引起之皮膚破損，但若想在根本上改善抗生素引起之腹瀉，使用益生菌是可能的策略，而文獻的結果亦可作為與醫師討論之佐證資料，以期能達到改善病童腹瀉所引發的不適。本例可再補充心得部分，例如描述個人在發現及解析臨床問題、使用關鍵字進行文獻搜尋、整理精要及結果統整上的經驗與學習所得，讓個人的學習經驗能作為他人培養實證照護能力之參考。

# 範例　住院病童使用益生菌是否可改善抗生素相關腹瀉？

許瑜庭
國立成功大學醫學院附設醫院護理師

| 項目 | 內　容 |
|------|--------|
| 臨床問題及重要性 | 抗生素為住院病童最常接受的治療，用以控制及預防其他感染再次發生，但卻也造成腸道菌叢生態改變而導致腸胃道不適，如腹脹、腹痛、腹瀉、噁心嘔吐等，其中抗生素相關腹瀉所帶來的不單僅有解便次數增加，其造成的紅臀也使病童歷經另一種不適，而臀部皮膚的破損更可能會再次引發另一種感染，也可能增加病童住院天數及成本。抗生素相關腹瀉發生在使用抗生素後 2 個小時至 2 個月間，是指 24 小時內解鬆散／水樣性狀的糞便達 3 次以上，其發生率約為 11- 40%。然而，正因使用抗生素為病童之首要治療方式，無法停止或更改其他抗生素，以避免抗生素相關腹瀉，因此，引發筆者發想是否能透過其他安全及簡便的方式，減少抗生素相關腹瀉發生。益生菌為目前兒童常食用的補充食品之一，主要作用為透過附著於腸胃道的上皮細胞→刺激黏液分泌→減少促發炎細胞因子→增加抗炎細胞因子等，調節腸胃道菌叢及使腸道活動性正常化。因此，筆者想經由搜尋及評讀研究文獻，綜合目前研究發現，確認病童使用益生菌是否能改善抗生素相關腹瀉，以期待能緩解病童因抗生素治療所帶來的不適。 |
| 關鍵字及搜尋策略 | 搜尋文獻使用關鍵字：Probiotics, antibiotic-associated diarrhea, pediatric, child<br>查詢資料庫策略：<br>( 一 ) 成功大學圖書館電子資源查詢系統→進入 Cochrane Library →鍵入關鍵字 probiotics, antibiotic-associated diarrhea, pediatric, child →檢索出 2 筆資料→依題目及摘要選用一篇<br>( 二 ) 成功大學圖書館電子資源查詢系統→進入 PubMed →鍵入關鍵字 probiotics, antibiotic-associated diarrhea, pediatric, child →檢索出 146 筆資料→限制 5 年內→檢索出 59 筆資料→依題目及摘要選用兩篇 |

（接下頁）

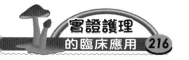
| 項目 | 內　容 |
|---|---|
| 文獻證據<br>等級 | Olek, A., Woynarowski, M., Ahren, I. L., Kierkus, J., Socha, P., Larsson, N., & Onning, G. (2017). Efficacy and safety of lactobacillus plantarum DSM9843(LP299V) in the prevention of antibiotic- associated gastrointestinal symptoms in children-randomized, double-blind, placebo-controlled study. The Journal of Pediatrics,186, 82-86. doi:10.106/j.jpeds.2017.03.04 7（證據等級：II）<br><br>Goldenerg, J. Z., Lytvyn, L., Streurich, J., Parkin, P., Mahant, S., & Jonhston, B., C. (2015). Probiotics for the prevention of pediatric antibiotic-associated diarrhea. Cochrane Database of Systematic Review (12), CD004827. doi:10.1002/14651858.CD004827.pub4（證據等級：I）<br><br>Espost, C., Roberti, A., Turra, F., Cerulo, M., Severino, G., Settimi, A., & Escolino, M. (2018). Frequency of antibiotic-associated diarrhea and related complication in pediatric patients who underwent hypospadias repair: A comparative study using probiotics vs placebo. Probiotics Antimicrob Proteins, 10(2), 323-328. doi:10.1007/s12602-017-9324-4（證據等級：II） |
| 文獻精要<br>內容 | (一)Olek 等 (2017) 運用前瞻性、隨機、雙盲、安慰劑對照介入性研究，探討病童同時接受抗生素治療後服用乳酸桿菌（*Lactobacillus plantarum* DSM9843 (LP299V)），是否能降低病童出現大便鬆散／水樣發生率、抗生素相關腹瀉以及腹部症狀的發生率。研究者以 1-11 歲接受抗生素治療的兒童作為選樣母群體，排除有慢性腸胃道疾病、現有免疫缺失或免疫抑制治療、急性或慢性腹瀉及在進行研究前一週有使用瀉藥、使用抗生素至少持續 4 週、對益生菌成分過敏或服用益生菌相關產品至少兩週者。共 447 位病童納入研究【P】，隨機分派至益生菌組或安慰劑組，其中 438 位病童為有效資料，分別為益生菌組 218 人，安慰劑組 220 人。措施介入組接受一天一次的 LP299V 膠囊（1*1010 菌落／每顆膠囊），病童需在抗生素使用後 2-3 小時服用益生菌，持續服用時間為 15-28 天【I】。而安慰劑組則是服用與益生菌外觀、味道相同的膠囊，內容僅含馬鈴薯澱粉【C】。兩組病童在人口學、參與研究時間無統 |

（接下頁）

| 項目 | 內　容 |
|------|--------|
| | 計上差異，且使用抗生素治療的原因相似。結果顯示兩組在腸胃道症狀的發生率，如腹痛、腹脹、嘔吐等無明顯差異，益生菌組與安慰劑組在至少解一次鬆散／水樣便的發生率分別為 39% 和 44.5% (p= .26)、抗生素相關腹瀉的發生率分別為 2.8% 及 4.1%(p= .4)，解鬆散／水樣便的次數分別為 3.9±3.5 和 4.7±6.3(p= .9)，均未達統計上顯差異【O】。 |
| | (二)Goldenerg 等 (2015) 以系統性文獻回顧方式探討益生菌（任何菌種及劑量）與抗生素共同使用下是否能降低抗生素相關腹瀉發生率及相關不良事件。共 23 篇隨機試驗研究納入分析，涵蓋 3938 位 0-18 歲接受抗生素治療的病童，其中 2012 位為實驗組，1926 位為對照組【P】。實驗組為使用益生菌【I】，對照組為使用安慰劑或無治療進行比較【C】，結果指出實驗組於抗生素相關腹瀉的發生率為為 8%（163/1992），對照組為 19%（364/1906），實驗組發生的風險為控制組的 0.46 倍（95% 信賴區間：0.35, 0.61）。在兩組發生不良事件及排便的次數上，未達統計上的差異，但在抗生素相關腹瀉的時間上，實驗組比控制組少 0.6 天（95% 信賴區間：-1.18, -0.02）【O】。 |
| | (三)Esposito 等人 (2018) 以前瞻性、隨機、安慰劑對照組研究評估益生菌 Lactobacillus rhamnosus GG 對預防接受尿道下裂修復手術的病童發生抗生素相關腹瀉的成效，共招募 90 位接受尿道下裂修復手術的病童，排除 3 歲以上且已接受大小便訓練並為穿尿布的兒童【P】，共分 3 組，每組 30 人，第一組（Group 1, G1）為術後當天至出院期間，接受抗生素及益生菌（Lactobacillus rhamnosus GG 滴劑）【I】；第二組（Group 2, G2）為術後當天至出院期間，僅接受抗生素【C1】；第三組（Group 3, G3）為術後當天至出院期間，接受抗生素及安慰劑（5% 葡萄糖液）【C2】。結果指出術後抗生素相關腹瀉的發生率為 33.3%，G1 組的發生率（10%）低於與 G2 組（50%）和 G3 組（40%），且達統計上差異（p = 0.002）；在抗生素相關腹瀉的持續時間，G1 組（1.5 天）亦低於 G2 組（3.2 天）和 G3 組（2.8 天），達統計上差異（p = 0.001）；且 G1 組的糞便也較其他兩組更為成形【O】。 |

（接下頁）

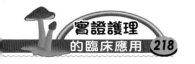
| 項目 | 內　容 |
|---|---|
| 臨床可行的解決方法及評價方式 | 可行解決方法經由文獻查證顯示，使用益生菌是可以降低抗生素相關腹瀉發生率。因此，當病童在開始使用抗生素時，若無禁忌症，可以與醫師討論使用益生菌來降低病童抗生素相關腹瀉的發生率。在閱讀文獻過程中，Esposito 等（2018）於文章中使用 Bristol Stool Chart 用以評值糞便的型態，因此，在臨床上，若病童已發生抗生素相關腹瀉時，可以運用此量表作為評估依據，且也追蹤抗生素相關腹瀉的發生頻率及時間，用以作為評估益生菌降低抗生素相關腹瀉發生率之成效。 |
| 心得 | 病童因腹瀉導致紅臀，腹瀉嚴重時更可能進一步導致皮膚破損增加感染率及病童痛苦，醫療人員除了增加更換尿布的頻率、清水擦拭臀部及塗抹保護臀部肌膚產品外，可建議醫師使用益生菌作為預防的方式之一，而益生菌種類多樣，此篇實證報告中顯示鼠李糖乳桿菌（Lactobacillus rhamnosus）及布拉氏酵母菌（Saccharomyces boulardii）最能降低抗生素相關腹瀉，此亦為坊間容易購買的益生菌品種，希望能藉由這份報告實際運用在臨床上來降低病童的不適感。 |

# 第三章 實證案例分析的撰寫

### 林貞秀

　　案例分析是藉由解析臨床護理實務中案例之健康問題及其相關因素，透過介入措施提供病人解決健康問題的過程，而將實證護理的概念及手法融入臨床能力進階制度，N1 晉升 N2 之實證案例分析，可讓護理師展現使用科學證據來解決臨床問題的能力。在透過運用實證資料分析臨床問題或事件、實際解決問題及評價介入措施成效的歷程中，可以看見護理人員運用批判性思考、臨床推理及科學知識，解決病人健康問題或改善了特定事件，這種以人為本及有效益的照護，會讓護理師體驗到專業的自信。

　　實證案例分析的重點在精不在廣，是透過深入探討一個問題焦點導因及解決方案，並實際應用具實證基礎的介入方案，體驗實證實務過程及成效。當護理師具備深入探究及解決一個問題的能力時，一旦遇到複雜的臨床問題，便能釐清問題與問題之間的關聯性，運用同樣的技巧延伸到其他問題的處理。一個實證案例分析的內容必須涵蓋以下之要素：(1) 初步找到關鍵問題；(2) 收集跟病人健康問題或事件相關且有意義的資料、將資料有組織的歸類，以便於進行問題的解析；(3) 引用實證文獻所得的知識分析情境，釐清核心問題或事件的主要原因及可能導致的不良後果；(4) 提出及運用實證文獻中所得的知識於問題的解決。鑒於此，在問題分析及介入措施方面均應引用相關的實證資料來支持。以下以「十字孔奶嘴配合 SOFFI 方式及擺位改善慢性肺疾病早產兒之餵食困難」為例（見範例），分別說明實證護理案例分析的書寫重點：

## 一、主題（題目擬定）

　　案例分析的主題反應了臨床關鍵問題，引導欲使用的介入策略。

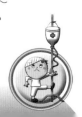

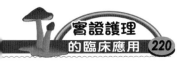

關鍵問題可以是病人健康問題，如：呼吸困難、疼痛、失眠、水腫……等，或是會影響身心健康的人、事、物，例如：異常事件（給藥錯誤、管路滑脫、跌倒）。本範例主題強調的是慢性肺疾病早產兒的主要健康問題「餵食困難」，標題清晰反應案例分析重點所聚焦的 PICO〔慢性肺疾病早產兒 (P)、十字孔奶嘴、SOFFI 方式及擺位 (I)、餵食效能 (O)〕。

## 二、前言

簡潔、扼要敘述該臨床問題之重要性、動機，對照顧對象（病人或家屬）、照護效益或護理經驗傳承之意義。如範例中敘述慢性肺疾病早產兒在餵食過程中出現血氧飽和度低下、呼吸暫停及心跳過緩等生理不穩定的情況，進而造成進食困難，因此找出一個可以「增加早產兒氧氣交換的餵食策略」，對於有慢性肺疾病這類的早產兒其重要性，在於能增加餵食過程中生命徵象的穩定，減少體能浪費，達到協助順利進食的護理目標。

## 三、案例簡介

由於案例可以是病人或事件，因此需依照要分析的主題類型，在病人問題或事件中擇一描述，需呈現病人基本資料、與發生之問題或事件有關之人、時、地、事、物等相關背景資料，如疾病史、治療經過、與主題有關的症狀、可辨識之異常現象或徵兆，臨床情境中非預期或不希望看到的照顧結果，所陳述之內容需是案例發生的真實內容或照護過程。如本範例在描述疾病史、治療經過外，再加以陳述個案 40+3 週已足月，但喝奶過程仍有「手揮動抗拒、嗆咳、鼻翼煽動、胸肋凹明顯、呼吸費力急促、皺眉及哭鬧行為，必須中斷餵食」等困難狀況（屬病人的健康問題），且出現「餐後側臥及平躺不易維持擺位及固定呼吸器」的非預期照顧結果，藉此突顯在臨床情境中可能之問題重點。

## 四、問題分析及問題確立

　　問題分析的重點在於必須利用文獻查證所得的資料來進行問題解析，以正確且有組織與條理的方式，提出與問題發生之前因後果有關之實證文獻，盡量多向度的分析引起問題發生之原因，最後確認出此案例的問題。援此，此部分的文獻查證可以聚焦在能提供機轉的背景知識，及回答診斷性、危險因子相關 PICO 問題的前景知識，以協助確立問題。例如範例中因為缺少系統性文獻回顧的實證資料，作者以 Gewolb & Vice（2006）、Costa 等（2010）及 Philbin & Ross（2011）三篇文獻支持「慢性肺疾病早產兒有進食行為統整性不佳」的特性，再用 Mizuno、Itabashi & Okuyama（1995）Saiki 等（2009）兩篇文獻提出「慢性肺疾病早產兒姿勢對氧合是有影響的，且俯臥對慢性肺疾病（Chronic Lung Disease, CLD）早產兒的肺與氧合功能有所助益」的觀點，可看出要用實證資料分析問題導因及不良後果的意圖，為了更加突顯是利用文獻來確認問題，可將文獻查證後的結論與問題分析之間的連結性陳述於第二部分「分析及確認問題」處，建議補充方向為：(1) 在案例簡介中提到病嬰有慢性肺疾病及進食過程壓力行為等問題，經查閱慢性肺疾病早產兒進食過程的文獻後，評估及確認病嬰有「吸吮、吞嚥及換氣間有衝突，自我統整能力不佳」的問題。(2) 個案有慢性肺疾病，餐後採平臥及側臥時易血氧不穩，從早產兒擺位姿勢對氧合功能影響的相關文獻中，分析進食後未採俯臥姿勢可能是影響血氧下降的原因，而呼吸急促是病嬰現存的症狀非原因，故確認問題需從「進食後仍持續有呼吸急促的情形」修正為「餐後未採促進氧合的臥位」。

## 五、執行護理措施或解決方案的過程

　　針對所分析出的問題，陳述實證資料中建議的介入措施或解決方案、建議那些成果指標可用於判斷介入後的效益，及建立措施評價的方法。此部分著重在說明以實證文獻解決問題的過程，因此書寫之

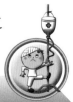

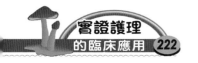

邏輯順序為：(1) 文獻查證：提出實證文獻中具有效益且能解決案例問題的介入措施或臨床可行的護理處置、解決方案，故以能回答治療型 PICO 問題的知識為主。(2) 擬定措施：依據實證文獻、經驗及病人個別性，擬出可在臨床上執行的護理措施，條理分明的書寫欲施行的步驟或計畫。(3) 措施實施過程：周詳說明按照擬定措施的執行歷程，展現將介入措施實際運用於病人或臨床情境的過程，若為異常事件的事後分析，則必須說明解決方案運用於其他類似病人之內容。

　　本例在此需處理「吸吮、吞嚥及換氣自我統整能力不佳」及「餐後未採促進氧合的臥位」兩個問題。經臨床觀察發現更換流速較慢的奶嘴後，個案拒食的狀況有改善，而減少流速的方法有更換奶嘴及放慢進食速度兩種（護理人員臨床經驗及病人個別性），查證與之相關的文獻後，確認要以更換成十字孔奶嘴及採用具實證基礎的 SOFFI（Supporting Oral Feeding in Fragile Infants）餵食方案中的調整步調（Pacing）解決「吸吮、吞嚥及換氣自我統整能力不佳」的問題，再以「俯臥」作為提供餐後促進氧合的臥位決策。因為缺乏比較慢性肺疾病早產兒族群餵食臥位的系統性文獻回顧證據，作者提出 Picheansathian 等（2009）支持健康早產兒採用俯臥姿勢改善肺部功能的系統性文獻回顧，再提出有肺部疾病或需呼吸器輔助之數篇早產兒的相關研究支持俯臥處置，應用現有可獲得的最佳證據是實證實務的一個方法。由於介入措施可能整合來自不同的文獻，建議在寫出預備要執行的介入措施項目、要測量的成果指標及測量方式時，需陳述引用哪篇文獻，例如本例在執行護理措施部分，雖有依據 Philibin & Ross（2011）的建議，採用餵食方案，包括：(1) 餵食前 30 分鐘更換早產兒的尿片後採右側臥姿勢，休息 10 至 15 分鐘；(2) 施行調節步調技能重點，但針對測量指標及測量方式「1. 監測 20 鐘內的進食量及啟動幾次進食動作（Burst 次數）；2. 測量餵食前中、後的呼吸次數、血氧濃度、心跳速率及使用的氧氣濃度；3. 餵食後予以俯臥 30 分鐘並監測呼吸速率。」尚需補充說明是參考自 Kao、Lin 與 Chang（2010）

之建議。另外，介入措施的成果指標盡量一致，例如「餐後俯臥」亦是解決問題的策略之一，應跟進食過程一樣，除呼吸速率外也可同樣在俯臥時監測血氧濃度變化，以多種方式確認俯臥是否確實可改善病嬰餐後生理穩定度。

由於在將文獻中的措施應用於臨床時，提供介入措施後可能因不同地區或病人狀況而出現其他效應，因此除了關注介入措施之效益外，病人安全是首要關注重點，如本例在措施實施過程處，詳加記錄個案在執行過程中所發生的不良反應及處置方式，展現運用實證文獻結果於臨床照護時對病人安全之考量。

## 六、評值

評值是指評價護理措施或解決方案的有效性，實證案例分析評值之不同處，在於需要參考文獻的結果指標測量或資料收集的方法來進行，不但能增加成果指標測量的正確性，更可達到確認介入措施效益的效度，評值後若有必要，可再修正措施執行過程與再評值。如本例是以監測 20 分鐘進食量、Burst 次數、呼吸次數、血氧濃度、心跳速率的平均值及氧氣濃度使用（餵食前 10 分鐘、餵食中以及餵食後 20 分鐘）之結果指標，並用表格清晰地呈現成果指標監測歷程，以檢視使用介入措施後在成果指標上的變化，並分別陳述「十字孔奶嘴在進食效率與吸吮、吞嚥及呼吸協調的幫助」、「調整餵食步調技能在自我統整上的幫助」、「餵食後俯臥對呼吸次數的影響」。建議本例可在評值的文末，針對 3 個指標結果對病人問題的解決程度做一簡要的總結，例如「十字孔 S 號奶嘴為個案最佳選擇，個案在 20 分鐘內的進食量可獲得增加，且沒有因吸不到奶而增加躁動次數」，而「俯臥雖然能降低呼吸作功並改善呼吸速率，但仍有 $SPO_2$ 不穩導致維持俯臥時間無法延長」，顯示餐後俯臥並未出現改變氧合功能之效益，可針對此非預期效果提出個人見解（例如分析原因或提供解決方案，如給少量氧氣），或再次審視措施執行過程提出修正與再評值。

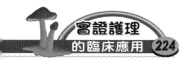

## 七、結論及心得

　　這部分是學習及應用實證知識的經驗分享，簡潔扼要敘述本案例分析的重要結論，反思個人過去對此類案例的照顧經驗與完成案例分析後照護方式不同之處，以及對護理工作的具體建議、提出限制與困難（如果有發生時）。

　　例如本例在應用實證措施之後，發現使用十字孔奶嘴確實可以改善慢性肺疾病早產兒個案進食困難（吸吮、吞嚥及呼吸不協調），且以往作者在餵食過程僅在發生嗆咳後再移出奶嘴給予休息，並未做其他調整，透過此次文獻查證後發現有不同餵食方式，藉由使用調整餵食步調能預防不協調行為的發生。最後，作者針對成果指標測量之限制（使用調整餵食步調方式需要較長時間觀察才能看出更有效的改善）、出現非預期成果的原因分析（例如：個案俯臥 30 分鐘後血氧濃度變得較不穩定，可持續觀察俯臥下 $FiO_2$ 需求量，與醫師討論可使用的最高氧氣量，再確認俯臥效果）加以說明，並提供未來照護類似個案時的具體工作建議。

## 八、參考資料

　　每個機構可以訂定參考資料書寫格式，可採用台灣護理學會公告之最新 APA 格式方式書寫。

## 範例 以十字孔奶嘴配合 SOFFI 方式及擺位改善慢性肺疾病早產兒餵食困難之案例分析

鄭育綺

國立成功大學醫學院附設醫院護理師

## 一、前言

　　早產兒出生後長期使用高濃度氧氣及正壓呼吸器治療，容易產生肺部組織變性形成慢性肺疾病（Chronic Lung Disease, CLD），導致仍需使用呼吸器。CLD 早產兒較容易造成血氧飽和度低下（SaO$_2$ 小於 90％），餵食過程中容易產生呼吸暫停及心跳過緩情形，加上使用的奶量流速過快及吸吮壓力不當，便會影響餵食成效及生理變化，容易長時間哭鬧而需要更多時間和精力恢復平靜。筆者在照顧 CLD 早產兒過程中，藉由實證文獻及指引的建議，建立協助早產兒氧氣交換的餵食策略，增加 CLD 早產兒在餵食過程中生命徵象的穩定，減少不必要的能量消耗。

## 二、案例簡介

　　個案為 28+6 週早產兒，6 月 21 日剖腹產，阿帕嘉評分（Apgar Score）第 1 分鐘為 4 分，第 5 分鐘為 7 分，出生體重 1275 克。胸部 X 光結果為呼吸窘迫症候群（RDS）1-2 級，使用鼻部連續氣道正壓呼吸器。6 月 24 日更改為氣泡式連續氣道正壓直到 7 月 12 日（矯正年齡 32 週）經 X 光診斷為 CLD，8 月 6 日診斷為嚴重 CLD。曾嘗試脫離呼吸器，均因呼吸喘、血氧不穩定失敗。8 月 30 日改以使用高流量氧療法 FiO$_2$ 23-30% 使用。個案口慾強烈，吸吮力強；9 月 10 日個案 40+3 週，筆者開始照顧個案，以中圓洞奶嘴瓶餵，個案出現雙手揮動抗拒、嗆咳、哭鬧情況，更換小圓洞奶嘴後，嗆咳情況雖較改善，但鼻翼煽動、胸肋凹明顯、呼吸費力並使用胸鎖乳突肌（呼吸輔助肌），

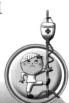

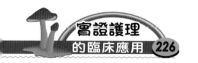
呼吸 50-80 次 / 分，呼吸急促的狀況下個案又出現扭動、雙手推開、皺眉及哭鬧行為，必須中斷餵食進行安撫 2-3 分鐘，才能再持續餵食。進食期間仍使用 25-27% 高流量 $FiO_2$，因間歇哭鬧出現血氧飽和度低下（$SPO_2$ 70-80%）的情形，需調高 $FiO_2$ 至 30-35% 才能維持 $SPO_2$ 在 90% 以上。在進食效率部分，每吸吮 2-4 次則會中斷休息，個案平均進食時間維持在 20 分鐘，進食量約 7-18ml，剩餘奶量採管灌餵食。個案平時多為側臥及平躺，俯臥容易出現蹬腳及轉頭動作，不易維持擺位及固定呼吸器，側睡時也時常自行移回平躺，進食後側臥以預防溢吐，但個案會再自行移回平躺，平躺時呼吸速率範圍在 50-75 次 / 分，$SPO_2$ 可以維持 90% 以上。

#  三、問題分析及問題確立

## （一）文獻查證

　　CLD 對早產兒而言是一個長期的合併症，經常導致口腔進食困難。Gewolb & Vice（2006）針對 14 位有 CLD 與 20 位非 CLD 的早產兒進行吸吮、吞嚥和呼吸次數的量性分析，結果顯示由於呼吸急促，CLD 的早產兒吸吮、吞嚥和呼吸的個別節奏易被打亂，且 CLD 的早產兒在吞嚥時發生呼吸暫停（吸吮超過 3 次以上且未配合一次呼吸）的頻率高於非 CLD 的早產兒。整合呼吸在吸、吞之間是建立協調哺餵的關鍵，CLD 早產兒在餵食過程中，吞嚥和呼吸節奏的協調性減少，餵食過程需要頻繁的休息和更密切的監測呼吸節奏。Costa 等 (2010) 針對 16 位有慢性肺疾病及 15 位正常早產兒進行評估口腔吸吮動作研究也發現，CLD 早產兒在呼吸時無法協調吸吮與吞嚥的能力比正常早產兒多，多數呈現不統整的進食型態。由於無法在吸吮、吞嚥與呼吸之間做好自我協調，Philbin & Ross（2011）認為 CLD 的早產兒長期處在間歇缺氧情況下，行為重組往往有困難，導致嬰兒進食無法得到滿足，難以從哭泣中安撫。

　　CLD 早產兒主要照護問題來自於氧合功能異常，姿勢對氧合功

能也具有影響。Mizuno 等（1995）針對體重小於 1000gm，影像學顯示有慢性肺病且需呼吸器支持的早產兒，進行餵食前、後不同姿勢下 CLD 早產兒氧合狀態的比較，結果顯示餵奶後採仰臥，血氧飽和度值顯著下降；俯臥則無明顯變化。且餵奶前、後，俯臥的心率和自主呼吸率顯著降低。Saiki 等（2009）針對 20 位平均出生 30 週的早產兒（其中 10 位有肺支氣管發育不全）進行研究以確定睡姿對肺功能的影響。在平均矯正年齡 36 週和 42 週時讓嬰兒俯臥和仰臥，並測量呼吸功能殘餘量、順應性和阻力。矯正年齡 42 週早產兒的結果顯示，俯臥時血氧飽和度高於仰臥，呼吸功能殘餘量俯臥亦高於仰臥，順應性亦以俯臥為高，顯示俯臥對 CLD 早產兒的肺與氧合功能有所助益，採俯臥是較佳的姿勢擺位。

## （二）問題分析及確認

從進食狀況的資料顯示，因為呼吸狀況的干擾，個案沒有良好的自我統整能力來應付照顧者的餵食，呈現出典型慢性肺疾病嬰兒的進食型態，但護理人員除了採中斷餵食合併管灌之外，是否尚有其他方式可以促進個案的統整？筆者發現，個案矯正年齡已足月應有一定的統整能力，由中圓洞奶嘴更換成小圓洞奶嘴時，個案拒食的狀況有改善，顯示較小的流速能支持個案的自我協調，滿足發展上的需要。此外，因為使用呼吸器的因素，加上個案不習慣其他臥位，長期下來幾乎都採平臥，因此灌食後呼吸喘促情況回復較慢。經上述分析，可確認病人的問題有：(1) 以口腔進食過程中吸吮、吞嚥及換氣間有衝突，自我統整能力不佳；(2) 進食後仍持續有呼吸急促的情形。

# 四、執行護理措施或解決方案的過程

## （一）文獻查證

Kao 等（2010）針對 20 位 GA<32 週，臨床醫師診斷為慢性肺疾病且矯正年齡已經達到 32-34 週的早產兒，在餵食中使用圓洞及十字

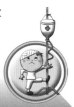

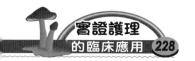

孔洞進行研究，與圓孔奶嘴餵養嬰兒相比，十字孔奶嘴餵養的嬰兒每次休息間隔的 burst 次數較多和較高的呼吸率與血氧飽和度。故對於慢性肺疾病的早產兒，可透過十字孔奶嘴的協調，維持生理穩定性及獲得自我調整。

此外，由於 CLD 早產兒的行為重組有困難並難以安撫，因此提供一個支持性的餵食方式格外重要。Support of Oral Feeding for Fragile Infants（SOFFI）餵食技巧中的調整步調（Pacing）技能是具有實證基礎的一種外部控制方法，提供嬰兒的吮吸吞嚥呼吸模式，引導照顧者經過一系列的評估、決策和行動以促進嬰兒吸吮吞嚥呼吸的協調，其特色在於藉由中斷吞嚥呼吸不協調的模式，限制每吸吮 3 至 5 下則協助嬰兒停止吸吮以引發呼吸動作（Philibin & Ross, 2011; Ross & Philibin, 2011），提高嬰兒進食技能。

除了餵食技巧的運用外，餵食後的姿勢擺位也會影響早產兒的氧合及消化，Picheansathian 等（2009）的系統性文獻回顧發現，俯臥可以改善健康早產兒呼吸運動時肺部及胸壁的協調性、增加動脈血氧飽和濃度及減少胃食道逆流。對於有肺部疾病的早產兒，Mizuno & Aizawa （1999）針對平均出生體重和胎齡分別為 845 公克（613-1094 克）和 26.6 週（25.3-27.7 週）仍需呼吸器支持的早產兒進行研究，結果指出雖然俯臥自主呼吸率顯著減少，但每分鐘呼吸的作功變低，靜態順應性相對提高，可以減少呼吸能量消耗。當仰臥時，因早產兒全身肌肉張力弱，易造成頭頸部屈曲，影響呼吸道的通暢，且腹腔內容物因不均勻壓迫橫膈肌，使早產兒肺容量減少迫使動用呼吸輔助肌。故俯臥有更好的氧合作用，較高的肺順應性和較少的呼吸作功，因此俯臥對於慢性肺疾病的極低出生體重兒的照顧是有益的。

## （二）擬定措施

9 月 10 至 11 日個案在進食過程中有無法承受奶嘴過大流速、行為統整困難及餵食後呼吸急促的問題，根據文獻查證，9 月 14 至 15 日、9 月 18 至 20 日、9 月 22 至 23 日以十字孔奶嘴及調整步調技能餵食個

案以協助自我統整，餵食後提供俯臥改善呼吸急促以減少呼吸能量消耗。並監測 20 鐘內的進食量及 burst 次數；餵食前 10 分鐘、餵食中以及餵食後 20 分鐘呼吸次數、血氧濃度、心跳速率的平均值及氧氣濃度使用，以確認十字孔奶嘴及調整步調技能，在協助進食自我統整及吸吮效率上的幫助，另在餵食後予以俯臥 30 分鐘並監測呼吸速率。

　　餵食執行方式採用 Ross & Philibin（2011）的指引結合奶嘴型式的文獻如下：（一）餵食前 30 分鐘更換早產兒的尿片後採右側臥姿勢，休息 10 至 15 分鐘。（二）施行調整步調餵食技能重點：(1) 選擇一個緩慢流速的奶嘴（本案例採用十字孔奶嘴）；(2) 提供奶瓶輕微的刺激張口，不要強行將奶嘴放入口中；(3) 當餵食嬰兒時，觀察吸吮、吞嚥、呼吸的次數；(4) 准許嬰兒採取小段的喘息，或自發性停止吸吮，持續拿著奶瓶但不刺激吸吮；(5) 當嬰兒自發地恢復吸吮，再算上 3 至 5 個連續的吸吮，如果嬰兒整體是穩定的，允許 5 次吸吮，如果沒有那麼穩定則 3 次；(6) 若持續吸吮超過 3-5 次，轉移嬰兒的奶瓶中斷流液，使液體無法流出奶嘴，但奶嘴仍然保持在口中；(7) 休息 30 秒或等待呼吸頻率恢復，再次出現自發性吸吮時讓液體再次填滿奶嘴；(8) 若餵食過程中出現作嘔、嗆奶或吞嚥不順，呼吸暫停大於 20 秒、血氧飽和濃度下降至 80% 或心跳速率下降至 100 次／分，則暫停餵奶並休息 30 秒。

## （三）措施實施過程

　　在奶嘴選擇部分，9 月 10 至 11 日以小奶洞餵食個案，9 月 14 至 15 日、9 月 18 至 20 日、9 月 22 至 23 日則以十字孔奶嘴餵食。因單位未備十字孔奶嘴，筆者自行購買時發現有各種大小的十字孔奶嘴，故購買中、小、特小三種奶嘴於護理期間使用。使用調整步調餵食技能過程中，筆者在個案前段飢餓激動時讓個案每吸吮 3 次後奶瓶移開以中斷流液，奶嘴保持在個案口中以強制休息 30 秒，再將奶嘴移到口腔中間引發個案繼續吸吮。等個案較不躁動後改以吸吮 5 次再移開奶瓶中斷流液，持續重覆上述動作，全程餵食時間共 20 分鐘。個案對於

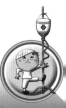

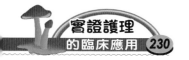

吸吮次數控制的方式一開始不能接受，在中斷流液時會有雙手推開的
動作並張口尋找奶嘴，故筆者便移除奶嘴輕拍個案安撫，完成 30 秒的
休息後再繼續上述動作。餵食過程並未出現作嘔、嗆奶或吞嚥不順，
血氧飽和濃度下降至 80% 或心跳速率下降至 100 次 / 分的情況。餵食
後給予個案俯臥，起初易出現扭動、抗拒反應，需安撫 5-10 分鐘才能
入睡，熟睡後呼吸較淺，約 30-60 分鐘後 $SPO_2$ 易下降至 78-82%，予
以調高氧氣 10% 以上，個案在俯臥約 30 分鐘後通常會醒來持續扭動，
便改為左側臥休息。餵食前 10 分鐘、餵食中及餵食後 20 分鐘生命徵
象變化以及進食量、burst 次數記錄如下表。

表　個案餵食過程使用不同奶嘴生理指標變化及 Burst 次數

| 日期 | | 9/10 | 9/11 | 9/14 | 9/15 | 9/18 | 9/19 | 9/20 | 9/22 | 9/23 |
|---|---|---|---|---|---|---|---|---|---|---|
| 使用奶嘴類型 | | 小圓孔 | | 十字孔<br>（中） | 十字孔<br>（小） | | 十字孔<br>（特小） | | 十字孔（小）<br>& 調節步調 | |
| 餵食過程使用<br>之 $FiO_2$(%) | | 30 | 27 | 25.5 | 24.5 | 25.5 | 24.5 | 24.3 | 24 | 24.5 |
| HR<br>（次 /<br>分） | 餵食前 | 150 | 143 | 147 | 154 | 144 | 143 | 153 | 146 | 152 |
| | 餵食中 | 165 | 164 | 158 | 163 | 160 | 157 | 169 | 158 | 163 |
| | 餵食後 | 148 | 150 | 139 | 147 | 145 | 144 | 147 | 141 | 149 |
| RR<br>（次 /<br>分） | 餵食前 | 53 | 58.7 | 48 | 51 | 43 | 41 | 48 | 43 | 45 |
| | 餵食中 | 65 | 67 | 65 | 57 | 59 | 63 | 64 | 53 | 54 |
| | 餵食後 | 50 | 51 | 42 | 45 | 47 | 44 | 46 | 41 | 43 |
| $SPO_2$<br>(%) | 餵食前 | 94.2 | 94 | 96 | 93 | 90 | 91 | 94 | 92 | 93 |
| | 餵食中 | 91 | 92 | 92 | 94 | 92 | 91 | 91 | 91 | 92 |
| | 餵食後 | 95 | 97.7 | 92 | 91 | 90 | 91 | 91 | 91 | 90 |
| 吸吮量 (ml)<br>/20min | | 8.5 | 16.5 | 28 | 26 | 25 | 21 | 21 | 30 | 33 |
| Burst（次） | | 2-4 | 3-5 | 3-9 | 2-12 | 3-12 | 2-7 | 2-9 | 3-5 | 3-5 |
| 呼吸費力 | | + | | − | − | | + | | − | |
| 嗆咳 | | + | | + | + | | − | | − | |
| 吸吮、吞嚥及<br>呼吸不協調 | | + | | + | + （餵食前 5 分鐘）<br>− （餵食 5 分鐘後） | | − | | − | |

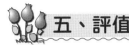 **五、評值**

（一）十字孔奶嘴在進食效率與吸吮、吞嚥及呼吸協調的幫助：由上表資料顯示，以十字孔奶嘴餵食個案吸吮量比小圓洞約多 10 ml，吸吮次數也比小圓洞約多 8 次，小圓洞奶嘴因洞孔小需費力吸吮，且奶水持續由小圓洞流出，無法得到充分休息；中型十字孔奶嘴，雖然進食量增加，但孔洞過大易出現嗆咳；小型十字孔奶嘴，呼吸費力情況較改善，burst 次數可增加，但進食前段吸吮用力導致流量增大，出現吸吮、吞嚥及呼吸不協調造成滲奶及嗆咳情況；而特小號十字孔奶嘴，雖然沒有出現嗆咳且吸吮後可以充分休息，但孔洞較小與小圓洞相同呼吸較費力；以進食效率與增加吸吮、吞嚥及呼吸協調的角度，小型十字孔奶嘴為個案最佳選擇。

（二）調節步調技能在自我統整上的幫助：由照顧者控制吸吮次數，可在發生呼吸吞嚥不協調導致嗆咳之前加以預防，讓吸吮吞嚥與呼吸控制在一定的步調中，因此在餵食過程中個案幾乎沒有嗆咳、呼吸費力及吸吮、吞嚥及呼吸不協調的情形。加上使用合宜流速的小型十字孔奶嘴，進食量也獲得增加，個案不會因吸不到奶而增加躁動次數。

（三）餵食後俯臥對呼吸次數的影響：餵食後給予個案俯臥，起初易出現扭動、抗拒反應，需安撫才能入睡，但與其他臥位相比確實更安穩入睡，呼吸速率和平時仰臥相比降低 10-20 次／分，但也因此呼吸變得較淺造成 $SPO_2$ 不穩，導致個案又因缺氧持續躁動而改為左側臥。俯臥雖然能降低呼吸作功並改善呼吸速率，但 $SPO_2$ 不穩導致維持俯臥時間無法延長。

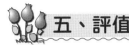 **六、結論及心得**

透過此次案例分析發現使用十字孔奶嘴確實可以改善吸吮、吞嚥及呼吸不協調的 CLD 早產兒個案。此外，以往筆者在餵食過程都是發生嗆咳後再移出奶嘴給予休息，但實際上是可以利用調節步調餵食技

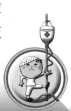

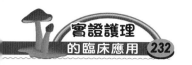

巧來預防這些問題的發生。但調整步調方式照護者需相當了解個案，針對不同個案使用個別的餵食方式，需要長時間的訓練使嬰兒熟悉此模式，因此也需較長時間的觀察才能看出成效。再者，雖然俯臥有助於個案平穩的呼吸及熟睡，但個案俯臥 30 分鐘後 $SPO_2$ 變得較不穩定，此點與文獻較不相同，可能與其呼吸的深度有關，若能持續觀察俯臥下呼吸深度、$FiO_2$ 需求量及與醫師討論可使用的最高氧氣量，長時間觀察生命徵象變化，應更能看出俯臥效果。整體而言，在護理期間筆者了解到 CLD 早產兒需要更細心且耐心的照顧，了解其個性、依實證文獻找出個別的有效解決問題的方法，以減少不必要的能量消耗。

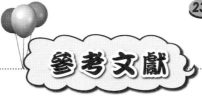

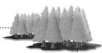

Costa, S. P., Schans, C. P., Zweens, M. J., Boelema, S. R., Meij, E., Boerman, M. A., & Bos, A. F. (2010). Development of Sucking Patterns in Pre-Term Infants with Bronchopulmonary Dysplasia. *Neonatology*, (98), 268-277.

Kao, H. M., Lin, C. H., & Chang, Y. J. (2010). Feeding with cross-cut teats has better sucking effects and oxygenation in preterm infants with chronic lung disease. *Journal of Clinical Nursing*, (19), 3016-3022.

Gewolb, I. H., & Vice, F. L. (2006). Abnormalities in the coordination of respiration and swallow in preterm infants with bronchopulmonary dysplasia. *Developmental Medicine & Child Neurology*, (48), 595-599.

Mizuno, K., & Aizawa, M. (1999). Effects of body position on blood gases and lung mechanics of infants with chronic lung disease during tube feeding. *Pediatrics International*, (41), 609-614.

Mizuno, K., Itabashi, K., & Okuyama, K. (1995). Effect of body position on the blood gases and ventilation volume of infants with chronic lung disease before and after feeding. *American Journal of Perinatology, 12*(4), 275-277.

Philbin, M. K., & Ross, E. S. (2011). The SOFFI Reference Guide: Text,Algorithms, and Appendices. Journal of Perinatal &Neonatal Nursing, 25(4), 360-380.

Picheansathian, W., Woragidpoonpol, P., & Baosoung, C. (2009). Positioning of preterm infants for optimal physiological development: A systematic review. *JBI Library of Systematic Reviews, 7*(1), 224-259. doi: 10.11124/jbisrir-2009-188

Ross, E. S., & Philbin, M. K. (2011). Supporting oral feeding in fragile infants an evidence-based method for quality bottle-feedings of preterm, ill, and fragile infants. *Journal of Perinatal & Neonatal Nursing, 25*(4), 349–357.

Saiki, T., Rao, H., Landolfo, F., Smith, A. P. R., Hannam, S., Rafferty, G. F., & Greenough, A. (2009). Sleeping position, oxygenation and lung function in prematurely born infants studied post term. Archives of disease in childhood . Fetal and Neonatal edition, 94, F133-137. doi:10.1136/adc.2008.141374.

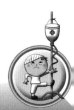

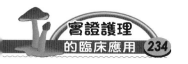

# 第四章 具實證基礎的個案報告

李歡芳

　　個案報告是針對個案之整體健康照護過程做一探討，包括個案健康問題之評估、介入照護措施與評值。根據台灣護理學會對 N3 護理人員臨床專業能力進階制度規劃指引，護理人員要達到 N3 層級之專業能力訓練重點中「問題分析與處理」，需透過完成個案整體性照護，進行個案照護問題分析與確立，並提出有效的護理措施以確認臨床實務能力。因此具備 N2 之護理人員透過親自照顧的病人經驗將其整理成書面報告以達到 N3 資格的學術能力要求。而在照護過程中，護理人員需要透過實證健康照護之核心要項，即整合研究結果、臨床專家經驗、病人喜好及相關資源等四方面資料支持病人的臨床照護（Evidence-Based Practice, EBP），其中包括完整且適切的的護理評估、有效且符合病人期待的措施及明確可衡量的評值指標。經過 N2 以單一問題的分析及處理為重點的實證案例分析能力之養成，N3 的個案報告著重於運用整合性的文獻證據來分析與解決病人的健康問題，以下針對書寫個案報告時應掌握的重點說明。

## 一、前言

　　首先需明確說明此個案選擇之動機與重要性。在動機上可思考此個案的照護過程是否值得分享？是否為情境少見或具獨特性的案例。而在重要性上，可以運用重要的或公認的組織（例如 WHO、台灣衛福部等）調查數據來呈現主題的重要性，例如發生率、嚴重度等，並進一步以實證文獻闡述個案的健康問題可能對個人、家庭或社會帶來的負面影響。

## 二、文獻查證

　　文獻查證是個案報告與實證連結最重要的一部分。透過重要的學

術與健康照護資料庫，運用詳盡的文獻搜尋與小心的評讀，以幫助醫護人員了解個案健康問題的導因、可運用的有效措施，以及準確的評值指標，同時搜尋與危險因子相關、治療型或預防型的實證問題文獻，均可用來支持護理過程。書寫文獻查證時應該要注意實證的連結性，多採用證據力高如系統性文獻回顧或統合分析或指引，如果無法有系統性文獻回顧或指引資料，也可以運用多篇研究文獻來支持。

## 三、護理過程

　　護理評估應包含具主客觀性及時效性的相關資料，以提供個案整體性及持續性的評估，最終才能做出正確的問題確立。因此評估過程，除了個案或家屬本身之主觀描述外，也應該要採用具科學性之評估工具，例如具信效度之評估量表或是背景知識已經確認與健康問題相關的生理、心理檢測項目。許多作者都會運用理論／模式架構來進行評估與照護，在運用相關理論／模式前，應要先搜尋文獻了解此理論／模式過去應用的範圍，才能決定運用在個案健康照護上是否恰當。而透過完整性且客觀性之有效評估後，要將評估結果做整合，才能確立病人健康問題。護理措施的有效性需要前述具實證證據的文獻來支持，因此在書寫護理措施時，要與文獻查證的部分相呼應，要有連貫性與一致性。正確的評值項目要依據目標設定及介入措施來擬定，透過實證文獻的查閱，可以知道確立的健康問題所應當設定的目標、措施與評值項目的適當性。整個護理過程從評估、目標設定、介入措施、結果評值都要連貫與一致。

## 四、範例說明

　　以下以「照顧一位地震造成股骨幹骨折糖尿病患者之護理經驗」之個案報告為例（見範例），說明如何與實證資料結合運用，範例中我們標示了文獻證據類型提供讀者參考。

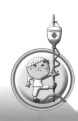

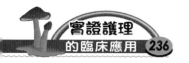

## （一）前言

　　本案例為地震導致受傷的個案，由於此事件為社會重大事件，因此屬於少見背景情境。作者洽當的引用在地數據，如台南市死傷人數資料與過去 921 事件導致的創傷症候群發生率來凸顯案例的獨特性。因缺乏系統性的文獻回顧文章，故作者運用了多篇一致的研究文獻來說明病人所呈現之健康問題可能導致的嚴重後果，以凸顯這些問題被解決的重要性。

## （二）文獻查證

　　本範例引用相關的研究文獻及指引，說明疾病的發生機轉、症狀與介入措施，例如使用指引來闡述音樂療法對疼痛、焦慮與肌肉張力的成效，以及其他處置，以支持護理過程的有效性。在陳述疾病／症候群的表現時，也運用國際認定的標準 DSM-IV 來說明創傷症候群的診斷標準，以確認個案符合創傷後壓力症候群，以及應用美國糖尿病協會對糖尿病診斷標準來確認個案的生理症狀，以支持個案的評估及確立健康問題。針對健康問題評值的有效指標相關文獻，建議可以多加補充，以確認護理措施之有效性。

## （三）護理過程

　　此範例運用文獻查證中的評估工具與個案健康問題可能出現的徵象與反應來進行評估與支持個案健康問題的確立。而所提供的護理措施也與前述之文獻查證相呼應以達到措施有效介入的證據力，例如：疼痛處置的指引、糖尿病照護指引及與照護創傷症候群病患措施的統合分析之應用。在評值方面也針對目標具體說明，並於照護過程逐步進行評值。

## 範例 照顧一位地震造成股骨幹骨折糖尿病患者之護理經驗

岳芳如

國立成功大學醫學院附設醫院副護理長

## 壹、前言

　　台灣處於地震頻繁地帶，2016 年 2 月 6 日地震造成台南傷亡嚴重，死亡 117 人，501 人住院治療（台南市政府，2016）；研究顯示 921 災後成人的創傷後壓力症候群（posttraumatic stress disorder, PTSD）盛行率高達 7.9%（周、蔡、吳、蘇、周，2006）。對災民而言，身體結構或功能的改變都是極大的壓力，也造成生還者創傷後反應的心理及情緒上的傷害，是非常值得護理人員關注的議題，而骨折是震災後常見之傷害，骨折手術後病患面臨疼痛、傷口照護、肢體活動障礙及日常生活受限制等問題。照護期間亦發現個案對糖尿病認知不足，包括糖尿病的症狀及合併症的認知，且有服藥遵從性低及不規則門診追蹤之行為。如合併有糖尿病，病人會因血糖控制不良引發末梢神經及血管病變，而血液灌流不良造成傷口缺氧，引起傷口癒合不佳易導致感染，且糖尿病人的骨骼代謝損害更會延遲骨折後的癒合能力（李、吳、簡，2014；蔡、戴，2007）。

　　臨床上發現面對地震事件的衝擊，導致病人除了身體疾病症狀外還有震災後創傷後反應出現，故引發筆者探討的動機，亦期望藉由此護理經驗分享，提供日後照護此類病人之護理師參考。

## 貳、文獻查證

### 一、下肢骨折及術後急性疼痛護理

　　下肢骨折為解剖位置於股骨以下之部位，可分為閉鎖性及開放性

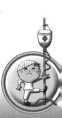

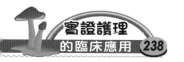
骨折，而閉鎖性骨折治療包括使用推拿施行復位再予固定、使用推拿施行復位再使用骨外固定術、使用推拿施行復位及合併骨內固定術、施行開放性復位及合併骨內固定術、切除骨折斷塊並以內置彌補物取代等方式（王、黃、王，2015）。

骨折後疼痛源於骨膜和骨內膜的相關創傷，且會因骨折斷塊移動、鄰近肌肉痙攣與密閉空間逐漸腫脹而加劇；而手術所造成的組織傷害會產生組織胺及發炎介質，活化周邊疼痛接受器，進而感受到疼痛刺激（Misioek et al, 2014）【指引】。疼痛處置包含藥物處置及非藥物處置，術後疼痛控制常見藥物包括類鴉片、非類固醇抗發炎藥及人工合成之類鴉片藥物；常見的非藥物處置有：呼吸放鬆技巧、冷敷、抬高患肢及治療性按摩（國家衛生研究院、台灣護理學會，2007；Misioek et al, 2014）【指引】。另外，文獻指出音樂療法可減輕疼痛、減少類鴉片使用劑量、降低焦慮並能減少肌肉張力（Cole & LoBiondo-Wood, 2014）【指引】。

## 二、創傷後壓力症候群的臨床表現及護理

根據精神疾病診斷及統計手冊（Diagnostic and Statistical Manual of Mental Disorders IV, DSM-IV），創傷後壓力症候群診斷一般可分為三大類症狀：經驗重現、逃避麻木及過度警覺。其診斷標準如下：(1)曾經親身經驗、目擊或被迫面對一種或多種創傷性事件，而此創傷性事件可能牽涉到實際發生或未發生的事件，但對個體已構成威脅致死亡或身體傷害等。個體之反應包括：極度之害怕、無助感或恐怖感受；(2)持續反覆經驗到創傷事件（例如：經驗再現、作惡夢）。症狀包括經驗再現，即清楚的回憶、再經歷當時驚恐的事件，經驗再現所持續的時間從數秒鐘到半小時，且經驗是活靈活現並威脅到個案的生命。類似的情境引發個案強烈之心理痛苦或生理反應；(3)持續逃避與創傷有關的刺激，凡會引發創傷經驗重現或會使個案再次經歷害怕失去控制的事物、討論話題或其他刺激，個案皆會加以避免（例如：避開話題、

逃避到發生創傷的地點等）；(4) 持續過度警醒，例如：難以入睡或保持睡眠持續，注意力不集中，易受驚嚇；(5) 症狀持續超過一個月；(6) 明顯對於個案的社會、職業或其他重要的功能領域產生影響，例如：工作或人際關係出現問題（林、孫、曾、蔣，2012；張，2009；周等，2006）。

照顧病人面對震災創傷後反應時，應適時提供病人了解創傷後反應是一種正常的反應，並提供緩解此反應的護理措施：(1) 陪伴病人度過過渡的不安及擔心：對創傷事件發生後，需評估病人生活型態的改變，何種刺激會加重創傷反應，而誘發病人產生情緒激動，重複災難的過程，導致自我處理行為能力降低；(2) 與病人建立信任感關係：執行治療前向病人解釋目的及過程以減輕病人害怕、焦慮及安全感的建立，了解其恐懼、害怕及焦慮原因進而協助放鬆治療（例如：配合輕柔音樂，全身肌肉放鬆，運用腹式呼吸來放鬆心情）；(3) 增進病人自我控制感，鼓勵正向思考；(4) 鼓勵病人表達對地震事件的情緒反應：重覆暴露受創記憶情緒中，讓病人在心情放鬆的狀態下進入創傷記憶中，協助病人了解害怕的情緒不會長期持續；(5) 思考創傷後對生命意義的認知：要抹滅創傷經驗是不可能的，協助病人接受創傷事實，並將生活重心放在當下面臨的問題（林等，2012；Watts et al., 2013）【統合分析】。

## 三、第二型糖尿病之簡介與照護

第二型糖尿病是胰島素不足或胰島素作用不良所引起的葡萄糖代謝異常的慢性疾病。根據美國糖尿病協會（American Diabetes Association, ADA）【指引】定義糖尿病之診斷標準有四項：(1) 糖化血色素 ≥ 6.5%；(2) 空腹血漿血糖 ≥ 126mg/dL；(3) 口服葡萄糖耐受試驗第 2 小時血漿血糖 ≥ 200 mg/dL；(4) 典型的高血糖症狀或高血糖危象（hyperglycemic crisis）且隨機血漿血糖 ≥ 200mg/dL。其併發症可分為急性和慢性，常見急性併發症為糖尿病酮酸血症、高血糖高滲

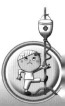

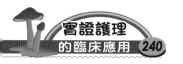
透壓狀態及低血糖；慢性併發症通常於糖尿病發生約5-10年後開始陸續出現，可能引起視網膜剝離導致失明、腎功能損壞而引起腎衰竭、動脈硬化導致心肌梗塞及腦中風、周邊動脈阻塞及足部潰瘍或壞疽（中華民國糖尿病學會，2015）【指引】。ADA指出良好的血糖控制可降低發生慢性併發症，空腹血糖與飯後血糖應控制在80-130mg/dl與180mg/dl以下，而糖化血色素（Glycated hemoglobin, HbA1c）應該嚴格控制在7%以下（ADA, 2015）【指引】。此外，糖尿病患者因末梢血管病變導致血液灌流不良而造成傷口缺氧，引起癒合不佳易導致感染，且會延遲骨頭癒合能力，故其傷口照護原則為保持傷口乾燥、局部冰敷及抬高患處以減輕腫脹（李等，2014；蔡、戴，2007）。

##  參、護理評估

### 一、個案簡介

姚先生，55歲，專科畢業，宗教為一般民間信仰，國台語溝通，離婚，未育有子女。目前與兄長同住，現待業一年多（先前職業為工），家中經濟情況屬小康，生活費用靠存款來支出。

### 二、過去病史

2014年7月經由體檢發現高血糖而至門診求治確診為第二型糖尿病，由於自覺沒有症狀，因此未定期回診及服用藥物，最後一次回診日期是2014年10月17日，糖化血色素8.8%，隨機血糖值332mg/dl。

## 三、家庭樹

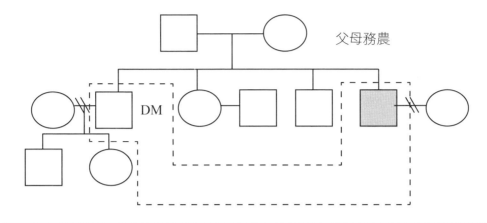

父母務農

DM

## 四、現在病史

　　個案確診糖尿病後，最初半年時間有定期回診並使用口服降血糖藥物控制，自覺健康狀況良好且無法規則服藥，因此無繼續追蹤治療。此次因震災導致右大腿變形送至急診就醫，意識清楚，全身皮膚乾燥且多處擦傷，抽血檢驗：血糖 704mg/dl、糖化血色素 7.7%、鈉離子 129mmol/L、酮體 1+、滲透壓 317mOsm/kgH$_2$O；尿糖大於 500mg/dl、尿中酮體 20mg/dl，診斷為糖尿病酮酸中毒，立即給予胰島素及生理食鹽水靜脈注射治療，右大腿無外傷但變形，2 月 6 日照 X 光確診為右側股骨幹骨折，會診骨科行股骨幹復位內固定術，2 月 16 日在穩定復原下辦理出院，後續門診追蹤。

## 五、護理過程

　　照護個案期間（2016 年 2 月 6 日至 2016 年 2 月 16 日）藉由直接護理、觀察、會談、身體評估及傾聽技巧進行整體性評估，經分析整理如下：

### （一）生理層面

### 1. 氧合

　　觀察呼吸時兩側胸廓起伏對稱，聽診呼吸音清晰，呼吸次數為

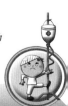

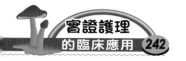
16-20 次 / 分，心率約 76-90 次 / 分且規則，四肢皮膚溫暖，嘴唇及指甲床均呈粉紅色，2 月 8 日血液檢查血紅素為 13.1g/dl、血比容為 42.3%。評估後無呼吸方面問題。

### 2. 營養及飲食習慣

個案身高 160.8 公分，體重為 68 公斤，身體質量指數為 26.2 kg/m$^2$（輕度肥胖），結膜呈粉紅色，口腔黏膜濕潤與完整，每天攝取熱量 1800 大卡 / 天（糖尿病治療餐），無飲食禁忌，住院期間餐點都能吃完三分之二以上，平時在家不挑食，主訴：「我都隨便吃，隨便煮一煮就可以過一餐了，不需要注意什麼啦！」平時是以飲料代替白開水，表示：「我都喝不甜的飲料，就不會有問題啦！」「平時只要不要吃甜的東西，就可以控制糖尿病了。」評估後確立有「知識缺失」之健康問題。

### 3. 排泄

住院前後皆可自解尿液，每天約 6-7 次，每次約 250-300c.c.，呈淡黃色無沉澱物；住院前每天解便一次，術後因傷口疼痛未曾下床走動，2 月 8 日主訴：「傷口痛就不敢用力，所以會怕大便。」服用緩瀉劑後已有解便，每天排便 1-2 次成形軟便，無腹脹或壓痛感，腸蠕動音為 10-18 次 / 分。評估後無排泄方面問題。

### 4. 睡眠

住院前每天睡眠時間平均 7-8 小時，無服用安眠藥物，但住院常會想起地震當時狀況及擔心後續整頓工作，因此每天睡眠約 5-6 小時，需服用安眠藥幫助入睡，若無使用藥物易睡眠中斷，每次約睡 1 小時，2 月 8 日表示：「這幾天晚上睡睡醒醒的，感覺都睡得不安穩……要吃藥才比較好睡。」2 月 13 日「白天時會想到之後要怎麼辦（房子重建、復健……等）晚上睡到一半常常會驚醒……擔心會不會又有地震來。」手術完初期每天約使用 Morphine 5mg SC 2-3 次，睡眠前須使用止痛針較容易入睡，2 月 9 日主訴：「有打止痛針比較容易睡覺，

要不然睡到一半，動一下，就又痛到睡不著。」以疼痛視覺類比量表
（Visual Analogue Scale, VAS）評估睡前若沒有打止痛針疼痛指數達 6
分。評估後確立有「急性疼痛」及「創傷後反應」之健康問題。

### 5. 活動

　　2 月 7 日手術後一直維持平躺不動姿勢，伴隨皺眉、面容痛苦且
有呻吟聲，主訴：「以為開完刀就不痛了，沒想到傷口會這麼痛！」「這
還要痛多久？痛到都不想動了。」2 月 8 日以 VAS 評估，疼痛指數高
達 7-8 分，血壓升至 165/95 mmHg。手術後依醫囑 Morphine 5mg 需要
時皮下注射及 Cataflam 25 mg 1 天 3 次／口服使用，個案認為止痛藥
會上癮，且會影響傷口的癒合，每天施打止痛針不超過 3 次，2 月 9
日主訴：「痛到受不了時再打針。」2 月 8 日評估四肢肌力為雙手及
左下肢為 5 分，右下肢因疼痛而無法移動但可執行足背運動，觀察右
下肢有輕微腫脹、趾端溫暖且呈粉紅色，能執行正確指出被觸摸的部
位，且無麻刺感覺之異常情形。2 月 11 日右腳能依指示執行踝關節、
趾掌關節之屈曲與伸展動作，可執行緩慢的平行移動，觀察移動右腳
時表情痛苦、肢體僵硬，移動及翻身時動作緩慢。評估後確立有「急
性疼痛」及「身體活動功能障礙」之健康問題。

### 6. 身體健康狀態

　　病人自訴平時健康狀況不錯，除 2014 年因體檢發現有糖尿病之外
沒有其他疾病，但由於平時無不舒服症狀且因工作忙碌無法配合本院
回診時間，所以就沒有定期回門診追蹤。病人表示知道自己有糖尿病，
認為日常減少糖分的攝取及改喝無糖的飲料就可以控制疾病。入院後
評估病人對於高低血糖症狀一知半解且理解錯誤，並認為此次血糖偏
高是導因於地震所致。評估後確立有「知識缺失」之健康問題。

### （二）心理層面

　　個案表示自己個性隨和，和妻子離婚後與哥哥住在一起，平時遇
事則秉持隨遇而安的態度，凡事自己作主，不會和父母討論。此次遭

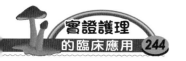
逢地震導致房子倒塌及受傷住院感到害怕、擔憂及慌張，2月6日由急診轉入病房時顯現出暴躁且不願與醫護人員對談，對於陌生人的碰觸排斥且感到不滿，訴：「不要問我這麼多，病歷上不是都有寫了。」家屬表示個案平時是很客氣有禮的，但住院後情緒起伏較大。2月8日觀察到個案夜間時情緒漸低落及憂傷，表情淡漠，雙眼無神，直視上面天花板，與個案會談時會拒絕提起關於地震之話題，2月13日會表示擔心未來要怎麼辦，訴：「雖然現在有住的地方，但不知道以後要去哪？要休息多久才能找工作？我這腳要多久才能走路？」對話時表情凝重、眉間緊鎖，偶會雙眼茫然。主要照顧者為大哥，關於地震後的食、衣、住、行主要由大哥和社會局連繫。評估後確立有「創傷後反應」及「焦慮」之健康問題。

### （三）社會層面

#### 1. 自我概念

哥哥訴個案是獨立自主、親力親為的人，住院期間對於他人協助執行更衣、身體清潔換臥位等日常活動，感到歉意及不好意思，偶會拒絕協助身體清潔，個案也表示自己不太願意讓他人幫忙。

#### 2. 人際關係

個案表示自己個性隨和樂觀，與大家互動良好，鮮少與他人有爭執，護理期間觀察到個案主要互動者為大哥，偶爾會有朋友前來訪視。

#### 3. 家庭狀況

個案與大哥感情融洽，住院期間，個案因疾病及地震事件造成內心情緒起伏大，大哥隨時給予加油打氣，偶會有其他家屬及朋友前來關心，陪伴個案度過難關。因父母住在楠西山區，未前來探視個案，但個案表示待疾病穩定後傾向於回山區老家。

### （四）靈性層面

#### 1. 人生觀

個案住院前的人生觀是隨遇而安，但住院初期因為傷口疼痛不

適，也擔心未來該如何重建家園而表現出不耐煩，對於病友或是宗教團體的關心抗拒且不願意回應，但隨著親友的開解及護理師的照護後逐漸接受現況並能正向思考，2 月 15 日訴：「人平安就好，先走一步算一步，看保險公司要如何理賠，反正現在有地方住，之後再打算。」也表示年紀也大了，如果找不到工作該是時候回老家陪父母。

### 2. 信仰觀

　　個案傾向民間信仰，住院期間並無看到個案或是家屬有在念佛經或是使用平安符。個案對於至今秉持的人生觀感到滿意，表示經由此次事件（地震及住院）更能主動表達對他人的關愛，也更珍惜與家人的感情。評估無心靈方面的健康問題。

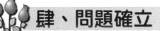

## 肆、問題確立

　　綜合以上主客觀資料，加上實證文獻的支持，確立個案有 (1) 急性疼痛：與術後傷口造成組織受損有關。(2) 創傷後反應：與個案親自經歷地震災難事件中有關。(3)知識缺失：與糖尿病相關知識缺乏有關。(4) 身體活動功能障礙：與肢體功能受限及疼痛有關。(5) 焦慮：與健康狀態改變及創傷後反應有關。但礙於篇幅所致，依據優先順序詳述前三個健康問題：

### 健康問題一、急性疼痛：與術後傷口造成組織受損有關

#### （一）護理目標

　1. 個案能執行兩項緩解疼痛的技巧。

　2. 個案能運用技巧解決疼痛，疼痛指數由 8 分降至 3 分。

#### （二）護理措施

　　依據疼痛指引及文獻提供下列護理措施（國家衛生研究院、台灣護理學會，2007；Cole & LoBiondo-Wood, G, 2014；Misioek et al, 2014）

　1. 每班觀察疼痛部位、性質、持續時間、疼痛加重及緩解因子，並

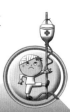

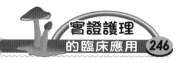

運用疼痛量表評估及記錄個案疼痛情形。

2. 依醫囑給予 Ultracet 0.5 tab QID、Surgam 1tab TID 使用，說明藥物作用、副作用與使用時機，用藥可減輕骨折及術後疼痛。

3. 鼓勵表達其疼痛感受，教導換藥時深呼吸轉移對疼痛的感受。

4. 教導個案正確支托傷口的方法並使用枕頭墊高右下肢肢體，減輕傷口水腫緩解疼痛。

5. 教導個案可執行冰敷緩解疼痛，每天至少 4 次，每次 15-20 分鐘。

6. 換藥時協助調整右腳姿勢使其放鬆避免僵直，並在過程中運用其關心的話題，幫助轉移對疼痛的注意力，如：來探望的親友或是支持團體給予補助。

7. 鼓勵個案聆聽音樂或是廣播轉移注意力。

8. 為減少周圍組織沾黏所引起的疼痛，先用食鹽水潤溼紗布，當有皺眉、雙手緊握等疼痛反應時，立即暫停護理活動，主動關懷，待疼痛緩解後再繼續執行。

（三）評值

1. 個案可說出局部冰敷及抬高患肢可減緩疼痛，並能正確執行。

2. 個案藉由注射止痛針及換藥時，能聽音樂來轉移對疼痛的感覺，表示其疼痛指數 (VAS) 由 8 分降至 3 分。

## 健康問題二、創傷後反應：與個案親自經歷地震災難事件有關

（一）護理目標

1. 能藉著談論表達感覺來消除創傷後反應，能說出對餘震的應對方式，並表示恐懼下降。

2. 創傷後產生的症狀，如過度警覺、驚嚇、睡眠困難等能獲得改善。

（二）護理措施：

依據林等（2012）、張（2009）和 Watts et al（2013）之文獻和統合分析結果，提供下列護理措施：

1. 與個案建立信任感關係：(1) 執行護理措施前，向個案解釋目的、

步驟，提供安全治療環境。(2) 增加個案生理上的舒適，當個案對手術傷口提出疑問時，適時給予解答或尋求醫師協助了解病情。

2. 同理並鼓勵個案表達對地震事件的情緒反應：(1) 鼓勵說出內心感受，告知個案創傷後反應是正常的，減輕個案對於反應的擔憂及不安；(2) 當個案抒發內心情感時（如分享逃生後心得），採不批評、肯定的態度傾聽個案表達對地震看法；(3) 以同理心的方式傾聽其心中的感受；(4) 當個案沉默或哭泣時，適時在旁陪伴及安慰；(5) 進行訪談中，個案情緒若顯緊張、焦慮時，可立即中斷會談，教導放鬆技巧，如深呼吸、播放音樂或廣播等。

3. 協助個案降低對「地震」的恐懼：(1) 協助個案接受地震創傷的事實，鼓勵個案以正向方式思考；(2) 在個案心情放鬆時，鼓勵個案重新思考地震發生的情況，並表達對個案當時對抗地震的處置是正確的做法（找尋堅固物躲避）。

4. 教導個案漸進式肌肉放鬆技巧及腹式呼吸法來減輕焦慮反應，陪伴個案早晚各練習一次。

5. 依醫囑給予 Alprazolam (Xanax XR) tab 0.5mg/tab 1tab HS 幫助個案睡眠，並會診精神科醫師進行心理輔導。

## （三）評值

1. 親友前來探視時，能與之談論地震經驗，使用 VAS 評估表評估其恐懼指數由 9 分降為 4 分。

2. 個案可藉由會談主動表達創傷經驗；減緩情緒的不適及抒發壓力，對地震之恐懼感已較緩解。向護理師說出自己對地震的看法，並表示之後如果再遭遇地震會採取防範措施。

3. 個案主動表示對於餘震之過度警覺及睡眠困難之情形，在配合安眠藥物及肌肉放鬆技巧後能改善，目前每天晚上能由斷續睡眠（每小時驚醒）至熟睡 4 小時以上。

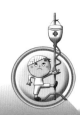

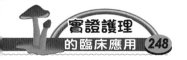
## 健康問題三、知識缺失：與糖尿病相關知識缺乏有關

### （一）護理目標

1. 個案能說出糖尿病飲食注意事項至少 3 項。
2. 個案能說出糖尿病主要併發症至少 3 項。
3. 飯前血糖控制小於 130mg/dl；飯後血糖控制小於 180mg/dl。

### （二）護理措施

依據糖尿病指引，提供下列護理措施（中華民國糖尿病協會，2015；ADA, 2015）：

1. 給予糖尿病衛教單張，告知個案飲食控制之重要性，並教導個案飲食原則：定時定量、每餐按照計畫進食，不可隨意增減、少吃油炸物及脂肪含量高的堅果類、增加纖維質的攝取。
2. 提供個案「糖尿病食物代換表」，並聯絡營養師教導個案如何規劃飲食內容，告知夜間飢餓時可補充水果如蘋果、柚子等。
3. 釐清個案對於糖尿病之認知，並說明糖尿病控制不當之併發症：急性併發症例如糖尿病酮酸血症、高血糖高滲透壓昏迷或低血糖等；慢性併發症例如眼睛、血管、神經、腎臟病變等。
4. 告知低血糖之症狀，例如：出汗、顫抖、視力模糊、心跳加快、昏睡等，則須立即吃方糖或糖果。
5. 向個案解釋糖尿病傷口照護之重要性及其注意事項，如：大腿手術傷口需注意周圍是否有紅腫熱痛、觀察傷口是否有分泌物增加且有惡臭味及不正常的顏色之情形、避免赤足、採用溫水清潔足部。
6. 告知個案飯前及飯後血糖正常值及按時測血糖之重要性。
7. 鼓勵個案要按時服藥並配合醫囑施打胰島素。
8. 血糖控制正常時給予鼓勵及表示肯定。

### （三）評值

1. 個案能說出糖尿病飲食注意事項：(1) 少量多餐；(2) 不可吃太油

太甜食物；(3) 要少喝飲料及罐裝果汁；(4) 需多吃蔬菜類。

2. 能說出糖尿病的併發症、低血糖的症狀及糖尿病傷口照護注意事項。

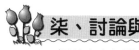 **柒、討論與結論**

　　個案因突發震災導致骨折住院，除了面對受傷時產生的生理不適，更面臨創傷後心理的衝擊。臨床上，傷口及疼痛照護是照護重心，而「創傷後反應」的概念，卻常被忽略。個案因傷口疼痛及創傷後情緒不穩定，初期在收集資料時有所困難，筆者運用同理心設身處地情境模擬，經多次的接觸，適度表達關心、耐心傾聽，建立良好的護病信任關係，個案能體會筆者為協助者角色，進而傾訴其心路歷程，接受所提供的護理措施，並能以正向想法來接受自己經歷地震創傷事件。此外個案對於糖尿病照護認知不足，以致疾病控制採取被動及不理會的方式去面對，筆者針對個案認知不足及錯誤的地方加以修正及適當衛教，於出院時已對糖尿病有正確的認知，進而嘗試調整飲食習慣及監測血糖，並會主動詢問和糖尿病有關的問題。

　　由於骨科病人平均住院天數為一週，但個案不單只有骨科照護問題，更包含認知及心理層面之健康問題須長期追蹤，使得評值成效無法完整呈現，實為可惜。過程中筆者搜尋實證文獻支持照護，同時考量病人的個別性，提供適切的護理措施，在此深刻體會到護理工作除了需有敏銳、細心的觀察再加上同理心，更需要將實證應用於照護，才能提升護理的照護品質。

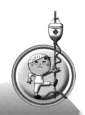

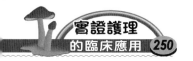
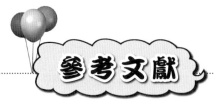
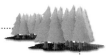

參考文獻

中華民國糖尿病學會（2015）。糖尿病照護指引，台北市：中華民國糖尿病學會。

王紫蘭、黃美園、王玉真（2015）。照護一位妊娠婦女下肢骨折之護理經驗，*長庚護理*，26（3），358-369。

台南市政府（2016）。*0206地震專區*，取自 http://disaster.tainan.gov.tw/disaster/page.asp?id={368FBA96-89C5-419C-A943-726DCF4777B2}

李雨軒、吳英黛、簡盟月（2014）。第二型糖尿病與骨骼健康，*物理治療*，39（2），97-106。

周煌智、蔡冠逸、吳泓機、蘇東平、周碧瑟（2006）。災難與創傷後壓力症候群，*臺灣精神醫學*，20（2），85-103。

明金蓮、洪曉佩（2011）。急性疼痛評估與症狀護理，*源遠護理*，5（1），11-16。

林佳慧、孫吟蓁、曾雯琦、蔣立琦（2012）。以家庭為中心的創傷後壓力症候群之照護，*護理雜誌*，59（3），5-10。

國家衛生研究院、台灣護理學會（2007）。*手術後疼痛臨床照護指引*，台北市：台灣護理學會。

張秀如（2009）。創傷後壓力症候群，*新臺北護理期刊*，11（2），1-5。

黃香儒、雷琇惠（2015）。運用Orem理論照護一位多重性骨折病人之護理經驗，*新臺北護理期刊*，17（1），77-86。

葉姍姍、周繡玲（2007）。照護一位火災生還者之創傷後反應之護理經驗，*護理雜誌*，54（6），97-101。

廖翎聿、陳秋蘭、黃靖雯、陳婷、宋美玲（2009）。抬高擺位對下肢骨折患者術後舒適及水腫成效探討，*秀傳醫學雜誌*，9（1，2），29-35。

蔡婷芳、戴玉慈（2007）。傷口照護與敷料運用，*榮總護理*，24（1），69-75。

American Diabetes Association. (2015). Standards of medical care in diabetes-2015: Summary of revisions. *Diabetes Care, 38*(suppl.1), S4.

Cole, L. C., & LoBiondo-Wood, G. (2014). Music as an adjuvant therapy in control of pain and symptoms in hospitalized adults: A systematic review. *Pain Management Nursing, 15*(1), 406-425.

Misioek, H., Cettler, M., Woro , J., Wordliczek, J., Dobrogowski, J., & Mayzner-Zawadzka, E. (2014). The 2014 guidelines for post-operative pain management. *Anaesthesiology Intensive Therapy, 46*(4), 221-244.

Watts, B. V., Schnurr, P. P., Mayo, L., Young-Xu, Y., Weeks, W. B., & Friedman, M. J. (2013). Meta-analysis of the efficacy of treatments for posttraumatic stress disorder. *The Journal of Clinical Psychiatry, 74*(6), e541-e550.

# 第五章 具實證基礎的專案報告

張瑩如

　　專案是針對組織特定議題的問題解決過程，每個機構或組織的制度、特性不同，往往會有其內部必須處理的問題或開發的議題，例如服務創新、品質提升、成本效益改善等，不論主題大小，都是專案題材的來源。臨床能力進階制度中期待護理師撰寫專案的目的，是希望 N4 層級護理師能展現具備分析及處理組織內問題的能力。從實證健康照護或實證管理的觀點，便是一個典型結合內外部證據（internal and external evidences）、實務專家及（或）權利關係人意見（expert opinions and patients' preference），發展出最適合之解決策略，並實際應用及進行成效評值的例證。以下以「降低外科加護病房醫療裝置造成之顏面壓傷發生率」之專案為例（附件），分別說明如何將實證方法運用於專案的重要步驟中。

## 一、專案前言——闡述臨床問題或特定議題的重要性

　　首要需提出問題或特定議題的主軸，針對問題現況及嚴重度、改變需求的迫切性精要說明，所引用的文獻需客觀提出國際上或國內問題現況及對病人或組織機構的影響。這個專案主要是要解決加護病房中醫療處置相關顏面壓傷發生率，在前言中作者提出壓傷對病人的影響，以一篇系統性文獻回顧統合分析指出國際上醫療裝置相關壓傷發生率，並引述文獻強調醫療裝置相關壓傷發生部位，有一半以上在顏面為引言，再提出作者所在之加護病房顏面壓傷發生率，以凸顯問題的嚴重性及被解決的重要性。

## 二、專案現況分析——客觀收集之內部證據分析

　　有系統的問題分析是問題解決的基本要素，現況分析指的是與問題相關的客觀內部證據，每個機構因其制度、資源及特性、問題嚴重

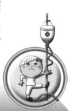

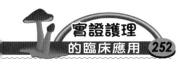

程度不同，所呈現的內部證據也會有所差異，但須使用符合邏輯且精確的方法收集資料，客觀分析及歸納問題導因。可使用適當的圖表呈現各項資料調查或分析的結果，例如特性要因圖（魚骨圖）、查檢表、組織圖、問題列表清單。

　　此專案在現況分析中說明了單位內工作人員組成、病人疾病嚴重度、常用醫療裝置及其造成的顏面壓傷年度發生率、現有的管路照護標準。另外由一群對單位醫療照護相當專精的專案小組，進行三個層次的問題分析：(1) 逐案分析產生顏面壓傷的事實原因；(2) 初步依臨床所見、經驗及實證文獻支持，分析羅列造成問題的所有可能原因；(3) 依據上述可能原因進行實地查證，找出該單位造成病人醫療處置顏面壓傷的脆弱點。透過一層層釐清問題的步驟，提出客觀的問題導因分析，最後依據 80/20 原則選定改善方向的優先順序，並依據專案改善能力，訂定本專案的目標值。

## 三、專案文獻查證——整合性實證文獻或臨床指引之外部證據

　　當問題導因確定，必須提出有力的實證文獻來支持改善方案的擬定，亦即客觀的外部證據。外部證據可以運用二種實證手法進行，其一為進行系統性文獻回顧，首先需界定實證問題，問題類型可以多元，例如：哪些危險因子會造成醫療處置相關顏面壓傷？針對特定方法可否減少醫療處置壓傷發生率的治療型實證問題，再針對上述問題進行系統性文獻搜尋、評讀及整合現存最佳研究證據，必要時可以進行統合分析（meta-analysis）或整合質性研究（meta-synthesis），歸納出有效的措施。另外一種做法是參考現有的臨床指引運用於實務的可行性，使用值得信賴的臨床實證指引，依機構或單位特性斟酌使用，在實務上會更為省時方便，也是指引發展單位的目的。本專案除了提出造成加護病房醫療裝置相關顏面壓傷的原因相關文獻外，提出具國際公信力之美國國家壓傷諮詢委員會（NPUAP）於 2016 年所建議的預防壓

傷指引作為改善措施的基本依據，並整合其他具實證基礎的照護方案查檢表（Sskin bundle care），提示及查檢護理人員照護過程。

 ## 四、專案解決辦法確立及執行過程——實證應用規劃及臨床實踐

　　當整合內部及外部證據後，必須羅列出所有可行的解決方案，再經由臨床實務專家及權利關係人審慎評估各項解決方案之成本效益及可行性，做出最後的臨床決策。本專案成員均為臨床實務專家，包括加護病房護理師、整形外科醫師、專科護理師及呼吸治療師等跨專業醫療照護成員，可以依據實證研究及臨床經驗，共同進行決策，選擇可行且有較高效能的解決方案，如本專案決策矩陣表所示，專案成員依可行性、經濟性及效益性 3 項因素，選擇了 10 項措施。

　　實證照護不是紙上談兵，而是在統整證據後能實際應用在臨床。如何務實的在臨床推展，需要專案成員仔細規劃時程及做法，考量可能面臨的困難或障礙，針對所選的方案一一擬定細節處理方式，例如本專案中查檢表設計、教育訓練、相關減壓物料的設計及操作練習、優化或改變原來照護模式（例如鼻胃管膠布剪裁及固定方式、臉部清潔用品及清潔頻率）、標準規範訂定等，都是將實證策略轉換成臨床實務可以操作進行的方法。

## 五、專案臨床效益評估——實證應用的評值

　　專案進行的最後一個步驟，便是評估解決方案的效能及實施過程的附加效應及障礙，再決定是否值得持續推動。倘若效益明顯可行性高，便可進入照護方法日常標準化的階段，同時也可以考慮類似單位平行推展的可行性。本專案所訂定的指標「顏面壓傷發生率」是相當客觀的證據，用來支持解決方案的有效性。本專案提出了短期效果及二年維持效果的具體數據，顯示專案策略的確能有效降低醫療裝置相關顏面壓傷發生率。

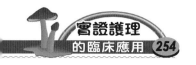
## 範例　降低外科加護病房醫療裝置造成之顏面壓傷發生率

李凱雯

國立成功大學醫學院附設醫院專科護理師

## 壹、前言

　　壓力性損傷（pressure injury，簡稱壓傷）是臨床照護之重要品質指標之一，所引起的疼痛及感染，需耗用大量的醫療支出及護理人力（醫院評鑑暨醫療品質策進會，2017）。造成壓傷的原因很多，一篇統合 13 篇 10 個國家壓傷發生率之研究顯示，因醫療裝置相關的壓傷約為 12%（Jackson, et al., 2019）。另一項以 2016 年美國國家壓傷諮詢委員會（National Pressure Ulcer Advisory Panel, NPUAP）所收集之國際醫療相關壓傷盛行率的分析發現，51% 壓傷部位位在顏面（Kayser, et al., 2018）。顏面壓傷的產生除了可能對病人產生疼痛或感染的問題外，其外觀的缺損往往會讓病人及家屬降低對護理照護的滿意度，筆者工作的外科加護病房，2017 年醫療裝置顏面壓傷發生率由 2016 年的 0.04% 增加至 0.09%，故成立小組，希望藉由專案的方法進行問題改善，降低外科加護病房顏面壓傷的發生率，提高照護品質。

## 貳、現況分析

### 一、單位簡介

　　本單位為外科加護病房第一區，共有 24 床，平均每月占床率約 95%，病人以一般外科含移植病人、神經外科病人、外傷科及心臟血管外科為主，人力配置有護理長 1 人、副護理長 2 人、護理師為 67 人，平均單位年資約 4.6 年。疾病嚴重度 APACHE 指數大於 15 分以上的重症病人比率達 54%，而病人嚴重度越高，身上的醫療裝置也更

多，其中最常見的顏面醫療裝置有非侵襲性正壓呼吸器（Noninvasive Positive Pressure Ventilation, NIPPV）、口或鼻氣管內管、口或鼻胃管、鼻導管、氧氣面罩、鼻咽呼吸道等。

## 二、醫療裝置照護措施簡介

根據醫院的護理照護標準，為避免醫療裝置導致顏面壓傷，其中三種單位常見的管路裝置之預防壓傷照護措施如下：

1. 鼻導管：鼻導管套於鼻腔，調整適當位置並可用手測試鼻套管之開口且確定氧氣流出，使用時需調整鬆緊度，可在耳後與骨突部使用加墊紗布或人工皮保護。

2. 鼻胃管：鼻胃管固定方式可依病房單位特殊性選擇，規範為「人」字型方式、棉繩固定、「天」字型方式及新式鼻胃管黏貼方式，每日需給予鼻腔護理。

3. NIPPV：選擇適當的面罩及防壓墊尺寸，放置於鼻樑、額頭及臉頰等易受壓處，以預防壓傷的產生。面罩配帶時需注意位置調整，包括固定帶的鬆緊度約一指寬，視病人臉型以及 NIPPV 通氣狀況適時調整並注意過緊情形。每班需取下面罩，檢查臉部皮膚有無發紅或破損情形，若發現皮膚發紅情形，可和呼吸治療師討論更換為全罩式面罩。

## 三、醫療裝置造成顏面壓傷之原因分析

本單位因 2017 年醫療裝置壓迫引起的顏面壓傷共 8 件（發生率 0.09%），相較於 2016 年增加了 4 件（發生率 0.04%），故於 2018 年成立專案小組進行分析改善，成員包括加護病房護理師、整形外科醫師、專科護理師及呼吸治療師共 7 人。

經分析 8 件因醫療裝置導致顏面壓傷事件，其中接受氧氣鼻導管時未定時減壓 2 件（2/8，25%）、固定鼻胃管技術不正確 3 件（3/8，37.5%）及在 NIPPV 使用下無適當保護措施 3 件（3/8，37.5%），經由全體專案成員查證相關文獻及結合臨床經驗，腦力激盪找出問題點

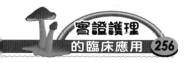

之可能原因為：單位內未規範氧氣鼻導管減壓時間而造成長時間的受壓，且受壓處沒有適當保護措施；固定鼻胃管時因顏面同時有鼻腸管、鼻咽呼吸道及氣管內管交錯難以固定；固定鼻胃管方式之護理標準多樣，護理師缺乏依據病人狀況選擇適當管路固定方式的能力；病人躁動或醫囑勿動時，護理師擔心膠帶黏性不夠或病人皮膚狀況不佳導致管路滑脫，故重複黏貼；未落實評估提早拔除鼻胃管路之機制及置放的必要性，導致管路留置；使用 NIPPV 時未採取適當保護措施及減壓設備，此外 NIPPV 面罩與皮膚接觸面相當大，可能因裁剪防壓墊尺寸不一致而無法達到保護效果。依據以上的討論結果，專案成員於 2018 年 4 月 16 日至 4 月 30 日對於臨床有顏面醫療裝置的病人及護理人員照護方式進行實際查核，共發現壓傷預防措施缺失現象共 48 人次（表一）。依據照護缺失比率，以 80/20 法則列出須改善問題之柏拉圖（圖一）。

表一　因醫療裝置導致顏面壓傷原因查檢結果

| 問題點 | 查檢項目 | 缺失人次 | 百分比 (%) |
|---|---|---|---|
| 氧氣鼻導管未定時減壓 | 未規範減壓時間 | 13 | 27 |
| | 無保護措施 | 1 | 2 |
| 固定鼻胃管技術不正確 | 黏貼太緊 | 9 | 19 |
| | 臉部清潔次數不夠 | 9 | 19 |
| | 管路交錯難以固定 | 5 | 10 |
| | 無規範管路適當固定方式 | 5 | 10 |
| | 3M 膠帶黏性不夠 | 0 | 0 |
| | 未規範拔除時間 | 1 | 2 |
| 使用 NIPPV 時無適當保護措施 | 減壓墊裁剪方式不當 | 2 | 4 |
| | 不會使用減壓設備 | 2 | 4 |
| | 不會選擇合適之面罩 | 1 | 2 |
| 合計 | | 48 | 100 |

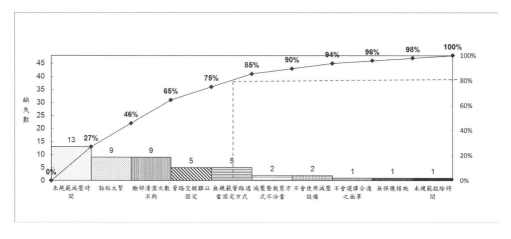

圖一　醫療裝置導致顏面壓傷原因之柏拉圖

　　依據查檢結果，第 1 項至第 5 項原因佔總缺失率的 85％，經專案成員討論後納入須改善之要因，另因使用 NIPPV 導致的顏面壓傷查檢中雖僅查檢到 2 人次，但皆發現護理師有不恰當使用減壓設備及減壓墊裁剪方式缺失現象，加上 106 年有 3 件顏面壓傷原因為使用 NIPPV 時採取不當的保護措施，故將此 2 項缺失納入要因討論，圖二為最後歸納之醫療裝置造成顏面壓傷的特性要因圖。

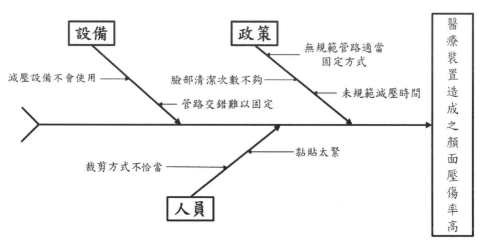

圖二　醫療裝置造成顏面壓傷之特性要因圖

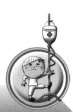

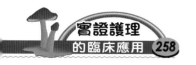

## 參、問題導因及確立

本專案主要問題為醫療裝置造成之顏面壓傷發生率高，主要導因為：(1) 未規範減壓時間；(2) 黏貼太緊；(3) 臉部清潔次數不夠；(4) 管路交錯難以固定；(5) 無規範管路適當固定方式；(6) 裁剪方式不恰當；(7) 減壓設備不會使用。

## 肆、專案目的

本專案目的為降低外科加護病房醫療裝置造成顏面壓傷發生率，2017 年發生率為 0.09%，評估專案改善能力可減少 70% 發生率，故設定 2018 年目標值為低於 0.03%。

## 伍、文獻查證

### 一、醫療裝置造成的顏面壓傷

NPUAP 於 2016 年正式將壓瘡（pressure ulcer）更名為壓傷（pressure injury），並新增了醫療器材相關壓力性損傷（medical device-related pressure ulcer），其定義為病人因接受診斷或治療而使用醫療裝置後，產生醫療裝置形狀相符的壓傷，而壓傷需依照壓傷嚴重等級來做分期（Edsberg et al., 2016）。

加護病房是個高密度使用氧氣治療的單位，而病人常使用的氧氣裝置為氣管內管、鼻導管、氧氣面罩等，顏面皮膚因使用醫療裝置造成受壓點，如保護措施不夠或無定時監測及減壓時，就會產生顏面的壓傷（林、黃，2017）。Hanonu 與 Karadag（2016）針對成人加護病房的的調查發現，氣管內管為引起醫療裝置壓傷的最常見因素，其次為 NIPPV 面罩。使用 NIPPV 造成的顏面壓傷，是因使用密合的面罩下造成顏面皮膚的壓力，無論使用時間長或短，均容易導致壓傷（Maruccia et al., 2013）。

## 二、壓傷皮膚照護

NPUAP（2016）提出預防壓傷的指引包括五大方向：(1) 早期的壓力評估：病患住院時及早檢查所有皮膚、在急性照護下須每班確認皮膚狀況；(2) 即時的皮膚照護：維持皮膚的乾爽及清潔、可使用皮膚清潔劑讓 PH 維持平衡；(3) 提供適量的營養：完整的營養評估、充分腸道及注射營養供給；(4) 合宜的擺位及活動：易壓傷的部位經常性的改變擺位姿勢、選擇合宜的泡棉敷料在受壓點做保護；(5) 照護者的相關衛教：提供預防壓傷的相關衛教、鼓勵家屬參與照護（NPUAP, 2016）。Rathore et al.（2016）建議給予病人皮膚間歇性的休息、提供合適面罩與皮膚之間合宜的壓力，選擇合宜的保護措施如親水性敷料等，才能有效預防顏面的壓傷形成。

在照護工具的使用上，根據實證基礎將多種降低壓傷的措施整合為照護查檢表「SSKIN Care Bundle」，可以提升護理師對於使用醫療裝置病患的皮膚照護知識及技能，有效降低皮膚壓傷的發生率（吳、陳，2017； Downie, et al., 2013；Mccoulough, 2016）。 然而，如果醫療裝置已造成壓傷時的照護措施應包括：正確判定醫療裝置產生的壓傷等級、完整記錄及分析、至少兩班交接時需檢查醫療裝置下皮膚的狀況及常規使用皮膚保護膜，如泡棉敷料（Edsberg et al., 2016）。

## 陸、解決辦法

根據外科加護病房醫療裝置造成之顏面壓傷要因分析及文獻證據，專案小組擬定改善對策（表二），依決策矩陣分析選定 10 項改善方案包括：(1) 規範減壓時間；(2) 固定鼻胃管位置採適當規範距離；(3) 增加清潔次數（大夜、小夜）；(4) 發展 SSKIN Care Bundle；(5) 鼻胃管採用「天」字型固定；(6) 拍攝正確顏面管路固定方法之教學影片；(7) 搭配氣管內管固定器使用；(8) 制定 NIPPV 之減壓設備；(9) 正確使用 NIPPV 之教育訓練；(10) 設計樣本模具供裁剪（Hanonu & Karadag, 2016；Jackson, Sarki, Betteridge & Brooke, 2019；Kayser et al, 2018）。

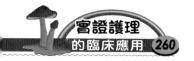

表二　降低醫療裝置造成之顏面壓傷方案之決策矩陣表

| 要因 | 對　策 | 評價標準 | | | 總分 | 採行 |
|---|---|---|---|---|---|---|
| | | 可行 | 經濟 | 效益 | | |
| 未規範減壓時間 | 規範每班鼻導管替換為氧氣面罩的時段 | 21 | 17 | 13 | 51 | |
| | 規範減壓時間 | 27 | 23 | 29 | 79 | V |
| 黏貼太緊 | 固定鼻胃管位置適當規範距離 | 29 | 29 | 31 | 89 | V |
| | 固定鼻胃管一律使用棉繩 | 13 | 19 | 11 | 43 | |
| 臉部清潔次數不夠 | 增加清潔次數（大夜、小夜） | 33 | 25 | 33 | 91 | V |
| | 選用臉部清潔用品 | 19 | 11 | 23 | 53 | |
| | 發展 SSKIN Care Bundle | 33 | 29 | 31 | 93 | V |
| 管路交錯難以固定 | 搭配氣管內管固定器使用 | 27 | 23 | 27 | 77 | V |
| | 規範管路固定位置 | 9 | 17 | 9 | 35 | |
| 無規範管路適當固定方式 | 使用兩條棉繩加強固定 | 17 | 23 | 9 | 49 | |
| | 請家屬購買 NG 固定貼 | 13 | 7 | 21 | 41 | |
| | 使用鼻胃管泡棉固定帶 | 13 | 11 | 11 | 35 | |
| | 鼻胃管採用「天」字型固定 | 35 | 35 | 33 | 103 | V |
| | 拍攝正確顏面管路固定方法之教學影片 | 35 | 29 | 35 | 99 | V |
| 裁剪方式不恰當 | 正確使用 NIPPV 之教育訓練 | 35 | 29 | 35 | 99 | V |
| | 設計樣本模具供裁剪 | 29 | 25 | 31 | 85 | V |
| | 選用已裁剪完成之皮膚減壓墊 | 25 | 17 | 23 | 65 | |
| 減壓設備不會使用 | 制定 NIPPV 之減壓設備 | 31 | 23 | 35 | 89 | V |
| | 改變 NIPPV 面罩模具 | 7 | 9 | 29 | 45 | |

註：專案小組成員共7人，針對可行性、經濟性、效益性3項因素進行決策矩陣分析，
　　從最低1分（最不可行）到最高5分（最可行），選取標準為5（最可行）× 7
　　（團員人數）× 3（評價項目）× 70%（圈改善能力）= 73.5分，對策總分高於
　　74分以上者納入解決方案。

## 柒、執行過程

專案改善期間為 2018 年 05 月 01 日至 2018 年 12 月 31 日，為期 8 個月，經小組成員收集資料及現況分析，依計劃期、執行期及評值期 3 階段進行。

### 一、計劃期（2018 年 5 月 1 日至 2018 年 6 月 30 日）

參考「預防顏面壓傷」的相關文獻，進行改善計畫，詳述如下（Downie, Perrin & Kiernan, 2013；Edsberg et al, 2016；Mccoulough, 2016）：

（一）規劃預防顏面壓傷在職教育：由專案成員呼吸治療師規劃於 2018 年 6 月舉辦 2 場「NIPPV 使用及照護」之在職教育，教導正確使用 NIPPV、提供合適面罩、矽膠泡棉敷料衛材、面罩緊密度如何檢測及間歇性休息，課程時間為 1 小時；另外，於 2018 年 7 月宣導會議中規劃 3 班交接班舉辦「預防顏面壓傷」之床邊教學（共 4 場），事先拍攝正確管路固定方法影片，內容藉由假人頭道具、播放正確管路固定方法之教學影片、講解預防顏面壓傷之相關知識、計畫、管路黏貼方式及 SSKIN Care Bundle 照護重點及發展查檢表，課程時間為 20 分鐘。

（二）制定 NIPPV 之減壓設備：根據護理部使用 NIPPV 病人之護理作業標準中，應使用合適防壓墊放置於鼻樑、額頭及臉頰等易受壓處，並參考護理作業標準之成人使用 NIPPV 面罩防壓步驟，專案成員討論合適的防壓墊設備，須以含透氣防水層，有優越抗張力的矽膠泡棉敷料搭配裁剪模板，預計將裁剪模板統一放於護理站兩區換藥車上的「顏面醫療裝置專用」盒，方便同仁取用，並在單位設置矽膠泡棉敷料衛材，提供使用 NIPPV 病人自費使用。

（三）文獻導讀發展 SSKIN Care Bundle 及規範減壓時間：透過專案小組 5 月分導讀顏面壓傷相關文獻並討論，根據文獻導讀結果

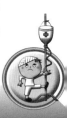

發展 SSKIN Care Bundle，並設計 SSKIN Care Bundle 臉部皮膚
照護群組查檢表，內容包括：(1) Surface 表面：受壓點是否有
保護。(2) Skin inspection 檢查：病人臉部是否有皮膚破損或者
發紅點及病人臉部是否清潔乾爽（包含小一大夜洗臉）。(3)
Keep moving 移動：受壓點定時減壓。(4) Incontinence 失禁：
查檢使用面罩的病人是否臉部潮濕。(5) Nutrition 營養：有無照
會營養師。運用軟體，設計 SSKIN Care Bundle 海報，內容包
含 SSKIN Care Bundle 標語：「SSKIN Care Bundle 做得好，皮
膚壓傷沒煩惱」，SSKIN Care Bundle 口訣：「完整無受壓、皮
膚照護好、定時減壓力、清潔時時做、營養兼顧到」。SSKIN
Care Bundle 內容預計列入「預防顏面壓傷」之床邊教學中，
並將 SSKIN Care Bundle 海報張貼於護理站，及將 SSKIN Care
Bundle 警語增設於病室電腦螢幕保護程式中提示，將 SSKIN
Care Bundle 落實於每 2 小時的翻身，確認病人顏面的皮膚是否
有醫療裝置可能造成潛在壓傷，進行更換受壓部位及受壓點的
保護的減壓措施。並將此專案實施成效提議至照護標準規範以
推廣及落實。

（四）重新制定鼻胃管固定方式：依照協助鼻胃管插置之護理作業標
準內容中，以「天」字型方式黏貼固定鼻胃管，因原天字型固
定貼懸空減壓處從原本 1 公分改為 1.5 公分，增加減壓空間，
並修改原天字型固定貼全長長度從 10 公分增為 11 公分，增加
天字貼的牢固度（如圖三），並同步製作裁剪的壓克力模板放
置於護理站換藥車內提供同仁使用。對於管路交錯難以固定之
要因，小組決議使用搭配氣管內管固定器，減少綢緞膠在病人
臉頰反覆黏貼產生的皮膚破損，並增設氣管內管固定器於單位
護理站，於每 2 小時的翻身時，左右調整氣管內管固定器的位
置已達到減壓效果。

（五）重新規範臉部清潔：依據文獻選擇合適清潔用品，收集臉部清

潔用品（無痛保膚膜海棉棒裝、蘆薈清潔泡沫、無痛保護膜噴霧）經反覆試用下，依經濟性及實用性，選定蘆薈清潔泡沫來協助執行臉部清潔，並宣導增加臉部清潔次數，規範從 2018 年 7 月 15 日起增加小夜（21：00 前）及大夜（03：00 後）需執行 1 天 2 次的臉部清潔，若發現病人臉部有髒污可視需要增加次數。

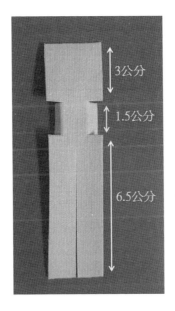

圖三　鼻胃管固定膠布天字型剪裁

## 二、執行期（2018 年 6 月 25 日至 2018 年 9 月 30 日）

（一）進行預防顏面壓傷在職教育：由專案成員呼吸治療師，講授「NIPPV 使用及照護」之相關課程，於 6 月 18 日晨間會議公布課程定為 2018 年 6 月 26 日下午 17：00 至 18:00 及 6 月 27 日上午 09：00 至 10：00，課程地點為會議室，授課對象為護理師，以投影片方式搭配裁剪模板教具講解 NIPPV 使用及照護，參與人數共 50 人（50/70 = 71.4%）。另外由小組成員於 2018 年 7 月 12 日及 2018 年 7 月 13 日的 3 班交接班會議中進

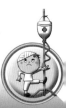

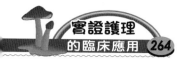

行 20 分鐘的預防顏面壓傷之床邊教學共 4 場，課程地點為單位護理站，授課內容以投影片方式講解壓傷預防的重要、皮膚的照護、SSKIN Care Bundle 事項及查檢表、醫療裝置固定方式（含氣管內管及鼻胃管固定方式），並播放正確顏面管路固定方法之教學影片參與人數共 51 人（51/70=72.8%）。礙於同仁因輪值 3 班無法參與課程，因此將授課內容全程錄影，並將授課內容掛置數位學習平台，提供未參與課程及新進人員數位學習，並以模具進行技術演練（吳、陳，2017；林、黃，2017；Maruccia, Ruggieri & Onesti, 2013）。

（二）實施 NIPPV 之減壓設備：由 2018 年 7 月 1 日起依據護理作業標準之成人使用 NIPPV 防壓步驟，於護理站兩區換藥車上的「顏面醫療裝置專用」盒放置防壓墊裁剪模板各 1 個，利用「NIPPV 使用及照護」之課程宣導防壓墊改以矽膠泡棉敷料搭配裁剪模板作為裁剪，並增設自費矽膠泡棉敷料提供病人使用。

（三）落實 SSKIN Care Bundle：從 2018 年 7 月 15 日於 3 班交接班後，由接班主責護理師依據「SSKIN Care Bundle 臉部皮膚照護查檢表」評估病人臉部皮膚狀況及檢查病人顏面的醫療裝置可能造成潛在壓傷，提高對壓傷的警覺性，落實至少每 2 小時翻身時的定時減壓、保護及清潔。將印製好的 SSKIN Care Bundle 海報張貼於護理站、病室外及螢幕保護程式撥放，加深護理人員印象。並於 2018 年 12 月 17 日完成標準修改，完成 SSKIN Care Bundle 評估增設於照護標準中。

（四）實行改良天字型固定鼻胃管：由 2018 年 7 月 15 日起使用放置於護理站換藥車內的壓克力模板裁剪天字型貼，全面採用改良天字型固定貼固定鼻胃管。由小夜班護理師評估若短期不拔除氣管內管使用的病人且符合使用條件下，建議搭配氣管內管固定器並向家屬說明其優點（經濟性、舒適性及耐壓性）自費購買氣管內管固定器，並每 2 小時翻身執行左右調整氣管內管固

定器的位置。

（五）執行臉部清潔：於 2018 年 7 月 15 日起小夜班護理師於 21：00
前及大夜班護理師於 03：00 後利用蘆薈清潔泡沫來執行臉部清
潔。

## 三、評值期（2018 年 9 月 1 日至 2018 年 12 月 31 日）

專案實施後，於 9 月 1 日至 12 月 31 日由專案成員 7 人，針對臨
床有顏面醫療裝置的病人及依據問題導因查檢表，查核護理師照護方
式，並由醫院護理部壓傷收案資料中，通報醫療裝置造成顏面壓傷發
生率進行評值。

## 捌、結果評值

在醫療裝置造成的顏面壓傷，於 2018 年 9 月 1 日至 2018 年 12 月
31 日評值時，收集本單位住院人／日數為 2143 人，使用 NIPPV 人／
日數為 44 人，在評值期間未有新發生因醫療裝置造成之顏面壓傷，發
生率為 0%，達到專案所設定降至 0.03％ 之目標值。證明本專案的策
略能有效降低醫療裝置造成的顏面壓傷發生率，在效果維持部分比較
3 年因醫療裝置造成之顏面壓傷發生率 2017 年為 0.09％，2018 年下降
為 0.02％，效果維持在 2019 年發生率為 0.01％，均有達到低於 0.03％
目標值。

探討專案改善後因醫療裝置造成顏面壓傷之缺失率，在 50 人次的
查檢表中，7 項進行改善原因的缺失率，皆有顯著下降（詳見圖四），
在未規範減壓時間及黏貼太緊的查檢中，分別有 2 人及 3 人次的缺失，
探討為新進人員缺乏知識，已確認新進護理師有完成教育訓練故督促
其技術完整率，後續仍由專案成員定時查檢，發現有缺失的護理師須
負責裁剪改良型天字貼。

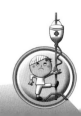

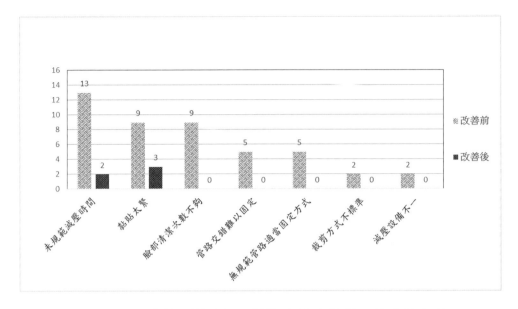

圖四　因醫療裝置導致顏面壓傷查檢改善前、後之缺失數

# 玖、結論與討論

　　本專案探討發現未規範減壓時間、黏貼太緊、臉部清潔次數不夠、無規範管路適當固定方式、管路交錯難以固定、減壓設備不會使用及裁剪方式不恰當的因素會導致外科加護病房醫療裝置造成的顏面壓傷率高，故透過舉辦預防顏面壓傷在職教育、實施 NIPPV 之減壓設備、落實 SSKIN Care Bundle、實行改良天字型固定鼻胃管及執行臉部清潔來降低醫療裝置造成之顏面壓傷發生率，提升加護病房護理人員專業能力的成長，進而增加病人的舒適度，達到完善的照護品質。

　　當病人使用顏面醫療裝置時，如何預防顏面壓傷及保持皮膚清潔是臨床護理人員會面對到的課題，降低醫療裝置造成之顏面壓傷發生，不僅可以使病人感到舒適、家屬也能有好的滿意度，護理人員無需額外增加換藥工作量、醫院醫療成本不會有因壓傷照護增加的支出，運用 SSKIN Care Bundle 的概念推行其他部位皮膚照護，單位內的總壓

傷率也由 2017 年 0.3％下降至 2018 年 0.11％，同步分析因醫療裝置造成之顏面壓傷發生率從 2017 年 0.09％， 2018 年下降為 0.02％，追蹤 2019 年發生率 0.01％，均達到低於 0.03％目標值。本專案實施初期，人員對於需自行裁剪改良後天字型固定貼、規範固定方式及增加顏面清潔次數等，皆出現一些增加同仁工作量等言語，成為推行之阻力及限制，適逢醫院推行延遲下班改善政策，在人力充裕與流程改造，增加中午 12 點至晚上 8 點的護理人力協助功能性護理，並增加單位各項查核不合格者，需負責剪裁天字型固定貼提供臨床使用，加上專案小組多次宣導，同仁們漸漸改變想法，後續不但幫助單位人員增加顏面醫療裝置和皮膚照護的重視，更有效降低壓傷的發生，使病人在住院過程中能有好的照護品質，因單位人員的配合及參與，讓專案可以順利進行，並成功地達到目標。

　　透過本專案經由落實 SSKIN Care Bundle，了解病人顏面皮膚狀況，推廣後增加護理人員對於醫療裝置減壓的敏感度，讓 SSKIN Care Bundle 的觀念深入到人員心中。後續專案人員新增 SSKIN Care Bundle 評估表單於臨床資訊系統之身體評估中，來增加護理人員因醫療裝置管路對皮膚受壓之評估能力與相關照護，也推行至其他內、外科加護病房實施。未來希望能將 SSKIN Care Bundle 概念用於病人全身的皮膚評估與照護，可藉改善整體壓傷的發生率，提升病人對醫院的滿意度，讓醫療品質能更好。

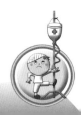

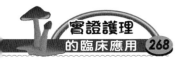
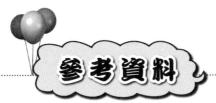

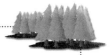

參考資料

吳純怡、陳瑞貞（2017）。運用皮膚照護群組預防非侵襲性正壓呼吸器之臉部壓傷，*台灣醫學*，21（4），399-405。http://dx.doi.org/10.6320/FJM.2017.21(4).9

林靜秀、黃淑娟（2017）。降低加護病房氧氣治療病人臉部皮膚壓瘡發生率，*長庚護理*，28（1），34-46。
http://dx.doi.org/ 10.3966/102673012017032801004

醫院評鑑暨醫療品質策進會（2017）。*台灣臨床成效指標系統*，取自 http://tcpi.jct.org.tw/tcpi/User_Login.aspx

Downie, F., Perrin, A. M., & Kiernan, M. (2013). Implementing a pressure ulcer prevention bundle into practice. *British Journal of Nursing, 22*(Sup10), S4-S8. https://doi.org/10.12968/bjon.2013.22.Sup10.S4

Edsberg, L. E., Black, J. M., Goldberg, M., McNichol, L., Moore, L., & Sieggreen, M. (2016). Revised National Pressure Ulcer Advisory Panel pressure injury staging system: Revised pressure injury staging system. *Journal of Wound, Ostomy, and Continence Nursing, 43*(6), 585-597. https://doi.org/10.1097/WON.0000000000000281

Hanonu, S., & Karadag, A. (2016). A prospective, descriptive study to determine the rate and characteristics of and risk factors for the development of medical device-related pressure ulcers in intensive care units. *Ostomy Wound Management, 62*(2), 12-22.

Jackson, D., Sarki, A., Betteridge, R., & Brooke, J. (2019). Medical device-related pressure ulcer: A systematic review and meta-analysis. *International Journal of Nursing Studies, 92*, 109-120. http:// http://dx.doi.org/ 10.1016/j.ijnurstu.2019.02.006

Kayser, S. A., VanGilder, C. A., Ayello, E. A., & Lachenbruch, C. (2018). Prevalence and analysis of medical device-related pressure injuries: Results from the international pressure ulcer prevalence survey. *Advances in Skin & Wound Care, 31*(6), 276-285. http://doi.org/10.1097/01.ASW.0000532475.11971.aa

Kim, J. Y., Lee, Y. J., & Korean Association of Wound Ostomy Continence Nurses. (2019). Medical device related pressure ulcer (MDRPU) in acute care hospitals and its perceived importance and prevention performance by clinical nurses. *International wound journal, 16*, 51-61 https://doi.org/10.1111/iwj.13023

Maruccia, M., Ruggieri, M., & Onesti, M. G. (2013). Facial skin breakdown in patients with non-invasive ventilation devices: report of two cases and indications for

treatment and prevention. *International wound journal, 12*(4), 451-455.
https://doi.org/10.1111/iwj.12135

Mccoulough, S. (2016). Implementing an adapted SSKIN bundle and visual aid in the
community setting. *Wounds, 12*(1), 32-39.
http://doi.org/10.12968/bjcn.2016.21.Sup6.S19

Rathore, F. A., Ahmad, F., & Zahoor, M. U. U. (2016). Case report of a pressure ulcer
occurring over the nasal bridge due to a non-invasive ventilation facial mask.
*Cureus, 8*(10).813. https://doi.org/10.7759/cureus.813

The National Pressure Ulcer Advisory Panel (2016). *Pressure Injury Prevention
Points*. Retrieved from https://npiap.com/page/PreventionPoints?&hhsearchterm
s=%22pressure+and+injury+and+prevention+and+points%22

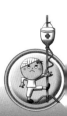

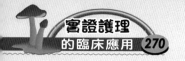

# 第 *10* 單元
# 臨床運用實證案例

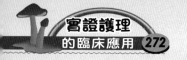

# 第一章　俯臥是否可改善急性呼吸窘迫症候群病患的血氧濃度？

簡慧足[1]、張惠君[2]
彰化基督教醫療財團法人彰化基督教醫院
[1]第一內科加護病房護理長　[2]護理部督導長

## 背景知識

　　急性呼吸窘迫症候群（Acute Respiratory Distress Syndrome, ARDS）是加護病房常見症候群，且死亡率相當高（陽，2006），Safcsak 與 Nelson（1996）提出 ARDS 為加護病房中導致 50-75% 死亡率的主因。導致 ARDS 的病因非常的多，常見如敗血症、肺炎等，此疾病為第二型肺泡細胞受損，導致表面張力素下降，使得肺泡的順應性降低，導致肺塌陷；也會因發炎反應產生大量發炎介質，引起微血管通透性增加，形成肺水腫，多重因素引起氣體交換障礙，常見臨床治療為放置人工氣道加上呼吸器使用，呼吸器條件設定採用肺保護性機械換氣策略（理想的潮氣容積為每公斤 6ml，高原期氣道壓力小於 35cm $H_2O$）、使用吐氣末正壓減少肺損傷。其他治療方式包含有類固醇、表面張力素、俯臥等（王、陳、陽，2008；鄒，2007）。

　　當氧合指數（$PaO_2$ / $FiO_2$ ratio）下降，氣體交換不足時病患需要使用人工氣道加上呼吸器支持，而加護病房內使用人工氣道加上呼吸器病人均採取仰臥姿勢，此姿勢會造成橫膈肌肉張力喪失，下位背側肺泡塌陷，腹側肺泡過度膨脹，以致於通氣灌流配合度不均勻（江，2004；柯，2004），加重急性呼吸窘迫症候群氧合能力的下降，最終造成氣體交換障礙進而威脅生命（江，2004；柯，2004；游、陳，2012）。所以護理人員應協助病人採取最有利於肺部復原的姿勢，給予俯臥尋求最佳通氣灌流比，避免加重對肺部的傷害，進而降低病人因急性呼吸窘迫症候群導致死亡（柯，2004；謝，2005）。

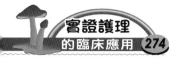

 **臨床情境**

　　筆者觀察在加護病房讓病人俯臥是一項極具負擔的護理照護行為，耗費護理時數，且護理人員對於俯臥帶給病人的幫助未具充分知識，並排斥或是忽略執行此項護理措施，醫院在推動時常會引起護理人員的反彈，故藉由實證方法學尋找最佳研究證據，制定本院急性呼吸窘迫症病人俯臥照護指引。

## 運用實證護理解決護理困境

### 步驟一、形成一個可以回答的臨床問題（Askan answerable question）

　　本報告乃依循實證醫學之方法學，依據臨床情境引發 PICO 提問，所形成的臨床問題為：俯臥是否可改善急性呼吸窘迫症候群病患的血氧濃度？

表一　一個臨床可以回答的問題（PICO）

| | 中文 | 英文 | MeSH Term | |
|---|---|---|---|---|
| Patient /population | 急性呼吸窘迫症候群 | ARDS (Acute respiratory distress syndrome) | Respiratory Distress Syndrome, Adult | AND |
| Intervention | 俯臥 | prone position | -- | OR |
| Comparison | 仰臥 | supine position | | OR |
| Outcome | 氧合 | Oxygenation | Cell Respiration | AND |
| 問題類型：治療型問題 | | | | |

關鍵字：ARDS(Acute respiratory distress syndrome) AND prone position AND oxygenation

### 步驟二、找尋最佳文獻等級（Acquire the best available evidence）

　　本報告乃依循實證醫學之方法學，依據 PICO 問題的關鍵字，進一步到 PubMed, Cochrane Library，以及中文電子期刊尋找最佳研究證據等級文獻，評讀文獻結果，根據結果提供重症單位臨床醫護人員與家屬共同做最適當病人的臨床治療決策。

　　搜尋使用呼吸器之急性呼吸窘迫症候群採取俯臥姿勢是否可以改善病人血氧濃度？文獻搜尋從 1966 年至 2012 年 12 月為基準，PubMed 資料庫，輸入關鍵字 Acute respiratory distress syndrome AND prone position OR supine position AND Oxygenation, Limits: Meta-Analysis, Randomized Controlled Trial，語言為英文，共有 19 篇隨機控制型研究，Cochrane Library 中有一篇系統性文獻回顧文獻，排除非比較仰臥及俯臥血氧變化和使用一氧化氮（NO）、年齡小於 18 歲之個案的研究（因目前 NO 較常使用於兒科，本單位已無使用，故予以排除），剔除一篇無全文及選擇近 10 年之文獻，共得 6 篇，進行文獻評讀；中文電子期刊資料庫（CEPS），均無隨機控制研究。

## 步驟三、實證文獻評析（Appraise the evidence of its validity and usefulness）

　　使 用 USER Guides to The Medical Literature（Guyatt, Sackett, & Cook, 1993）Randomized Controlled Trial 及 Systematic Review of Therapy 進行文獻評讀及根據牛津大學實證醫學中心醫學文獻證據等級分類標準（Oxford Centre for EBM, 2011）進行文獻實證等級判斷。

表二　納入文獻分析內容之摘要

| 編號 | 作者（年代） | 研究設計 | 受試者年齡；人數 | 介入措施 | 結果 | 等級 |
|---|---|---|---|---|---|---|
| 1 | Demory 等學者 (2007) | RCT[a] | 大於 18 歲；43 人 | 1. 採用肺保護性機械換氣策略 (CV)[b]（俯臥方式）12 小時後改採（仰臥方式）12 小時（N=15）<br>2. 採用 CV(仰臥方式) 12 小時後，改採高頻呼吸器（HFOV[c]）（仰臥方式）12 小時 (N=13)<br>3. 採用 CV(俯臥方式) 12 小時後，改採 HFOV(仰臥方式) 12 小時 (N=15) | (CV 俯臥 12 小時改 HFOV 仰臥方式 12 小時)，比 (CV 俯臥方式後改採 CV 仰臥) 及 (CV 俯臥改 CV 仰臥方式) 有較高氧合指數 PaO$_2$:FiO$_2$( 分別為 220/140/140mmHg) (P < 0.02) | II |

（接下頁）

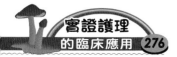
| 編號 | 作者（年代） | 研究設計 | 受試者年齡；人數 | 介入措施 | 結果 | 等級 |
|---|---|---|---|---|---|---|
| 2 | Papazian 等學者（2005） | RCT | 大於 18 歲；39 人 | 1. 俯臥 - 採肺保護性機械換氣策略 (CV)12 小時 ( N=13)<br>2. 仰臥 - 採高頻呼吸器 (HFOV) 12 小時 ( N=13)<br>3. 俯臥 - 採高頻呼吸器 (HFOV) 12 小時 ( N=13) | 仰臥 - 採高頻呼吸器 (HFOV) 氧合指數 (PaO$_2$/FiO$_2$) 138±48mmHg 比較 ( 俯臥 - CV) 組前後 12 小時氧合指數 (PaO$_2$/FiO$_2$)227±64mmHg 的增加變化有統計上意義（P ＜ 0.0001）；比較 ( 俯臥 -HFOV) 組前後 12 小時氧合指數 (PaO$_2$/FiO$_2$) 217±110mmHg 的增加變化亦有統計上意義（P ＜ 0.0001） | II |
| 3 | Fernandez 等學者（2008） | RCT | 大於 18 歲；40 人 | 俯臥 >or =20hr/day 直到恢復或死亡 ( N=21)；仰臥 ( N=19) 無限時間 | 在開始的 6 小時氧合指數 PaO$_2$/FiO$_2$ 無明顯變化 (P=0.16)，於 3 天後俯臥有顯著差異，仰臥 / 俯臥 PaO$_2$/FiO$_2$ 為 159±78/234±85mmHg（P=0.009） | II |
| 4 | Voggenr-eiter 等學者（2005） | RCT | 大於 18 歲；40 人 | 俯臥（N=21）維持最少 8 小時最多 23 小時 / 每天仰臥（N=19）無限時間 | 氧合指數 PaO$_2$/FiO$_2$ 於俯臥的第四天有顯著改善 (P = 0.03)，平躺組 PaO$_2$/FiO$_2$ 上升 27.7±78.9/ 俯臥組上升 71.8±75.5 | II |
| 5 | Varpula 等學者（2003） | RCT | 大於 18 歲；45 人 | 1. 使用 SIMV-PC/PS[d] 模式（N=21），俯臥與仰臥交替先仰臥（N=19）→ 再俯臥（N=18）→ 仰臥（N=19）→俯臥（N=17）<br>2. 使用 APRV[e] 模式（N =24）仰臥（N=21）→ 俯臥（N=15）→ 仰臥（N=15）→俯臥（N=12）俯臥每一次至少 6 小時 | 不論使用 SIMV-PC/PS 模式與 APRV 模式，第一次由仰臥改俯臥無法有效改善氧合指數 PaO$_2$/FiO$_2$ Ratio）值為 50mmHg（P = 0.49）；第二次可改善氧合指數 PaO$_2$/FiO$_2$ Ratio）值為 82 mmHg（P = 0.02），改善率為 20 ％ | II |

（接下頁）

| 編號 | 作者（年代） | 研究設計 | 受試者年齡；人數 | 介入措施 | 結果 | 等級 |
|---|---|---|---|---|---|---|
| 6 | Alsaghir 等學者（2008） | meta-analysis | 大於 18 歲；早期收納了 4 篇研究共 866 位個案 中期收納了 3 篇研究 754 位個案 晚期收納了 4 篇研究 833 位個案 | 俯臥大於 6 小時 | 統合分析後顯示俯臥初期（12 小時到 2 天）overall effect Z=2.27(p<0.02) 中期（4 天）overall effect Z=2.87(p=0.004) 後期（10 天）overall effect Z=5.09(p<0.00001) 均可以增加氧合指數 PaO2/FiO2 | I |

- [a]RCT= Randomized Controlled Trial，隨機控制試驗
- [b]CV=Conventional Lung-Protective Mechanical Ventilation, 肺保護性機械換氣策略
- [c]HFOV=High-frequency oscillatory ventilation, 高頻呼吸器
- [d]SIMV-PC/PS=Synchronized Intermittent Mandatory Ventilation- Pressure Control/ Pressure Support, 輔助控制式換氣模式 / 同步間歇式強制換氣模式
- [e]APRV=Airway pressure release ventilation, 氣道壓力釋放通氣

表三　USER Guides to The Medical Literature-Randomized Controlled Trial 文獻分析

| 作者，年分 | 病人是否隨機分派 | 隨機分派否隱匿 | 病人和醫療人員是否雙盲 | 試驗開始時，各組干擾因素是否相似？ | 除了治療方式外，兩組是否被一致對待 | 病人追蹤時間是否夠長且完整 | 隨機分派後的病人是否被按隨機分組進行資料分析 | 分析時是否利用治療意向分析 |
|---|---|---|---|---|---|---|---|---|
| Demory, 2007 | Y | N | N | Y | Y | N | Y | N |
| Papazian, 2005 | Y | N | N | Y | Y | N | Y | N |
| Fernandez, 2008 | Y | N | N | Y | Y | Y | Y | N |
| Voggenr-eiter, 2005 | Y | N | N | Y | Y | Y | Y | N |
| Varpula, 2003 | Y | N | N | Y | Y | Y | Y | N |

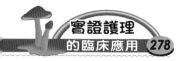

表四　USER Guides to The Medical Literature -Systematic Review of
　　　Therapy 文獻分析

| 題目是否為臨床可處理的問題？ | 搜尋相關文獻過程是否詳盡及完整 | 所收錄的文章是高品質的嗎？ | 文章評讀是否為兩位評讀？ | 收錄的研究結果是類似的嗎？ | 是否有新的結果產生 |
|---|---|---|---|---|---|
| Y | Y | Y | Y | N | Y |

　　整體而言，5 篇隨機控制試驗的品質皆無分派保密、病人和醫療人員也無法盲化處理、結果亦並未進行治療意向分析。其整合評讀 5 個隨機控制試驗的結果顯示為，不論其俯臥時間及採取何種方式的機械性通氣方式包含：高頻呼吸器（HFOV）或肺保護性機械換氣策略（CV）時，均顯示給予俯臥大於 6 小時以上確實比仰臥有較高的 $PaO_2 / FiO_2$ 比值，有統計上顯著意義。

　　經文獻評讀後，確認文獻研究之對象均屬於成人加護病房的病人，年齡大於 18 歲，男女平均，診斷為急性呼吸窘迫症候群發病於 24~48 小時內，呼吸器模式為肺保護性機械換氣策略（CV）或高頻呼吸器（HFOV）、輔助控制式換氣模式 / 同步間歇式強制換氣模式（SIMV-PC / PS），並配合鎮靜劑及肌肉鬆弛劑的使用，藉由動脈氣體分析來追蹤血氧值的變化，不論其個案狀況、條件，或提供的醫療設備，均與筆者本單位的病人特性及醫療設備一致，故可以直接將此研究題材應用於病人身上，經執行俯臥後確實可以改善此類病人氧合指數（$PaO_2 /FiO_2$ 平均值為 217~243mmHg（Fernandez, *et al.,* 2008；Papazian, *et al.,* 2005）。

　　文獻提及俯臥可能導致有呼吸器相關肺炎（VAP, ventilator associated pneumonia）、非預期氣管內管脫落（UE, unplanned extubation）的發生，Voggenreiter（2005）等人研究指出發生 VAP，於俯臥組發生率為 89.4%（17 位 /19 位），高於仰臥組發生率 61.9%（13 位 /21 位），達顯著差異（P < 0.048），壓傷無明顯相關，UE 二組各有 1 人發生，Fernandez（2008）該篇針對 VAP、UE 無顯著差異，其他的文獻未提及任何傷害的資訊。

## 步驟四、將證據應用在病人身上（Apply to the patient）

一般而言，當氧氣需求：$FiO_2 > 50\text{-}60\%$ 時，或 $PaO_2 / FiO_2 \leq 200$ 且 PEEP $\geq 5$ 時，可考慮採俯臥姿勢，護理人員會與醫師進行討論，醫師確定可以進行俯臥治療時會囑咐護理人員進行俯臥治療，並討論是否有不能俯臥的原因，評估俯臥風險，由醫師向家屬及病人解釋說明俯臥的功能及目的，說明此姿勢易造成臉部的水腫是暫時性的，取得同意及了解後執行，並開立醫囑包含：給予鎮靜劑、連續性灌食、加強抽痰等醫囑，以預防執行過程中的其他合併症。

俯臥是一項耗費護理人力的獨特護理行為，也容易導致管路的意外滑脫及壓傷的發生，所以事前的準備工作相當重要，包含數顆的翻身枕、抽痰管、看護墊、心電圖貼片等用物。俯臥時應特別注意管路固定的適當性，避免管路滑脫，所以翻身時須有一人站立於病人頭側專門照護管路，完成翻身後立即檢視所有管路的功能；於眼眶、臉頰、前胸、腹部、腸骨前棘、膝部等處給予支撐，並每兩小時改變姿勢，避免壓傷的產生；為避免臂神經叢受損，手部擺放應呈游泳狀並每 30 分至 1 小時改變手部擺位（江，2004；柯，2004；謝，2005）。

需要時給予鎮靜劑，以減少氧氣的消耗並增加舒適度；因俯臥而使得胃部於身體下方，胃容積縮小而誘發有胃酸逆流情形，所以照護者應加強避免胃食道逆流而引發吸入性肺炎的情形；俯臥同時具有姿位引流的功效，使得下肺葉痰液易被清除出來，所以氣道及嘴巴分泌物會增加，必須加強抽痰及抽吸口水等動作，以增加口腔衛生（江，2004；柯，2004；謝，2005），避免病人採俯臥產生合併症。

然而，翻身成俯臥的大工程，有其危險性包含增加分泌物引流、造成臉部及乳房下方特定部位的壓傷、增加管路滑脫的風險等意外，所以要加強抽吸口水及痰液，本單位為降低俯臥行為所造成的醫療損害，事前評估須有一套安全準備，如翻身輔助工具的使用，但在臨床上卻少有完善措施，故依據文獻建議，設計出俯臥的翻身流程表及制定標準作業流程，以利臨床的護理人員執行，並盡可能安排年資大於

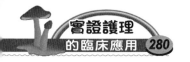
一年的有經驗的護理人員照護此類病人，在改變病人姿位時約需動員 3 位護理人員一起協助翻身。雖俯臥造成護理人員工作時數增加，卻也增加護理人員對自己重症照護能力提升感到滿意，亦可減少因使用高濃度氧氣導致的合併症，是一件值得推動的事。

## 步驟五、檢討評估照護結果（Audit the result）

俯臥在各項研究中都證實可改善急性呼吸窘迫症候群患者的氧合情況，對其預後之肺的順應性較佳。ARDS 是重症單位中最具有挑戰性的疾病之一，在加護病房裡，此症患者幾乎都有使用呼吸器，仰臥是一般常用的姿勢。從文獻中得知：早期採用俯臥姿對 ARDS 效果最佳，臨床護理人員若看到病患需 high $FiO_2$ 或 PEEP 時，宜與醫療團隊共同協商討論盡早協助俯臥，以增加氧合作用。

本院內科加護病房目前常規推動俯臥於急性呼吸窘迫症候群患者。雖然是常規，但是每一次執行前醫師均要向家屬解釋益處、壞處、可能遇到的問題，讓家屬參與分享決策過程，決定是否要使用俯臥治療，外科加護病房因胸腹部有傷口的問題，故較不常使用。此作業標準書有益於病患改善血氧濃度，因考慮其可能傷害的問題，故應小心預防傷害的發生，所幸本院目前為止並無異常事件的發生。俯臥是具挑戰性的護理照護工作，不僅要考慮其優點，更應避免其合併症的產生，才能真正幫助病人。

結論

目前文獻證實俯臥可改善急性呼吸窘迫症候群患者的氧合情況，應盡早採用俯臥姿效果最佳，但須考慮家屬及病人接受度、醫療環境設備及臨床護理人員的照護能力與經驗，實施時各種因素配合得宜之後，方可執行。

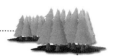

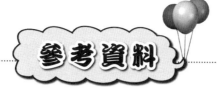

王伯堅、陳重華、陽光耀（2008）。急性肺損傷治療的新進展，*重症醫學雜誌*，*9*(2)，117 -125。

江家貞（2004）。急性呼吸窘迫症候群病患之俯臥治療，*嘉基護理*，*4*(2)，2 -6。

柯獻欽（2004）。俯臥姿勢在急性呼吸窘迫症候群之運用，*當代醫學*，*31*(5)，390 -406。

游群翔、陳炯睿（2012）。俯臥通氣與急性呼吸窘迫症候群，*內科學誌*，23，1-8。

陽光耀（2006）。急性呼吸窘迫症，*臨床醫學*，*57*(4)，263 -267。

鄒志翔（2007）。急性呼吸窘迫症候群呼吸治療之新進展，*北市醫學雜誌*，*9*(4)，921 -924。

謝慧觀（2005）。病人姿勢對通氣的影響，*臨床醫學*，*55*(2)，108 -113。

Alsaghir, A. H., & Martin, C. M. (2008). Effect of prone positioning in patients with acute respiratory distress syndrome: A meta-analysis. *Critical Care Medicine, 36*(2),603-609.

Centre for evidence based medicine (2012. 10). *Oxford Centre for Evidence-Based Medicine 2011 Levels of Evidence.* 取自 http://www.cebm.net/index.aspx?o=5653

Demory, D., Michelet, P., Arnal, J. M., Donati, S., Forel, J. M., Gainnier, M., ... Papazian, L. (2007). High-frequency oscillatory ventilation following prone positioning prevents a further impairment in oxygenation. *Critical Care Medicine, 35*(1), 106-111.

Fernandez, R., Trenchs, X., Klamburg, J., Castedo, J., Serrano, J. M., Besso, G., ... Lopez, M. J. (2008). Prone positioning in acute respiratory distress syndrome: a multicenter randomized clinical trial. *Intensive Care Medicine, 34*(8), 1487-1491.

Guyatt, G. H., Sackett, D. L., & Cook, D. J. (1993) .Users' Guides to the Medical Literature: II. How to Use an Article About Therapy or Prevention: A. Are the Results of the Study Valid? *Journal of the American Medical Association. 270*(21), 2598-2601.

Papazian, L., Gainnier, M., Marin, V., Donati, S., Arnal, J. M., Demory, D., ... Sainty, J. M. (2005). Comparison of prone positioning and high-frequency oscillatory in patients with acute respiratory distress syndrome. *Critical Care Medicine, 33*(10), 2162-2171. DOI: 10.1097/01.CCM.0000181298.05474.2B.

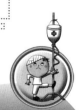

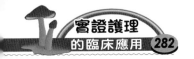

Safcsak, K., & Nelson, L. D. (1996). High-level positive end expiratory pressure management in the surgical patient with acute respiratory distress syndrome. *AACN Clinical Issues, 7*(4), 482-494; quiz 642-484.

Varpula, T., Jousela, I., Niemi, R., Takkunen, O., & Pettil, V. (2003). Combined effects of prone positioning and airway pressure release ventilation on gas exchange in patients with acute lung injury. *Acta Anaesthesiol, 47*(5), 516-524.

Voggenreiter, G., Aufmkolk, M., Stiletto, R. J., Baacke, M. G., Waydhas, C., & Ose, C.*et al.* (2005). Prone positioning improves oxygenation in post-traumatic lung injury--a prospective randomized trial. *Trauma Journal, 59*(2), 333-341.

## 第二章　哺乳婦女使用乳汁或羊毛脂對於降低乳頭破皮及疼痛是否有差異？

蔡榮美[1,3]、簡慧嫻[2]、吳育弘[4]

馬偕紀念醫院[1]護理部副主任[2]產房護理小組長
[3]實證醫學中心副主任[4]曾任實證醫學中心主任

### 背景知識

　　國民健康局97年度科技研究發展計畫：「母乳哺育率及其相關影響因素探討」，發現全臺灣產婦產後1個月的純母乳哺育率為54.3%，產後2個月的純母乳哺育率僅有37.9%，產後6個月時則為15.9%（行政院衛生署國民健康局，無日期）。多數哺乳婦女在哺乳初期會經歷乳頭破皮與疼痛的困境，研究也發現有90%的母親在哺乳後的第一星期會有乳頭酸痛及乳頭皮膚破損的經驗，而哺乳後的第三天是最痛，第七天疼痛感才會緩解（Hebderson, Stamp, & Pincombe, 2001）。乳頭疼痛會合併有傷口、皸裂（chapped）、潰瘍、出血、水腫、泛紅、水泡，甚至可能在乳頭上會有裂隙或結痂（Huml, 1999）。造成乳頭破皮及疼痛的原因，包括餵奶姿勢及寶寶的含乳姿勢不正確、過早使用人工奶嘴或使用過奶瓶餵食、乳頭平坦或凹陷、乳房腫脹、頻繁且持續的哺乳、乳頭未保持乾燥及沒有哺乳經驗的母親、皮膚的健康情形，營養缺乏、動情素缺乏、磨損的乳頭未保持乾燥等（臺灣母乳哺育教材指引手冊醫院使用版，2005；Morland-Schultz & Hill, 2004），乳頭破皮及疼痛會導致哺乳婦女提早中斷母乳哺餵及無法成功哺餵母乳，也是造成產後母乳哺育率不高的原因（Mohammadzadeh, Farhat, & Esmaeily, 2005）。乳頭破皮及疼痛會造成母乳哺餵提早中斷，也會造成細菌或黴菌感染（Livingstone, Willis, & Berkowitz, 1996）。預防及治療乳頭疼痛方法有很多，如指導正確哺乳技巧及使用羊毛

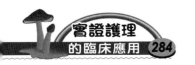

脂（lanolin）、抗菌噴霧、水凝膠（hydrogel）與類固醇等（Dodd & Chalmers, 2003; Mohammadzadeh, *et al.*, 2005）。

## 臨床情境

　　30 歲的郭姓產婦，G3P2A0，於妊娠 40 +1 週自然分娩產出壹名男嬰，前胎曾有哺餵母乳的經驗，但因乳頭破皮不適而中斷哺餵母乳。此次生產，在產房有執行嬰兒肌膚接觸並於產後立即親餵嬰兒，但因前胎不好經驗加上雙側乳頭破皮、疼痛，正打算要中斷哺餵母乳。此時，婆婆建議可使用塗抹乳汁於乳頭破皮處，而同事卻建議使用羊毛脂，由於使用羊毛脂需要多花一筆錢，加上擔心使用羊毛脂寶寶吃到會造成身體不舒服……因此，郭姓產婦便問護理人員：對於降低乳頭破皮及疼痛，到底是母乳好，還是羊毛脂好呢？

　　本院是母嬰親善醫療院所，鼓勵母乳哺餵，發現多數的哺乳婦女在哺乳初期都會經歷乳頭破皮及疼痛的困境。乳頭疼痛會合併有傷口、皸裂、出血、水腫、泛紅、水皰或結痂，也會導致母乳哺餵中斷，影響產後母乳哺育率。當哺乳婦女有乳頭破皮及疼痛時，除教導更換哺乳姿勢及正確含乳外，根據過去資深護理人員的建議，也會衛教哺乳婦女於哺乳後擠出乳汁或使用羊毛脂塗抹於乳頭上。但是在這些減輕治療乳頭破皮及疼痛的方法中，何種方法是目前醫學證據最支持，同時又符合經濟效益呢？因此選擇目前臨床上哺乳婦女最常被使用的乳汁或羊毛脂塗抹作進一步的探討。因此希望藉由實證護理的方式，進行文獻查證、評析其實證上的強度，進而驗證以下疑問：哺乳的婦女使用乳汁或羊毛脂來降低「乳頭破皮及疼痛」是否有差異？

　　治療乳頭疼痛方法有很多，因此讓醫護人員思考，在眾多治療乳頭破皮及疼痛的方法中，何種治療最合適？最符合經濟效益？基於此原因，希望藉由實證的過程來了解目前臨床上最常被使用的乳汁及羊毛脂（lanolin cream）對於降低乳頭破皮及疼痛是否有差異。本文依據實證護理 5 大步驟（Ask, Acquire, Appraisal, Application, Audit）進行。

## 步驟一：形成一個臨床可回答的問題（Askan answerable question）

就是要將臨床問題轉化成可以搜尋實證資料的一個 PICO 型式（Patient/Population or problem／Intervention／Comparison／Outcome）的方式將問題勾勒出來。我們所形成的臨床問題為：「哺乳婦女使用乳汁或羊毛脂對於降低乳頭破皮及疼痛是否有差異？」，此問題屬於治療類型，希望能找到系統性文獻回顧或隨機對照試驗來回答（見表一）。

### 表一　形成一個臨床可回答的問題（PICO）

| Question | 哺乳婦女使用乳汁或羊毛脂對於降低乳頭破皮及疼痛是否有差異？ | |
|---|---|---|
| Participants/ Problems | 哺乳婦女 | 關鍵字：(Free text、<u>MeSH terms</u>、同義字及相關詞)<br><u>breastfeeding</u>, <u>breast-feeding</u>, <u>lactation</u>, lactate* |
| Interventions | 乳汁 | expressed milk, expressed mothers milk, <u>breast milk</u>, <u>human milk</u> |
| | 羊毛脂 | <u>lanolin</u>, butter, oil, cream, ointment |
| Comparisons | 護理指導 | |
| Outcomes | 乳頭破皮及疼痛 | sore <u>nipple</u>, nipple crack , nipple lesion, nipple <u>pain</u>, nipple trauma |
| Type of Question<br>☑Therapy 治療□ Diagnosis 診斷□ Prognosis 預後□ Harm 傷害 | | |
| Type of Study Design<br>☑Meta-analysis☑RCT☑ Cohort studies □ Case control studies □ Case series | | |

## 步驟二：尋找最佳文獻證據（Acquire the best available evidence）

本文依據實證 5 大步驟，先形成一個「PICO 問題」，再以關鍵字（breastfeeding, breast milk, lactation, breast milk, human milk, lanolin cream, nipple pain, nipple trauma）、MeSH term 及其同義字搜尋 Cochrane library、UpToDate、BMJ Clinical Evidence、PubMed 及 CINAHL 等資料庫，搜尋策略依循布林規則將同義字及相關詞用 OR 聯集，再將 P、I、C、O 以不同組合用 AND 交集。搜尋結果：在 1、Cochrane library、

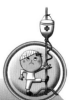

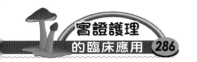

PubMed 與 CINAHL 重複的文獻有 3 篇。2、Cochrane library 與 PubMed 重複的文獻有 1 篇。3、PubMed 與 CINAHL 重複的文獻有 1 篇 4、BMJ Clinical Evidence 與國家圖書館臺灣期刊論文索引系統資料庫沒有搜尋到與主題相關的文獻。以上資料庫，共搜尋到 6 篇文獻（見圖一）。其中 2 篇為系統性回顧文獻，3 篇為 RCT 文章，1 篇為前瞻性研究。

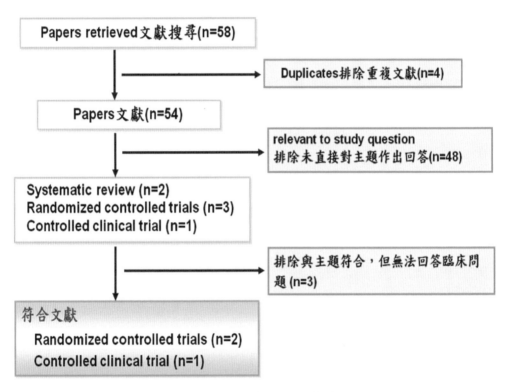

圖一：文獻搜尋過程總結

　　綜合以上得知，搜尋到與主題相關的文獻共有 3 篇，進一步選擇符合主題且證據等級較高的 3 篇文獻進行「文獻評析」，並依評析結果統整建議「實際運用」於臨床照護，最後「評估及檢討」實施的成效；並依英國 Oxford Center（2011）的研究證據應用作等級分類（見表二）。

表二　使用乳汁或羊毛脂治療乳頭破皮及疼痛之文獻

| 期刊標題 | 期刊出處 | 研究設計 | 證據等級 | 資料庫來源 |
|---|---|---|---|---|
| Nipple care, sore nipples, and breastfeeding: a randomized trial | Journal of Human Lactation, 1999, Jun;15(2), 125-30. | 隨機對照試驗 (Randomized Control Trial, RCT) | Level 2 | Cochrane library CINAHL PubMed |
| The effect of breast milkand lanolin on sore nipples. | Saudi Medical Journal, 2005, 26(8), 1231-1234. | 隨機對照試驗 (Randomized Control Trial, RCT) | Level 2 | Cochrane library PubMed |
| Positive Effect of HPA Lanolin versus Expressed Breast milk on Painful and Damaged Nipples during Lactation. | Skin Pharmacology and Physiology, 2011, 24(1),27-35. | 前瞻性臨床實驗 (A prospective Controlled clinical trial) | 降為 Level 3 | PubMed |

＊證據等級依英國牛津大學實證中心（Oxford Center）2011 所建議的臨床研究證據
　分級表

## 步驟三：評析實證文獻
（Appraise the evidence of its validity and usefulness）

　　選擇符合主題且證據等級較高的 3 篇文獻進行嚴格文獻評讀。根據文獻等級，應用英國牛津大學實證中心 CEBM CASP: Randomised Controlled Trial Appraisal Tool 評讀工具進行有效性（Validity）、重要性／影響力（Importance／Impact）、臨床可應用（Practicability）等 3 方面進行文獻評讀分析，列入評析文章如下（表三）：

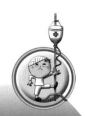

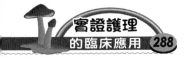

表三　評析實證文獻內容

| VIP | 文獻評讀內容 | 期刊標題 | | |
|---|---|---|---|---|
| | | Nipple care, sore nipples,and breastfeeding: a randomized trial | The effect of breast milk and lanolin on sore nipples. | Positive Effect of HPA Lanolin versus Expressed Breast milk on Painful and Damaged Nipples during Lactation. |
| 有效性 | 1. 研究對象是否隨機分派？ | 是 | 是 | 否 |
| | 2. 隨機分配表是否保密？ | 是 | 是 | 否 |
| | 3. 研究對象與測試者是否雙盲？ | 單盲 | 單盲 | 單盲 |
| | 4. 測驗開始時各組干擾因子是否相似？ | 是 | 是 | 是 |
| | 5. 除了處置方式之外，各組是否被同等對待？ | 是 | 是 | 是 |
| | 6. 追蹤時間是否夠長且完整？ | 是 (Lost of follow-up 8.9%) | 是 | 是 介入組 Lost of follow-up 4.44% 控制組 Lost of follow-up 2.56% |
| | 7. 隨機分配後的對象是否都被分析？ (intention to treat , ITT) | 否 ( 收案 96 位，分析 85 位 ) | 是 | 否 ( 介入組 45 位、分析 43 位，控制組 39 位、分析 38 位 ) |

（接下頁）

| | |
|---|---|
| **重要性** | **第一篇**<br>　　使用羊毛脂對緩解乳頭疼痛與破皮沒有顯著差異。出院當天乳頭持續疼痛與破皮的哺乳產婦，使用羊毛脂的分別有 72 位（76%）、25 位（26%），接受標準治療（不使用任何物質）的分別有 88 位（73%）、23 位（19%）。<br><br>**第二篇**<br>(1) 乳頭外觀開始出現變化的時間：使用羊毛脂組最早出現變化，為 3.27 ± 2.1 天，使用乳汁組時間最晚，為 4.27 ± 4.6 天，3 組並未達顯著差異（$p = 0.23$）。<br>(2) 乳頭外觀有傷口的比率：使用羊毛脂組，有 33 位（44.6%），使用乳汁組，有 31 位 (39.7%)，控制組，有 24 位 (32.9%)，3 組並未達顯著差異（$p = 0.32$）。<br><br>**第三篇**<br>(1) 乳頭疼痛效果指標：使用高純度羊毛脂，在第 3、7、14 天乳頭疼痛比乳汁組獲得更多改善，且都達統計意義。Number needed to treat 分別為哺乳第 3 天，NNT = 3；哺乳第 7 天，NNT = 6；哺乳第 14 天，NNT = 1。<br>(2) 乳頭破皮癒合所需的時間：使用高純度羊毛脂，在第 3、7 天乳頭破皮癒合比乳汁組更快，且都達統計意義；第 14 天則兩組無統計上差異。哺乳第 3 天使用高純度羊毛脂，有 28 位乳頭破皮開始癒合，使用乳汁則有 11 位；哺乳第 7 天使用高純度羊毛脂，有 52 位乳頭破皮開始癒合，使用乳汁則有 27 位。 |

| 乳頭疼痛 | | 天數 | ARR | NNT |
|---|---|---|---|---|
| **HPA lanolin**<br>（高純度羊毛脂） | **EBM**<br>（乳汁） | 第3天 | 35% | 1/35% ≒ 3 |
| | | 第7天 | 16% | 1/16% ≒ 6 |
| | | 第14天 | 1% | 1/1% ＝ 1 |

| | | | | |
|---|---|---|---|---|
| **應用性** | 1. 這個治療在本院是否可行？ 病患可否負擔？ | 可以 | 可以 | 不清楚 |
| | 2. 這個治療對你的病人有幫助嗎？ | 沒有 | 有 | 有 |
| | 3. 我們的患者透過該治療可能得到的好處與傷害。 | 不知 | 不知 | 不知 |

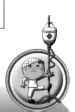

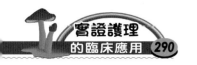
此3篇文章，第1篇RCT除了單盲及使用per protocol分析外，文章有效性不錯。結果顯示乳汁比羊毛脂，兩者在乳頭持續疼痛與破皮上並無統計上顯著差異。第2篇RCT除了單盲外，文章有效性良好。結果發現乳汁比羊毛脂可以有效改善乳頭破皮症狀及疼痛復原所需時間，亦無統計上顯著差異。第3篇前瞻性文章，非隨機且沒有隱匿分配、單盲，使用per protocol分析，有效性較差，故將證據等級降為Level 3。結果顯示使用高純度羊毛脂治療乳頭疼痛與破皮的成效上，比使用乳汁效果好。綜合以上相關文獻之評析，發現一般哺乳護理指導、乳汁及一般羊毛脂在降低乳頭疼痛及破皮方面，皆沒有統計上的顯著差異。但乳汁及高純度羊毛脂（HPA Lanolin）在降低乳頭疼痛及破皮的效果比一般哺乳護理指導好。

在查詢第3篇相關資料時產生疑問如下，文章所使用高純度羊毛脂目前只有一家國外廠商，且此廠商的網站也特別引用本文作宣傳。但本文文中沒有宣告相關利益迴避（conflict of interest），也沒有說明實驗中使用高純度羊毛脂來源，因此本組對證據的可信度產生部分存疑，認為需要更嚴謹的實驗設計驗證。

## 步驟四：將證據應用在病人身上（Apply to the patient）

### （一）使用乳汁、一般羊毛脂，及高純度羊毛脂對降低乳頭疼痛與破皮可能得到的好處與壞處。

詢問產婦、嬰兒室護理人員、小兒科醫師、皮膚科醫師等，對於使用乳汁或羊毛脂降低乳頭疼痛及破皮好處壞處的個人意見，對哺乳產婦而言，乳汁是隨手可得，使用時不需費用，而且沒有任何副作用，但會讓哺乳產婦覺得比較沒有接受醫藥治療。使用高純度羊毛脂降低乳頭疼痛及破皮，可於短時間內減輕疼痛不舒服感，讓哺乳產婦感到有不斷的在接受治療。使用一般羊毛脂或高純度羊毛脂在文獻中並無紀錄到副作用，但皮膚科醫師表示羊毛脂本身為潛在的過敏原，目前為貼布試驗的標準測試試劑之一，哺乳產婦及新生兒皮膚可能有潛在

的過敏危險性，同時高純度羊毛脂僅在德國進行實驗，只有一篇文獻報告，對亞洲人的皮膚影響（療效及傷害）還沒有直接證據（Abou-Dakn, Fluhr, Gensch, & Wockel; 2011）。使用羊毛脂需要額外花費，高純度羊毛脂購買來源不便，目前臺灣並無代理商，僅能於網路自國外或個人購買，費用差距大，沒有保障。

## （二）使用乳汁或羊毛脂降低乳頭疼痛及破皮可能得到的經濟效益？

　　羊毛脂一條約 390 元（7gm）可使用於哺乳前後。約 2~3 小時哺餵一次母乳，平均一天哺餵母乳 8~10 次，每次約使用 0.5gm 羊毛脂，平均一條約可使用 27~28 次；若以統計資料來算，每位有乳頭破皮及疼痛之哺乳產婦都使用羊毛脂，一個月約需花費 3,900 元，3 個月約需花費 11,700 元。

## 步驟五：檢討評估照護結果（Audit the result）

　　在查詢過程中發現，這幾種方法並沒有國內文獻的評估結果可供參考，根據 2010 年 6 月至 12 月本院的資料顯示，哺餵母乳的產婦有 694 位，有乳頭破皮及疼痛之哺乳產婦約 93 位（12.82%）。其中，自行購買使用羊毛脂塗抹於乳頭破皮處之哺乳產婦約 32 位（34.41%），使用乳汁塗抹於乳頭破皮處之哺乳產婦約 61 位（65.59%）。為了解這幾種方法的實際成效，決定採前瞻性研究，以非隨機、未介入方式，在院內進行研究。

　　目前結果顯示：初步持續搜集乳頭破皮及疼痛之哺乳婦女共 77 位，經哺乳婦女同意被觀察且可自行決定要使用乳汁或羊毛脂。使用乳汁塗抹於乳頭破皮處之哺乳產婦（n=22），約 1.25 天乳頭破皮處開始結痂；使用羊毛脂之哺乳產婦（n=28），約 1.5 天乳頭破皮處會開始結痂；沒有使用任何東西之哺乳產婦，住院 3 天期間乳頭持續破皮（n=27）。以 SPSS 20.0 版採 Independent t-Test 檢定，結果顯示乳汁與羊毛脂對於降低乳頭破皮及疼痛無統計上差異（$p = 0.094$），確實如同文獻結果並無明顯差異。沒有使用乳汁或羊毛脂之哺乳產婦乳頭破皮癒合時

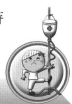

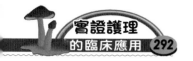
間均較使用乳汁（$p < 0.000$）或羊毛脂（$p = 0.038$）久，有統計上的差異存在，與國外文獻結果並不完全相同。但估算使用乳汁較羊毛脂的產婦可節省 11,700 元的成本花費。

## 結論

　　本次實證臨床應用始於臨床上常問的問題，哺乳婦女使用乳汁或羊毛脂對於降低乳頭破皮及疼痛是否有差異？我們突破過去的解決問題思維，以實證的精神去搜尋最佳文獻，這個臨床問題，在形成 PICO 後，利用實證的方法，搜尋並篩選出證據力強的文獻，經過嚴格評析，我們將這個實證答案推展到臨床實際應用，建議預防或降低乳頭破皮及疼痛最好的方式是：(1) 提供哺乳產婦正確的哺乳姿勢及充分了解哺乳相關事項，(2) 乳汁與羊毛脂均可降低乳頭破皮及疼痛，但乳汁是隨手可得，不需費用且沒有副作用是目前最值得推廣的醫護照護模式。至於高純度羊毛脂目前臺灣無代理商，僅能於網路上購買，取得不便，研究證據也還有利益衝突的存疑性尚未解決，似乎不是目前最理想的問題解決方式。高純度羊毛脂的爭議，應該在正式引進臺灣，經衛生署核可販賣，並在國人進行後續研究，取得充分的證據支持後再推廣。我們將繼續深入研究此一議題，探討哺乳產婦使用乳汁或其他方法降低乳頭破皮及疼痛之成效，並將具有最好實證證據的方式運用於國內哺餵母乳之母親身上，以提供最佳的醫療照護，增加產婦對哺乳的滿意度及提升母乳哺餵率。因此，更多實證的研究、確實的評估與執行，進而對病人進行最適當的照護，這是實證護理的最終目的。也期望將此實證健康照護臨床應用經驗與對實證有興趣的護理人員分享。

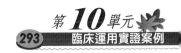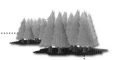

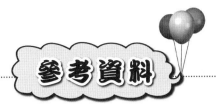

台灣母乳哺育教材指引手冊醫院使用版（2005）。*乳機轉及正確的含乳姿勢*，取自 http://www.bhp.doh.gov.tw/breastfeeding/pdf/02.pdf。

行政院衛生署國民健康局（無日期）。*母乳哺育國內現況*，取自 http://www.bhp.doh.gov.tw/breastfeeding/02qna_01.htm。

Abou-Dakn, M., Fluhr, J. W., Gensch, M., & Wockel, A. (2011). Positive Effect of HPA Lanolin versus Expressed Breast milk on Painful and Damaged Nipples during Lactation. *Skin Pharmacology and Physiology, 24*(1), 27-35. doi: 10.1159/000318228. Epub 2010 Aug 18.

Centuori, S., Burmaz, T., Ronfani, L., Fragiacomo, M., Quintero, S., Pavan, C.,··· Cattaneo, A. (1999). Nipple care, sore nipples, and breastfeeding: a randomized trial. *Journal of Human Lactation, 15*(2), 125-30.

Dodd, V., & Chalmers, C. (2003). Comparing the use of hydrogel dressing to lanolin ointment with lactating mothers. *Journal of Obstetric, Gynecologic, Neonatal Nursing, 32*(4), 486-494.

Hebderson, A., Stamp, G., & Pincombe, J. (2001). Postpartum Positioning and Attachment Education for Increasing Breastfeeding: A Randomized Trial. *Birth, 28*(4), 236-242.

Huml, S. (1999). Sore nipples: A new look at an old problem through the eyes of a dermatologist. *Practicing Midwife, 2*(2), 28-31.

Livingstone, V. H., Willis, C. E., & Berkowitz, J. (1996). Staphylococcus aureus and sore nipples. *Canadian Family Physician, 42*, 654-659.

Mohammadzadeh, A., Farhat, A., & Esmaeily, H. (2005). The effect of breast milk and lanolin on sore nipples. *Saudi Medical Journal, 26* (8), 1231-1234.

Morland-Schultz, K & Hill, P. D. (2004). Prevention of and Therapies for Nipple Pain: A Systematic Review. Journal of Obstetric, *Gynecologic, Neonatal Nursing, 34*(4), 428-437.

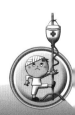

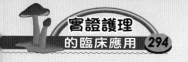

# 第三章　打麻將可以延緩老年人認知功能之衰退？

盧朱滿[1]、張妙如[2]、黃慈心[3]、謝素英[4]

[1] 桃園長庚護理部附設長青護理之家護理長、
聖母醫護專科學校兼任講師
[2] 桃園長庚護理部附設長青護理之家護理師
[3] 桃園長庚護理部護理主任、長庚科技大學護理系校兼任講師
[4] 長庚科技大學護理系副教授、桃園長庚護理部顧問指導

## 背景知識

　　認知功能退化問題成為老年人照護上重要的議題，在 21 世紀認知的衰弱性是新興的老年人最大健康威脅之一。隨著國人平均壽命延長和國內少子化效應的影響，我國人口老化之趨勢日益加快，截至 2018 年 12 月底我國戶籍登記人口為 2,358 萬 8,932 人，其中 65 歲以上老人 343 萬 3,517 人，占總人口比率已達 14.56%（內政部統計處，2019）。因此，老化所產生的認知功能衰退問題非常受到重視，當老年人發生認知功能下降，除了影響其自身的日常生活功能外，並對家屬及社會也造成極大的負擔。另外，Barrios *et al.*（2013）針對 100 位不同認知功能老年人所作的生活品質相關研究，發現隨著認知功能下降，生活品質也隨之下降。

　　老年人認知功能退化是一自然的過程，隨著年齡的增長而認知功能衰退變明顯，McDade & Petersen（2015）指出，輕度認知障礙的盛行率在大於 70 歲為 14 至 18%。如何延緩老化造成認知功能下降，甚至變成失智症是極為重要，現有不少文獻探討不同的治療方式，分為藥物與非藥物治療，目前藥物治療並未有顯著效果，但非藥物治療可包含身體運動、維生素療法、食物療法，以及各式各樣的認知訓練等（McDade & Petersen, 2015；McDade & Petersen, 2016），而麻將是本國國粹，屬於娛樂活動之一，其對延緩老年人認知功能退化實證性成效不清楚。

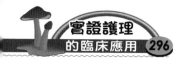
## 臨床情境

在護理之家筆者常目睹有些老年人會於休閒活動空間相邀一起打麻將，故引發筆者想藉由實證護理的步驟，來了解「打麻將」可以延緩老年人認知功能退化？希望本篇可提供本國老年人長期照護之參考。

## 方法

本文以實證護理5大步驟（Ask, Acquire, Appraisal, Application, Audit）進行，來探討打麻將可以延緩老人認知功能之退化。

### 步驟一：問一個可回答的問題（Ask an answerable question）

本臨床問題為「打麻將可以延緩老年人認知功能之衰退」？（表一）

表一　形成一個臨床可回答的問題（PICO）

| Question：打麻將可以延緩老年人認知功能之衰退？ | | | |
|---|---|---|---|
| 項目 (PICO) | | 關鍵字 | 同義字 |
| Participant /Problem | 老年人 | Elderly | aged |
| Intervention | 麻將 | Mahjong | - |
| Comparison | 常規生活 | Conventional life | Ususal life |
| Outcome | 認知功能 | Cognition | Cognitive function |

□預防 □診斷性檢查 □預後 ■治療

### 步驟二：搜尋最佳實證文獻（Acquire the best available evidence）

本「PICO問題」以 Mahjong、elderly or ag* 及 cognition 關鍵字，併用布林邏輯進行搜尋 Cochrane、PubMed、CINAHL，以及中文 CEPS 資料庫，並界定收案條件為：老人年、臨床隨機對照試驗或系統性文獻回顧、限制年代界於 2006~2015 年、中文或英文的全文期刊，排除無全文的文章。共搜尋到7篇文獻（表二），透過閱讀主題和摘要，扣除重複文獻4篇，最後可用的文獻僅3篇。

表二　檢索策略

| 資料庫 | 關鍵字 | 結果篇數 |
|---|---|---|
| Cochrane | (elderly or ag*) AND (Mahjong)AND(Cognition OR cognitive function) | 4（重複1篇） |
| PubMed | (elderly or ag*) AND (Mahjong)AND(Cognition OR cognitive function) | 3（重複3篇） |
| CINAHL | (elderly or ag*) AND (Mahjong)AND(Cognition OR cognitive function) | 0篇 |
| CEPS | 老人和麻將和認知功能 | 0篇 |

## 步驟三：評讀實證資料（Appraise the evidence of its validity and usefulness）

　　本篇根據英國Oxford大學實證醫學中心（Centre for Evidence-Based Medicine, 2016）的研究證據應用等級分類（2011）作為評價3篇文獻證據等級之參考（表三），以及VIP進行有效性（Validity）、重要性／影響力（Importance／Impact）和臨床可運用性（Practicability）3方面文獻評讀（表四）（李等人，2013）：

表三　打麻將與認知功能相關文獻

| 篇名(作者) | 期刊出處 | 研究設計 | 證據等級 |
|---|---|---|---|
| An exploratory study of the effect of mahjong on the cognitive functioning of persons with dementia. | International Joural of Geriatric Psychiatry, 2006; 21(7), 611–617. | 臨床隨機對照試驗 (Randomized Controlled Trial, RCT) | Level 2 |
| Mental and physical activities delay cognitive decline in older persons with dementia. | American Journal of Geriatric Psychiatry, 2014, 22(1), 63-74. | 臨床隨機對照試驗 (Randomized Controlled Trial, RCT) | Level 2 |
| Can leisure activities slow dementia progression in nursing home residents？ A cluster -randomized controlled trial. | International Psychogeriatrics, 2014, 26(4), 637-643. | 臨床隨機對照試驗 (Randomized Controlled Trial, RCT) | Level 2 |

註：證據等級依英國牛津大學（Oxford Center）2011研究證據應用分類等級分類表。

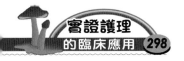

## 表四　文獻評析

| VIP 評讀 | | Chen *et al.*<br>（2006） | Chen *et al.*<br>（2014a） | Chen *et al.*<br>（2014b） |
|---|---|---|---|---|
| 有效性<br>(Validit) | 1. 研究對象是否隨機<br>　分派？ | 是 | 是 | 是 |
| | 2. 隨機分派是保密？ | 是 | 是 | 是 |
| | 3. 研究對象與測試者<br>　是否雙盲？ | 否 | 否 | 否 |
| | 4. 測驗開始時各組干<br>　擾因子是否相似？ | 不相似<br>（教育程度） | 不相似<br>（舒張壓值） | 不相似<br>（舒張壓值） |
| | 5. 除了處置方式外，<br>　各組是否被相同對<br>　待？ | 不清楚 | 不清楚 | 不清楚 |
| | 6. 追蹤時間是否長且<br>　完整？ | 是 (4 個月 ) | 是 (9 個月 )<br>流失率 6% | 是 (9 個月 )<br>流失率 6% |
| | 7. 隨機分配後的對象<br>　是否都被分析？ | 是 | 是 | 是 |
| 重要性 (Importance / Impact) | | 針對打麻將在長照機構是首創的研究，旨在探討失智症老人用麻將介入對認知功能各類檢測的效果。結果發現實驗組每週打 4 次麻將組相較於對照組每週打 2 次麻將共 16 週，在認知表現測量有持續的進步，包括順序記憶廣度 (digital forward memory)、語言記憶，以及簡短智能測驗 (MMSE)。 | 在 9 個不同長照機構研究，將輕微失智老人分 3 組：麻將組、打太極組及簡單手工藝組活動為每週 3 次共 12 週。結果顯示在麻將組與打太極組都能維持認知功能或延緩認知功能下降，麻將組的簡短智能測驗、延持回憶 (delayed recall) 及順序記憶廣度 (forward digital span) 隨著時間而不同，打太極組除了延持回憶外，其他結果與麻將組相似，但對照組則失智症惡化，在治療後第 9 個月麻將組與打太極組的 MMSE 得分分別顯著高於對照組為 4.5 分與 3.7 分，但在立即回憶與逆向記憶廣度 (backward digital span) 無治療效用。 | 在 9 個不同長照機構研究，將輕微失智老人分 3 組：麻將組、打太極組和簡單手工藝組，活動為每週 3 次共 12 週。結果發現治療對臨床失智量表的認知與功能成分檢測無效用，但麻將組在臨床失智量表的 sum-of-box 總分與時間有顯著交叉效用，表示麻將組比對照組可延緩失智整體惡化。 |

（接下頁）

| VIP 評讀 | | Chen *et al.*（2006） | Chen *et al.*（2014a） | Chen *et al.*（2014b） |
|---|---|---|---|---|
| 應用性（Practicability） | 1. 這個治療在本院是否可行？病人可負擔？ | 是 | 是 | 是 |
| | 2. 這個治療對病人有幫助？ | 是 | 是 | 是 |
| | 3. 我們得病人透過該治療可得到好處與傷害？ | 好處較傷害多 | 好處較傷害多 | 好處較傷害多 |

綜合上述 3 篇文獻評析，顯示護理之家輕度失智症的中老年人，打麻將可延緩認知能力之衰退。

## 步驟四：證據運用在社區老人（Apply to the commurity elderly）

綜合上述 3 篇研究，結果顯示打麻將在護理之家對已罹患輕度失智老年人可以延緩其病程，故從預防觀點來說，打麻將介入於社區中老年人可否維持或提升認知能力，是值得去運用與推廣。因此，作者運用類實驗研究設計，以桃園市社區 50 歲（含）以上中老年人為對象，選取合乎收案條件樣本 100 人，因樣本為社區住民，為避免實驗組與對照組交流而污染試驗計畫，故以村為單位，將對照組（n=50）與實驗組（n=50）村民分開；實驗組打麻將共 12 週，每週打 3 次，每次打 4 圈（約 70 分鐘至 90 分鐘），對照組維持原本的日常生活作息。研究工具是維也納神經心理測驗系統（Vienna Test System）用來評估認知功能，包含 3 項測驗：(1) 區塊敲擊測驗（Corsi Block-Tapping Test, CORSI）評估短期記憶力、(2) 視覺注意力測驗（Visaual Focused Attention Test, WAFF）評估注意力，以及 (3) 瑞文氏彩色圖形推理測驗（Raven's Color Progressive Matrices Test, CPM）為評估邏輯推理能力。本計畫分別測量 3 次，包括介入措施前、介入後 6 週，及 12 週。資料分析以 SPSS 19.0 版統計軟體，統計方法包括描述性統計、卡方檢定、t 檢定及 Generalized estimating equation（GEE）。本研究結果顯示有效個案 92 位（實驗組 45 人與對照組 47 人），流失率分別為 10.0% 及 6%。

本研究對象之人口學特性在實驗組平均年齡為 67.70±8.36 歲，對

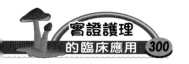

照組平均年齡為 67.80±8.42 歲；在性別方面兩組均以女性參加本研究意願較高；在教育程度方面兩組均以不識字所占人數比例最高，其次為小學程度；在家族有無失智者：兩組均以無失智家族史所占人數比例最高，上述研究對象以卡方與獨立 t 檢定分析，發現兩組於性別、教育程度、家族失智者及年齡皆沒有顯著差異情形（$p>0.05$）；比較兩組研究對象基本屬性人口學特性之統計分析（詳見表一）。

表一　比較兩組研究對象基本屬性

| 項目 | 實驗組 (n =45)<br>n(%) | 對照組 (n =47)<br>n(%) | $\chi^2$ | P-value |
|---|---|---|---|---|
| 性別 | | | 0.00 | 0.97 |
| 男 | 18(40.00) | 19(40.40) | | |
| 女 | 27(60.00) | 28(59.60) | | |
| 教育程度 | | | 4.70 | 0.32 |
| 不識字 | 25(55.60) | 19(40.40) | | |
| 小學 | 10(22.20) | 8(17.00) | | |
| 國初中 | 5(11.10) | 8(17.00) | | |
| 高中職 | 3( 6.70) | 6(12.80) | | |
| 大學以上 | 2( 4.40) | 6(12.80) | | |
| 家族失智 | | | 2.26 | 0.13 |
| 無 | 35(77.80) | 42(89.40) | | |
| 有 | 10(22.20) | 5(10.60) | | |
| | Mean(SD) | Mean(SD) | t 值 | p-value |
| 年齡 (year) | 67.70(8.36) | 67.80 (8.42) | 0.93 | 0.96 |

研究結果發現說明如下：

（一）打麻將對中老人短期記憶力之影響：

實驗組與對照組的立即區塊正確數目、正確區塊執行次數、錯誤區塊次數、區塊順序錯誤次數，及忽略區塊次數分數和第 6 週與第 12 週時間點無顯著差異，但組別與第 6 週和第 12 週時間有顯著的交互作用，除「忽略區塊次數」分數在第 6 週未達顯著差異（p=.109），其餘各項達統計上的顯著差異（p<0.05）。換言之，打麻將者在第 6 週的立即區塊正確數目、正確區塊執行次數、錯誤區塊次數，以及區塊

順序錯誤次數分數皆顯著高於對照組；且在第 12 週的立即區塊正確數目、正確區塊執行次數、錯誤區塊次數區塊順序錯誤次數，及忽略區塊次數分數分數皆顯著高於對照組；表示打麻將可以延緩老年人的短期記憶力之衰退（詳見表二）。

表二　以 Gee 分析麻將介入對中老人短期記憶力之成效

| 參數（Parameter） | 估計值（β） | 標準誤差 (SE) | 顯著性 (p) |
|---|---|---|---|
| 立即區塊得分 | | | |
| 　截距 | 1.47 | 0.04 | <0.001 |
| 　組別 ( 打麻將 )† | -0.05 | 0.05 | 0.236 |
| 　時間 (6 週 )‡ | -0.02 | 0.01 | 0.070 |
| 　時間 (12 週 )‡ | -0.11 | 0.02 | <0.001 |
| 　組別 ( 打麻將 ) × 時間 (6 週 )§ | 0.06 | 0.02 | <0.001 |
| 　組別 ( 打麻將 ) × 時間 (12 週 )§ | 0.30 | 0.03 | <0.001 |
| 正確區塊執行次數 | | | |
| 　截距 | 5.55 | 0.21 | <0.001 |
| 　組別 ( 打麻將 )† | 0.03 | 0.25 | 0.922 |
| 　時間 (6 週 )‡ | 0.23 | 0.19 | 0.202 |
| 　時間 (12 週 )‡ | 3.03 | 0.18 | 1.000 |
| 　組別 ( 打麻將 ) × 時間 (6 週 )§ | 0.45 | 0.24 | 0.048 |
| 　組別 ( 打麻將 ) × 時間 (12 週 )§ | 1.89 | 0.25 | <0.001 |
| 錯誤區塊次數 | | | |
| 　截距 | 2.66 | 0.25 | <0.001 |
| 　組別 ( 打麻將 )† | -0.57 | 0.31 | 0.067 |
| 　時間 (6 週 )‡ | -0.21 | 0.21 | 0.312 |
| 　時間 (12 週 )‡ | 0.106 | 0.688 | 0.122 |
| 　組別 ( 打麻將 ) × 時間 (6 週 )§ | -0.27 | 0.84 | 0.001 |
| 　組別 ( 打麻將 ) × 時間 (12 週 )§ | -1.02 | 0.13 | <0.001 |
| 區塊順序錯誤次數 | | | |
| 　截距 | 2.11 | 0.23 | <0.001 |
| 　組別 ( 打麻將 )† | -0.21 | 0.30 | 0.495 |
| 　時間 (6 週 )‡ | -0.21 | 0.21 | 0.312 |
| 　時間 (12 週 )‡ | -1.51 | 0.67 | 1.000 |
| 　組別 ( 打麻將 ) × 時間 (6 週 )§ | -0.42 | 0.13 | 0.001 |
| 　組別 ( 打麻將 ) × 時間 (12 週 )§ | -0.51 | 0.16 | 0.002 |
| 忽略區塊次數 | | | |
| 　截距 | -3.85 | 0.99 | <0.001 |
| 　組別 ( 打麻將 )† | 1.43 | 1.10 | 0.193 |
| 　時間 (6 週 )‡ | 1.10 | 0.82 | 0.178 |
| 　時間 (12 週 )‡ | 1.61 | 0.89 | 0.072 |
| 　組別 ( 打麻將 ) × 時間 (6 週 )§ | -1.39 | 0.87 | 0.109 |
| 　組別 ( 打麻將 ) × 時間 (12 週 )§ | -3.00 | 1.25 | 0.016 |

† Reference group： control group.
‡ Reference group： time (pretest).
§ Reference group: group (control) × time (pretest).

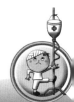

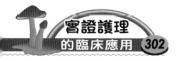 
（二）打麻將介入對中老人注意力之影響：

　　實驗組與對照組的平均反應時間、誤認反應次數，以及錯疏反應次數無顯著差異，但在第 6 週和第 12 週的時間點（p<.05）及組別與第 6 週和第 12 週時間的交互作用有顯著差異（p<.001）。換言之，兩組皆在在第 6 週和第 12 週的平均反應時間、誤認反應次數及錯疏反應次數皆顯著高於對照組，且打麻將者在第 6 週和第 12 週的平均反應時間、誤認反應次數，以及錯疏反應次數皆顯著少於對照組，表示打麻將可以延緩老年人的注意力之退步（詳見表三）。

表三　以 Gee 分析麻將介入對中老人注意力之成效

| 參數（Parameter） | 估計值（β） | 標準誤差(SE) | 顯著性 (P) |
|---|---|---|---|
| 平均反應時間 ( 秒 ) | | | |
| 　截距 | 6.60 | 0.03 | <0.001 |
| 　組別 ( 打麻將 ) | 0.02 | 0.43 | 0.583 |
| 　時間 (6 週 ) | 0.00 | 0.00 | 0.007 |
| 　時間 (12 週 ) | 0.01 | 0.00 | <0.001 |
| 　組別 ( 打麻將 ) × 時間 (6 週 )§ | -0.02 | 0.00 | <0.001 |
| 　組別 ( 打麻將 ) × 時間 (12 週 )§ | -0.10 | 0.02 | <0.001 |
| 誤認反應次數 | | | |
| 　截距 | 9.83 | 1.09 | <0.001 |
| 　組別 ( 打麻將 ) | 1.42 | 1.47 | 0.334 |
| 　時間 (6 週 ) | 0.26 | 0.12 | 0.031 |
| 　時間 (12 週 ) | 0.62 | 0.18 | 0.001 |
| 　組別 ( 打麻將 ) × 時間 (6 週 )§ | -2.10 | 0.46 | <0.001 |
| 　組別 ( 打麻將 ) × 時間 (12 週 )§ | -4.26 | 0.59 | <0.001 |
| 錯疏反應次數 | | | |
| 　截距 | 9.04 | 0.90 | <0.001 |
| 　組別 ( 打麻將 ) | 1.80 | 1.33 | 0.174 |
| 　時間 (6 週 ) | -0.32 | 0.96 | 0.001 |
| 　時間 (12 週 ) | 1.36 | 0.20 | <0.001 |
| 　組別 ( 打麻將 ) × 時間 (6 週 )§ | -1.52 | 0.33 | <0.001 |
| 　組別打麻將 ) × 時間 (12 週 )§ | -4.23 | 0.54 | <0.001 |

　Reference group: control group
　Reference group: time (pretest).
§ Reference group: group (control) × time (pretest).

## （三）打麻將介入對中老人邏輯推理能力之影響：

實驗組與對照組的邏輯推理能力分數在介入前平均為 24.20 vs.25.72、第 6 週平均為 25.22 vs. 25.74、和第 12 週平均為 26.31 vs. 25.49。實驗組與對照組的邏輯推理能力無顯著差異，但在第 6 週和第 12 週的時間點（$p<.001$）及組別與第 6 週和第 12 週時間的交互作用有顯著差異（$p<.001$）。換言之，兩組皆在在第 6 週和第 12 週的平均邏輯推理能力分數皆有顯著不同於對照組，且打麻將者在第 6 週平均邏輯推理能力分數低於對照組和第 12 週的平均邏輯推理能力分數高於對照組，表示打麻將可以逐漸地提昇老年人的邏輯推理能力（詳見表四）。

表四　以 Gee 分析麻將介入對中老人邏輯推理能力之成效

| 參數（Parameter） | 估計值（β） | 標準誤差 (SE) | 顯著性 (P) |
| --- | --- | --- | --- |
| 截距 | 25.38 | 0.71 | <0.001 |
| 組別 ( 打麻將 ) | -1.18 | 1.08 | 0.272 |
| 時間 (6 週 ) | -1.55 | 0.25 | <0.001 |
| 時間 (12 週 ) | -2.92 | 0.29 | <0.001 |
| 組別 ( 打麻將 ) × 時間 (6 週 )§ | 2.58 | 0.39 | <0.001 |
| 組別 ( 打麻將 ) × 時間 (12 週 )§ | 5.27 | 0.53 | <0.001 |

Reference group: control group.

Reference group: time (pretest).

§ Reference group: group (control) × time (pretest).

## 步驟五：檢討評估照護結果（Audit the result）

綜合上述，打麻將係一種具有心智活動，以麻將介入，較其他研究介入工具相比，麻將為非侵入性的娛樂、社交、心智及手部活動，且價格約 1,000 至 2,000 元。而打麻將過程相當有趣及貼近日常生活，並可增進與他人的情感，對中老年人具有社會交流意義。打麻將無論在護理之家實證文獻與社區中老年人之應用性研究，在認知功能均有延緩衰退的成效。

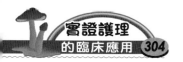

# 結論

　　麻將活動對銀髮族具有社會交流之意義，本次文獻評析與臨床研究運用可提供一般中老年人選擇休閒活動的參考，建議各社區將麻將納入活動中心的常規休閒活動之一，也可推廣至長期照護機構、護理之家與日間照護中心等，可提供護理人員與長者設計認知處方的另一項選擇，但在設計麻將活動，需避免淪為金錢賭博及過於沉溺，需在設計活動過程先向參加的中老年人說明麻將活動起訖時間及規範以不賭博為主健康麻將活動。另本次實證文獻查證與運用，讓護理人員能更以實證科學驗證方式及了解打麻將成效。

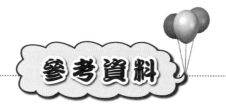

參考資料

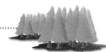

內政部統計處（2019 年 1 月 18 日）。*108 年第 4 週內政統計通報 (108 年底人口結構分析*，取自 http://www.moi.gov.tw/stat/news_content.aspx?sn=10225。

李玉秀、何美瑤、孫凡軻、丘周萍、陳夏蓮、邱慧洳⋯⋯宋惠娟（2013）。*護理研究概要*（二版），臺北：華杏。

Barrios, H., Narciso, S., Guerreiro, M., Maroco, J., Logsdon, R., & de Nendonca, A. (2013). Quality of life in patients with mild cognitive impairment. *Aging and Mental Health, 17*(3), 287-292. doi:10.1080/13607863.2012.747083

Centre for Evidence-Based Medicine. (2016). *EBM resources:* OCEBM levels of evidence. Retrieved from http://www.cebm.net/ocebm-levels-of-evidence/

Cheng ,S. T., Chan, A. C., &Yu, E. C. (2006). An exploratory study of the effect of mahjong on the cognitive functioning of persons with dementia. *International Journal of Geriatric Psychiatry, 21*(7), 611-617.

Cheng, S. T., Chow, P. K ., Song, Y. Q ., Yu, E. C., Chan, A. C., Lee, T.M., & Lam, J. H. (2014a). Mental and physical activities delay cognitive decline in older persons with dementia. *American Journal of Geriatric Psychiatry, 22*(1), 63-74. doi:10.1016/j.jagp.2013.01.060

Cheng, S. T., Chow, P. K., Song, Y. Q., Yu, E. C., & Lam, J. H. (2014b). Can leisure activities slow dementia progression in nursing home residents? A cluster-randomized controlled trial. *International Psychogeriatrics, 26*(4), 637-643. doi:10.1017/S1041610213002524

Schellig, D. (2010). *Psychological assessment with the Vienna Test System (VTS)*. Austria: Schuhfried.

Guariglia, C. C. (2007). Spatial working memory in Alzheimer's disease: A study using the Corsi block-tapping test. *Dementia & Neuropsychologia, 1*(4), 392-395.

Lin, K. N., Wang, P. N., Liu ,C. Y., Chen, W. T., Lee ,Y. C., & Liu, H. C. (2002). Cutoff scores of Cognitive Abilities Screening Instrument, Chinese version in screening of dementia. *Dementia and Geriatric Cognitive Disorders, 14*(4), 176-182.

McDade, E. M., & Petersen, R. C. (2015, October 30). Mild cognitive impairment: Epidemiology, pathology, and clinical assessment. Retrieved from http://www.uptodate.com

McDade, E. M., & Petersen, R. C. (2016, January 06). Mild cognitive impairment: Prognosis and treatment. Retrieved from http://www.uptodate.com

Mozolic, J. L., Long, A. B., Morgan, A. R., Rawley-Payne, M., & Laurienti, P. J. (2011). A cognitive training intervention improves modality-specific attention in a randomized controlled trial of healthy older adults. *Neurobiol Aging, 32*(4), 655–668. doi:10.1016/j.neurobiolaging.2009.04.013

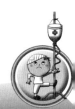

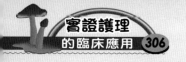

# 第四章　建構與測試本土化「呼吸器組合照護模組」對預防呼吸器相關肺炎之成效

盧淑芬[1]、黃惠美[2]、郭素真[3]

臺北榮民總醫院護理部[1,3]護理長[2]副護理長

## 問題背景

　　呼吸器是重症病人常見且重要之維生治療設備，而呼吸器相關肺炎（Ventilator-Associated Pneumonia, VAP）是最容易導致病人死亡的院內感染（Bonten, Kollef, & Hall, 2004），因此預防 VAP 的發生是重症照護之重要議題。VAP 的發生是多層面的因素交錯，並非由單一措施或治療能有效預防，因此醫療團隊必須發展更具實證與有效率的措施來預防 VAP，故許多學者及專業團體針對預防呼吸器相關院內感染，提出相關之臨床照護準則（Blot *et al.*, 2007; Dellit, Chan, Skerrett, & Nathens, 2008; Labeau *et al.*, 2008; Muscedere *et al.*, 2008）。這些臨床指引或實證證據涵蓋層面廣泛，項目繁多，如何統整這些研究結果或臨床照護準則，納入醫療機構之現有設備與文化特性，化為可執行之醫療照護行動及照護標準，讓所有醫護人員能容易遵循並願意應用於每日工作中，以降低 VAP 發生率並提升病人照護品質，是目前醫療機構推行臨床應用實證照護最具挑戰工作之一。

### 步驟一：形成一個臨床可以回答的問題

　　加護病房使用呼吸器病人採用組合照護模組（bundle care）是否能預防呼吸器相關性肺炎（VAP）？

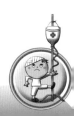

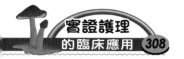

表一　關鍵字

| 臨床提問項目 | 臨床情境 | 關鍵字 (MeSH term) |
|---|---|---|
| Patient | 加護病房使用呼吸器病人 | Ventilator, ventilation |
| Intervention | 組合照護模組 | Bundle care |
| Comparison | 標準照護 | Standard care |
| Outcome | 呼吸器相關性肺炎 | Ventilator-associated pneumonia |
| Study Design | 系統性文獻回顧、隨機對照試驗、臨床照護指引 | Systematic review, Randomized control trial, Clinical guideline |

## 步驟二：尋找最佳文獻證據及評讀文獻

　　搜尋 Pubmed 資料庫及 IHI（Institute for Healthcare Improvement）、NGC（National Guideline Cleaninghouse）、CDC（Centers for Disease Control and Prevention）等網站。依據排除與納入條件共收錄 1 篇隨機對照試驗、1 篇 SR 系統性文獻回顧及 4 篇臨床照護指引，每篇文獻評析皆由兩位經系統性文獻回顧訓練之研究者分別依評析標準進行文獻品質評價，隨機對照試驗和系統性文獻回顧分別以 Randomized control trial Critical Appraisal Sheet, Systematic Review Critical Appraisal Sheet（University of Oxford, 2005）進行評析，臨床指引文獻使用 AGREE（The Appraisal of Guideline for Research & Evaluation）繁體中文版（陳，2006）進行評析，評析結果如表二、三、四。

## 表二　隨機對照試驗評讀

| 評析項目 | 評析結果 | 評析根據 |
|---|---|---|
| 分派是否隨機 | ☐ Yes ☐ No ■ Unclear | 未明確說明如何隨機分派 |
| 分派過程隱匿，分組機會相似 | ☐ Yes ☐ No ■ Unclear | 未說明 |
| 兩組病人均被同等對待 | ■ Yes ☐ No ☐ Unclear | 控制組接受常規口腔照護；實驗組接受口腔照護模組。 |
| 病人、研究人員對分派不清楚 | ■ Yes ☐ No ☐ Unclear | 病人及研究人員不清楚分派 |
| 追蹤是否夠久、夠完整 | ■ Yes ☐ No ☐ Unclear | 追蹤至結案後 |

證據等級【Ib】

## 表三　系統性文獻回顧評讀

| 評析項目 | 評析結果 | 評析根據 |
|---|---|---|
| 問題與 PICO 主題明確 | ■ Yes ☐ No ☐ Unclear | 由文章標題、摘要及前言可得知。 |
| 搜尋策略完整、無遺漏 | ■ Yes ☐ No ☐ Unclear | 由文章之方法清楚說明搜尋之策略是以灌食、灌食方式為關鍵字，限制為 RCTs，於 PubMed、EMBASE、Cochrane 等資料庫進行搜尋。 |
| 納入與排除標準合宜 | ■ Yes ☐ No ☐ Unclear | 納入標準為腸道灌食、使用呼吸器病人及 RCT，排除標準為兒科病人。 |
| 足夠證據呈現收錄研究品質良好 | ☐ Yes ☐ No ■ Unclear | 對收錄研究設計品質之評析，未說明使用何種工具。 |
| 各研究結果是否相似 | ■ Yes ☐ No ☐ Unclear | 各研究間之異質性未達顯著，主要為灌食方式、加護病房停留天數等。 |
| 研究結果呈現方式 | ☐ Yes ☐ No ■ Unclear | 研究結果列表呈現。 |

證據等級【Ia】

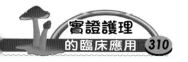

表四　照護指引文獻評讀

| 領　　域 | 內　　容 | CDC (2003) | IHI (2009) | NGC (2008)[a] | NGC (2008)[b] |
|---|---|---|---|---|---|
| 領域一：適用範圍與目的 | 1. 清楚描述指引的目的 | 4 | 4 | 4 | 4 |
| | 2. 清楚描述指引所涵蓋的臨床問題 | 3 | 4 | 3 | 4 |
| | 3. 清楚定義適用的病患族群 | 4 | 4 | 4 | 3 |
| 領域二：權益相關人的參與情形 | 4. 指引發展團隊成員來自所有相關專業領域 | 4 | 4 | 4 | 4 |
| | 5. 納入病患的意見及喜好 | 3 | 2 | 3 | 3 |
| | 6. 清楚界定指引使用者 | 4 | 3 | 4 | 3 |
| | 7. 指引公告前已有使用者完成試作 | 3 | 3 | 3 | 3 |
| 領域三：指引發展的嚴謹度 | 8. 運用系統性的方法蒐集證據 | 4 | 4 | 4 | 4 |
| | 9. 清楚描述選擇證據的標準 | 3 | 2 | 3 | 3 |
| | 10. 清楚描述形成指引的方法 | 4 | 3 | 3 | 4 |
| | 11. 指引的建議內容有考慮到健康效益、副作用及風險 | 3 | 3 | 3 | 4 |
| | 12. 指引與其證據間有明確關聯性 | 4 | 4 | 4 | 4 |
| | 13. 指引公告前已由其他外部專家審閱 | 3 | 2 | 3 | 3 |
| | 14. 提供指引定期更新的步驟與準則 | 4 | 4 | 4 | 4 |
| 領域四：指引的明確性和代表性 | 15. 指引的建議明確不含混 | 4 | 4 | 3 | 3 |
| | 16. 清楚呈現不同的治療選擇 | 3 | 2 | 3 | 4 |
| | 17. 主要建議清楚易辨 | 3 | 4 | 4 | 3 |
| | 18. 指引在實際應用上有完整的配套工具 | 4 | 3 | 3 | 3 |
| 領域五：應用性 | 19. 有討論到在推行指引時所遭遇到的組織障礙 | 3 | 2 | 3 | 3 |
| | 20. 有考慮到推行指引對成本費用的衝擊 | 3 | 2 | 3 | 3 |
| | 21. 說明該指引的主要評估監測標準 | 3 | 3 | 2 | 3 |
| 領域六：編製的獨立客觀與公正性 | 22. 指引的編製不受贊助者的影響 | 4 | 4 | 4 | 3 |
| | 23. 指引中有記錄發展團隊成員的利益關係 | 4 | 2 | 3 | 3 |
| 總分 | | 81 | 72 | 77 | 78 |

## 步驟三：文獻綜整

統整文獻中預防重症病人呼吸器相關感染發生之主要策略，包含4篇臨床照護指引：(1) 美國健康照護促進機構（Institute for Healthcare Improvement, IHI）呼吸器照護模組建議措施，呼吸照護模組核心組成包括：1. 病床頭部抬高30度、2. 使用鎮靜劑的病人需每天喚醒並評估拔管的可能性、3. 預防消化性潰瘍、4. 預防深層靜脈栓塞；(2) 美國疾病管制局CDC（2003）Guidelines for preventing health-care-associated pneumonia 呼吸器照護指引內容；(3) National Guideline Clearinghouse（2008）兩篇預防呼吸器相關肺炎臨床照護指引內容，分別為：「Prevention and control of healthcare-associated infections in Massachusetts」及「Strategies to prevent ventilator-associated pneumonia in acute care hospitals」；1篇 Systematic review: Chen（2009）Critical analysis of the factors associated with enteral feeding in preventing VAP : A systematic review； 及 1篇 Randomized control trial: Chen, Wu, Lin, Chen & Chou（2008）Effectiveness of an oral care protocol for preventing ventilator-associated pneumonia 等預防呼吸器相關肺炎實證文獻（內容綜整詳見表五），以組成本研究重症病人使用呼吸器臨床照護指引草案，包含：工作人員、一般維護措施、使用注意事項及臨床照護策略等4大項目。

表五　文獻綜整

| 作者或機構 | 照護措施 | 文獻類型 |
|---|---|---|
| CDC (2003) | 1. 工作人員的教育。2. 感染及微生物的監測。3. 微生物傳播的預防：(1) 器械用具和儀器的殺菌、消毒及保養；(2) 預防人對人的細菌傳播：標準預防措施、氣切造口病人的照護、抽吸呼吸道分泌物。4. 減少主要感染因子：預防與插管相關的吸入性肺炎、預防腸道灌食相關的吸入性肺炎、口咽菌落群的預防或調整、胃菌落群的預防。 | Clinical guideline |

（接下頁）

| 作者或機構 | 照護措施 | 文獻類型 |
|---|---|---|
| IHI (2009) | 1. 病床頭部抬高 30 度、2. 使用鎮靜劑的病人需每天喚醒並評估拔管的可能性、3. 預防消化性潰瘍、4. 預防深層靜脈栓塞。 | Clinical guideline |
| NGC (2008)[a] | 1. 一般性預防策略、2. 插管和機械通氣、3. 吸入、身體姿位和腸道灌食、4. 調控細菌群聚：口服抗菌劑及抗生素、5. 預防壓力性出血、輸注和高血糖。 | Clinical guideline |
| NGC (2008)[b] | 1. 教育、2. 監測呼吸器相關肺炎、3. 基本預防實務建議：(1) 執行消毒、殺菌和維持呼吸設備之策略和實務都符合實證基礎的標準,(2) 確保所有病人維持半仰臥式的姿勢 ( 除非有醫學上的禁忌 )，(3) 依據指引提供常規的抗菌口腔護理,(4) 提供容易使用之非侵入性呼吸器，並制定推展計畫、4. 特殊策略建議:(1) 所有符合的病人從氣管內管內吸痰和聲門下抽吸,(2) 確認加護病房所有使用呼吸器病人的床位，有內建工具以提供持續的監測病床角度。 | Clinical guideline |
| Chen (2009) | 共納入 14 篇關於腸道灌食與呼吸器相關性肺炎的研究，其中 11 篇屬於隨機控制實驗性研究，1 篇為統合分析研究，2 篇為個案控制研究。14 篇中有 12 篇在單一機構進行研究，2 篇在多機構進行。樣本數差異大，從 10 到 2,528 不等。研究中介入措施有 3 個主要議題：灌食方法的影響 ( 持續與間歇 )，灌食途徑與吸入的關係 ( 胃與小腸 )，灌食時機 ( 早期灌食與晚期灌食 )。實證研究結果建議：正確選擇腸道灌食法能有效降低吸入性肺炎的併發症。再者，間歇灌食及少量胃殘留量，可降低胃食道反射並可增加整體攝取量，早期灌食更可降低加護病房死亡率。 | Systematic review |
| Chen et al. (2008) | 採前、後測雙盲實驗性設計，研究對象為某醫學中心內、外科加護病房使用呼吸器之病人 202 位，共有 141 位符合收案條件，以隨機分配為兩組，對照組接受常規口腔護理，實驗組接受呼吸器使用之口腔護理。結果顯示實驗組接受呼吸器使用之口腔護理後，其口腔清潔度顯著高於對照組 ($p<.001$)；口腔細菌及痰液細菌培養有菌之報告皆顯著低於對照組 ($p<.001$)；發生呼吸器關聯性肺炎數亦較低 (odds ratio：5.01, 95% CI=1.43-19.65)，對照組病人氣管內管及加護病房留住天數顯著的比實驗組長。 | Randomized control trial |

## 步驟四：將實證應用在病人身上—建構本土化「呼吸器組合照護模組」

　　以專家效度建構「呼吸器組合照護模組」，舉辦二次專家焦點團體會議以測試模組內容在本國之可行性，共邀請 16 位專家，包含：呼吸治療科醫師、感染科醫師、呼吸治療師，感管室、重症加護單位之護理人員（具備加護病房 ≧ 10 年經驗之加護單位護理長、副護理長；基層護理人員具備至少 3~5 年之加護病房經驗），納入專家之共通意見，進行資料之統合與歸類，確認重症病人使用呼吸器照護指引；統整文獻及專家焦點團體意見，確認 44 項重症病人使用呼吸器照護指引，再函請 16 位專家，依重要性進行勾選「呼吸器組合實證照護模組」5 項必要執行之項目。建構符合本院「呼吸器組合照護模組」要素，分別為：（一）接觸病人前後應以含消毒劑成分之洗手劑洗手，為病人抽痰時應遵守無菌技術；（二）下列狀況請更換手套和洗手：1. 不同病人間、2. 處理病人的呼吸道分泌物，或呼吸道分泌物汙染的物品後、3. 接觸身體的汙染部位後，執行呼吸道照護前、4. 病人放置呼吸裝置；（三）避免凝集液流向病人端；處理凝集液前後應洗手；（四）在無醫療禁忌情況下，將病人床頭搖高 30~45 度；（五）常規的口腔護理應併用口腔抗菌劑，以降低呼吸相關性肺炎發生率：1. 每天早上使用含氟牙膏之牙刷清潔使用呼吸器病人的口腔、2. 將海綿口腔擦拭棒浸泡在 20ml 含 0.1mg/ml chlorhexidine（0.1% CHX）的溶液裡，每 8 小時擦拭使用呼吸器病人的口咽部。

　　以本院 5 個成人加護病房（ICU, RCU, NCUA, CCU, CVSB）工作之護理人員為對象，舉行 3 次、每次 60 分鐘之「重症病人呼吸器組合照護模組」教育訓練，於教育訓練前後（各 2 個月），訓練前自 99 年 8 月 20 日至 10 月 11 日，訓練後自 99 年 10 月 29 日至 12 月 27 日，查核人員每日 3 班以呼吸器照護查核表觀察護理人員對於呼吸器照護

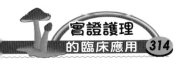

標準執行遵從性進行查核，以及每日定時收集病人基本資料，並利用現行感染管制室所收集之病人呼吸器關聯性肺炎發生率，來比較護理人員遵從性對研究期間病人呼吸器關聯性肺炎發生率影響。

## 步驟五：評值執行成效

護理人員呼吸器照護標準遵從率，措施介入前共觀察 4,964 次，措施介入後共 3,985 次，比較教育措施介入前後護理人員呼吸器照護模組之遵從性之差異，在接觸病人前後以含消毒劑成分之洗手劑洗手、不同病人間有更換手套和洗手、處理呼吸道分泌物或被其污染物後有更換手套和洗手、接觸染污部位後執行呼吸道照護前有更換手套和洗手、為病人放置呼吸裝置有更換手套和洗手、凝集液管路擺放位置正確、凝集液收集杯內液量未超過一半、病人床頭搖高 30 到 45 度間之遵從率，教育措施介入後皆達顯著提升（$p<.05$），抽痰時遵守無菌技術雖未達顯著差異，然其在教育介入前遵從率已達 99.758%，教育介入後亦提升至 99.944%。

搜集使用呼吸器至少 2 天、無吸入性肺炎、且入加護病房時未發生呼吸器相關肺炎病人，共 331 位，組合式照護模組照護介入前 178 位，組合式照護模組照護介入後 153 位，各有 2 位發生呼吸器相關性肺炎，檢測模組照護介入前後呼吸器相關性肺炎發生率未達顯著差異（$p>.05$）。

護理人員也許可以理解保持床頭抬高可預防 VAP 的重要性，但執行起來可能會有困難。例如：病人有時因檢查或治療程序而必須保持平躺，本案執行過程中，床頭搖高 30 到 45 度間之遵從率確也較低，而多數未搖高床頭原因為病人血壓太低。

## 結論

　　病人使用呼吸器治療，大部分照護措施是由護理人員執行，且護理人員與病人接觸次數最頻繁、時間也最長，因此由護理人員主導，建構「呼吸器整合照護模組」，照護模組組成要素亦集中於護理照護層面，但本案受限於時間與經費因素，僅在 5 個加護單位進行，對照組及實驗組只有各 2 個月的收案觀察期間，因此難以看出呼吸器整合照護模組介入，對呼吸器相關肺炎發生率之差異，建議未來擴大加護單位數及加長觀察期，持續執行重症呼吸器整合照護模組，並繼續追蹤對呼吸器相關肺炎發生率之影響。

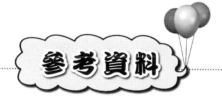

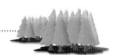

陳杰峰（2006）。*AGREE臨床指引評估工具繁體中文版*，臺北：臺北醫學大學萬芳醫院實證醫學中心。

Bonten, M. J., Kollef, M. H., & Hall, J. B. (2004). Risk factors for ventilator-associated pneumonia: from epidemiology to patient management. *Clinical Infectious Diseases, 38*(8), 1141-1149.

Blot, S. I., Labeau, S., Vandijck, D., Van Aken, P., Claes, B., & Executive Board of the Flemish Society for Critical Care Nurses. (2007). Evidence-based guidelines for the prevention of ventilator-associated pneumonia: results of a knowledge test among intensive care nurses. *Intensive Care Medicine, 33*(8), 1463-1467.

Centers for Disease Control and Prevention and the Healthcare Infection Control Practices Advisory Committee. (2003). Guidelines for Preventing Health-Care-Associated Pneumonia. Retrieved April, 15, 2010, from http://www.cdc.gov/mmwr/preview/mmwrhtml/rr5303a1.htm

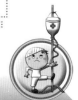

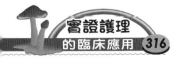
Chen, Y. C. (2009). Critical analysis of the factors associated with enteral feeding in preventing VAP: A systematic review. *Journal of the Chinese Medical Association. 72* (4), 171-178.

Chen, Y. C., Wu, L. F., Lin, L. H., Chen, T. L., & Chou, S. S. (2008). Effectiveness of an oral care protocol for preventing ventilator-associated pneumonia. *The Journal of Health Science, 10*(2), 77-87.

Dellit, T. H., Chan, J. D., Skerrett, S. J., & Nathens, A. B. (2008). Development of a guideline for the management of ventilator-associated pneumonia based on local microbiologic findings and impact of the guideline on antimicrobial use practices. *Infection Control and Hospital Epidemiology, 29*(6), 525-533.

Institute for Healthcare Improvement. (2009). Improving ICU Care: Reducing Complications from Ventilators and Central Lines. Retrieved July, 24, 2009, from http://www.ihi.org/ihi/about

Labeau, S., Vandijck, D., Rello, J., Adam, S., Rosa, A., Wenisch, C., *et al.* (2008). Evidence-based guidelines for the prevention of ventilator-associated pneumonia: results of a knowledge test among European intensive care nurses. *Journal of Hospital Infection, 70*(2), 180-185.

Muscedere, J., Dodek, P., Keenan, S., Fowler, R., Cook, D., Heyland, D., *et al.* (2008). Comprehensive evidence-based clinical practice guidelines for ventilator-associated pneumonia: diagnosis and treatment. *Journal of Critical Care, 23*(1), 138-147.

National Guideline Clearinghouse. (2008).[a] Strategies to prevent ventilator-associated pneumonia in acute care hospitals. Retrieved April, 15, 2010, from http://www.guideline.gov/content.aspx?id=13396

National Guideline Clearinghouse. (2008).[b] Prevention and control of healthcare-associated infections in Massachusetts. Retrieved April, 15, 2010, from http://www.guideline.gov/content.aspx?id=12920

University of Oxford(2005). Systematic review appraisal sheet. Retrieved from http://www.cebm.net/index.aspx?o=1913

## 第五章 使用乾洗手相較於傳統外科刷手對於手術團隊的手部消毒是否有較佳的成效？

王佳慧 [1]、蔡瑞貞 [2]、譚家偉 [3]、黃嬿蓉 [4]、林秋芬 [5]

[1] 衛生福利部雙和醫院護理部督導長、臺北醫學大學護理學院兼任助理教授
[2] 衛生福利部雙和醫院護理部主任、臺北醫學大學護理學院兼任講師
[3] 衛生福利部雙和醫院實證健康照護中心主任暨一般外科主治醫師、
　臺北醫學大學醫學系副教授
[4] 衛生福利部雙和醫院護理長、臺北醫學大學護理學院兼任講師
[5] 國立臺北護理健康大學護理系教授、臺北醫學大學•衛生福利部雙和醫院護理顧問

### 背景知識

　　在醫療照護過程中引起的相關感染（health care-associated infection）是全球病人安全挑戰的第一個課題，這類感染往往會造成住院病人死亡或疾病嚴重程度增加，而加強醫護人員洗手的遵從率為預防醫療照護相關感染，最簡單、有效並且最合乎成本效益的方法（吳宛庭等，2011）。根據研究結果顯示，手術後的病人發生手術部位的感染，常與醫護人員手部清潔有關；除此，手術中若發生手術室成員手套有破損的情形，將會增加手術部位感染的風險（Widmer, 2013）。因此如能有效維持手術團隊在手術前外科刷手的正確程度與遵從率，不僅落實手術團隊在外科刷手的安全作業，進一步也預防手術病人發生手術部位感染的機率。

　　目前在手術室常用的刷手方式，有採用傳統外科刷手或是乾洗手的方式。所謂傳統外科刷手，一般是以刷子輔以消毒劑將手部及前臂的位置來回沖刷 3 至 5 分鐘。選用的消毒劑又以聚維酮碘（povidone-iodine，商品名 betaiodine）或雙氯苯雙胍己烷（chlorhexidine gluconate，商品名 hibiscrub 或 hibitane）兩種為主（Jenkins, Addy, &

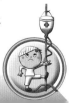

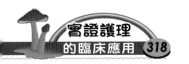

Wade, 1988）。乾洗手則是近年來新興的消毒方式，主要是將成分含有61%乙醇、1% chlorhexidine和保濕乳液（moisturizers）的乾洗手液，作為手術前手部消毒的方式，其使用的方式是將手弓成杯狀，將乾洗手液放入手心，以另一手塗抹覆蓋乾洗手液於前臂及手部表面，其約需的時間約1~2分鐘。

儘管很多臨床的指引支持以酒精類乾洗手液作為執行手部消毒的新選擇（Garner & Favero, 1986），目前也有一些關於乾洗手液對於手部消毒的研究發表，甚至於酒精性乾洗手液的消毒功能也已經得到世界衛生組織的認可（World Health Organization, 2009），但是要推動到各機構仍需要依據研究實證的過程來全面性的檢討與改變。

## 臨床情境

目前在我們醫院的手術室中，手術團隊中有些人採用傳統外科刷手，也有人開始使用乾洗手進行手術前手部消毒，因此引發我們想要透過實證的步驟來探討，究竟採用乾洗手或傳統外科刷手對於手術團隊在手部消毒方式可達到較為有效的手部消毒，以作為本院手術室對於手術團隊於提升手部衛生的參考指引。

##  運用護理實證解決護理困境

### 步驟一：形成一個臨床可回答的問題（Ask an answerable question）

針對我們想要探討的臨床問題：「使用乾洗手相較於傳統外科刷手對於手術團隊的手部消毒是否有較佳的成效？」是屬於治療型的臨床問題，因此我們以 Oxford（2011）Levels of Evidence 作為文獻分析證據等級的依據，文獻搜尋主要以最佳證據等級的隨機對照試驗之系統性文獻回顧（systemic review of randomized controlled trials）或臨床隨機對照試驗（Randomized Controlled Trials, RCTs），作為主要搜尋的文獻資料。

確立我們想要探討臨床問題的 PICO 關鍵字，包括有：surgical team（operation room）、waterless hand rubbing、traditional hand scrubbing 與 the antiseptic effects 等進行關鍵字的連結（表一）

表一　形成 PICO 與關鍵字設定

| 問題 | 使用乾洗手與傳統外科刷手何者對手，術團隊有較佳的手部消毒成效 | |
|---|---|---|
| 項目 | 臨床情境 | 關鍵字 |
| Problem | 手術團隊、手術室 | surgical team、operation room |
| Intervention | 乾洗手 | waterless hand rubbing |
| Comparison | 傳統外科刷手 | traditional hand scrubbing |
| Outcome | 手部消毒的成效 | the antiseptic effects：colony-forming units（CFUs） |

## 步驟二：尋找最佳文獻證據（Acquire the best available evidence）

　　經由 PubMed、Medline Ovid、Scopus 與 Cochrane database 等資料庫進行搜尋相關系統性文獻回顧或隨機對照試驗的研究文獻，並且透過 MeSH 系統將同義字彙與相關字做搜尋，避免因為各地區所使用的單字拼法以及字彙使用不同，進而影響文獻搜尋的結果，並增加文獻搜尋的廣度。所搜尋的文獻資料中有全文、摘要、引用、未發表型式等皆會納入搜尋。

　　除此，為了能搜尋出證據等級夠強的文獻資料，因此我們亦設定有納入與排除條件，所搜尋出的文獻內必須要有清楚描述其收案的納入和排除條件、洗手液的分派方式的臨床隨機對照試驗才會被納入。而該文獻資料中如研究結果中未明示研究初期訂定的研究目標（outcome）的隨機分配的臨床對照試驗、無法計算或反推得到確切研究數據之文獻資料便會加以排除。

　　為了挑選讓所選出的文章具有較佳的證據等級，以探討乾洗手與傳統外科刷手對於手部衛生是否有較佳的成效，因此我們經由 PubMed、Medline Ovid、Scopus 與 Cochrane database 等資料庫中總共搜尋出419篇的文獻（圖一），扣除資料庫間重複搜尋的文章（57篇）、

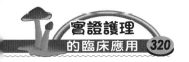

與本文主題不符合（327篇），再排除非隨機的臨床試驗在比較傳統外科刷手以及乾洗手的文章（30篇），最後經由納入與排除條件篩選出來的文獻共 5 篇。

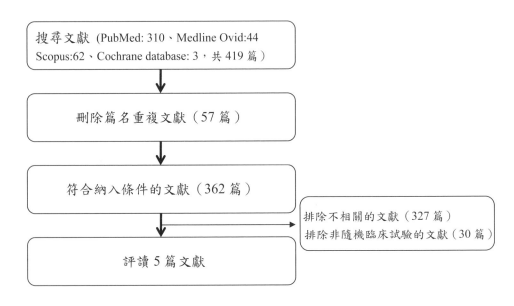

搜尋文獻 (PubMed: 310、Medline Ovid:44
Scopus:62、Cochrane database: 3，共 419 篇）

刪除篇名重複文獻（57 篇）

符合納入條件的文獻（362 篇）

排除不相關的文獻（327 篇）
排除非隨機臨床試驗的文獻（30 篇）

評讀 5 篇文獻

圖一：文獻搜尋流程

## 步驟三：評析實證文獻 (Appraise the evidence of its validity and usefulness)

我們以 Critical Appraisal Skill Program（CASP）的 RCT 評讀工具評讀隨機對照試驗的文獻（表二），搜尋的過程中並沒有搜尋到符合 PICO 的隨機對照試驗之系統性文獻回顧文獻，僅搜尋到 5 篇有關乾洗手液與傳統外科刷手液的隨機對照試驗文獻資料，其中有 2 篇主要比較乾洗手液與傳統刷手液對於手術團隊手部菌落數的成效，另 3 篇則是比較酒精與傳統外科刷手液對於手部菌落數的成效。

在仔細評讀 5 篇文獻後，可以發現乾洗手液對於手術團隊在手部菌落數的成效其實是優於或與傳統外科刷手液的成效相當，但在這些隨機對照試驗中其實存有一些偏差與臨床實務上的差異，如在 Hajipour 等 （2006）及 Pietsch（2001）的研究結果中，其並沒有確切說明使用不同刷手液進行手部消毒各組的個案數；而 Gupta 等（2007）

所使用的刷手液則是與其他 4 篇文獻並不相同；而在三軍總醫院 Chen、Han、Kan、Chen 與 Hung（2012）的研究結果中，在傳統外科刷手組是採用 10% Povidone-iodine 或是 4% Chlorhexidine 進行手部消毒，因此難由該研究結果得知乾洗手液對於手部抑菌的成效，究竟是優於傳統刷手的 10%Povidone-iodine 還是 4% Chlorhexidine。

因此，綜合以上評讀的結果讓我們可以了解到，乾洗手液對於手術團隊在手部衛生的成效方面其實是優於或是與傳統刷手液相當，但是乾洗手液究竟優於，或是與傳統外科刷手所採用的手部消毒液相當，在評讀完所有的文獻證據之後，其實對於我們所提出的臨床問題僅僅只有回答部分，因此究竟乾洗手對於手部抑菌的成效，與 10% Povidone-iodine 或是 4% Chlorhexidine 相比較，則是沒有辦法從以上所搜尋出的評讀結果中獲得詳盡的回答。

表二　隨機臨床試驗之文獻評讀（CASP for RCTs）

| 評讀項目 | Hajipour et al. (2006) | Herruzo-Cabrera et al. (2000) | Pietsch (2001) | Gupter et al. (2007) | Chen et al. (2012) |
|---|---|---|---|---|---|
| 研究對象 | 骨科醫師 | 手術團隊 | 外科醫師 | 手術室成員 | 手術室成員 |
| 介入措施 | 酒精 (gel) 3 分鐘 chlorhexidine 3 分鐘 | 1.N-duopropenide 2.chlorhexidine 3.iodophors | 1. 酒精性洗手液 2. chlorhexidine | 1. 乾洗手液 2. povidone – iodine | 1. 乾洗手液 2. 傳統刷手 (4% chlorhexidine 或 10% povidone -iodine |
| 明確清楚的研究目的 | 是 / 比較 chlorhexidine 或酒精性刷手液對於手部菌落數的成效 | 是 / 比較 N-duopropenide 的酒精溶液與傳統刷手液對於手部菌落數的成效 | 是 / 比較酒精性刷手液與 Hibiscrub 對於手部菌落數的成效 | 是 / 比較乾洗手液與傳統外科刷手對於手部菌落數的成效 | 是 / 比較乾洗手與傳統外科刷手對於手部菌落數的成效 |
| 受試者是否隨機分派 | 是 / randomization table | 是 | 是 | 是 | 是（隨機選一天用乾洗手，另一天用酒精） |
| 分配過程是否保密 | 不清楚（文中沒有說明） | 不清楚（文中沒有說明） | 不清楚（文中沒有說明） | 不清楚（文中沒有說明） | 不清楚（文中沒有說明） |

（接下頁）

| 評讀項目 | Hajipour *et al.* (2006) | Herruzo-Cabrera *et al.* (2000) | Pietsch (2001) | Gupter *et al.* (2007) | Chen *et al.* (2012) |
|---|---|---|---|---|---|
| 2組條件在開始時是否相同 | 是 | 是 | 是 | 是 | 是 |
| 試驗過程受試者是否盲化 | 否（受試者知道採用洗手的方式） | 是 | 否（受試者知道採用洗手的方式） | 否（受試者知道採用洗手的方式） | 否（受試者知道採用洗手的方式） |
| 試驗過程結果評估者是否盲化 | 不清楚（文中沒有說明） | 不清楚（文中沒有說明） | 不清楚（文中沒有說明） | 否 | 否 |
| 受試者均被平等對待 | 是 | 是 | 是 | 是 | 是 |
| 結果指標測量是否客觀 | 是（手部菌落數） | 是（手部菌落數） | 是（手部菌落數） | 是（手部菌落數） | 是（手部菌落數） |
| 隨機分配後的參與者是否都被納入分析 | 不清楚（文中沒有說明） | 不清楚（文中沒有說明） | 不清楚（文中沒有說明） | 所有人都納入分析 | 所有人都納入分析 |
| 主要結果 | 乾洗手對於手部消毒效果較佳 | N-duopropenide 對於手部消毒效果較佳 | 酒精性對於手部消毒效果較佳 | 乾洗手對於手部消毒效果較佳 | 乾洗手對於手部消毒效果較佳 |
| 證據等級 * | Level 2 | Level 2 | Level 3 | Level 2 | Level 2 |

* 依據 Oxford (2011) Level of evidence

## 步驟四：將證據應用在病人身上（Apply to patient）

　　經由系統性文獻回顧的評讀結果，讓我們可以了解到乾洗手液對於手術團隊在手部衛生的成效方面，其實是優於或是與傳統刷手液相當。但遺憾的是，納入的 RCT 都有明顯的研究偏差。我們也與本院的實證健康照護中心根據以上隨機對照試驗的結果做進一步的分析與討論，確立可在深入探討目前本院手術室使用乾洗手液與傳統外科刷手對於手術團隊手術前外科刷手的情形，因此我們邀請 25 位的外科醫生或手術室護理師，以培養皿（經 48 小時的細菌培養）培養並比較 2 種

刷手液在外科團隊刷手前、後，手部細菌殘留的差異，其中有 15 人採用乾洗手方式進行手部消毒（Avagard™, 3M, Taiwan），在開始洗手前僅 1 人通過無菌測試，其餘 14 人則是有 13 人經過乾洗手方式進行手部消毒後通過無細菌殘留的測試，其通過率達 93%；但另 10 位採用傳統外科刷手液進行手部消毒的受試者中，只有 50% 在經傳統外科刷手後通過無細菌殘留測試。

為了獲得更充分的研究證據，我們也著手進行針對目前手術室常用的 3 種刷手液（傳統刷手並以 10% Povidone-iodine 消毒、傳統刷手並以 4% Chlorhexidine 消毒、乾洗手以 Avagard™ 消毒）隨機對照試驗，藉由證據等級高的研究成果來回答我們所提出的臨床問題，因此採用隨機分配的方式將手術團隊（包括：外科醫生與手術室護理師）分配到 3 組不同洗手液的組別中，在刷手前、刷手後以及手術後（每人取樣 3 次）進行手部細菌的取樣與培養。

總計共有 236 位外科醫師與手術室護理師參與本研究， 刷手後的手部菌落數經統計校正後，可以發現手部菌落數以採用 4% chlorhexidine 刷手的平均菌落數為 0.78±0.82，與採用乾洗手的洗手成效相當（1.43±0.82），但是顯著少於 10 % povidone-iodine（3.93±0.84, $p<0.01$），但在經過手術後，3 種不同的刷手液其手部菌落數則是沒有顯著的差異性。因此，經由此隨機分配臨床試驗的研究結果可以發現，使用 3 種不同刷手液進行外科刷手後，4% Chlorhexidine 與乾洗手液的對於刷手後菌落數的成效相當，並顯著優於 10 % povidone-iodine，顯示使用乾洗手液或是 4% Chlorhexidine 對於手術前外科刷手是較具有成效的。

而根據藥劑部所提供的資料顯示，10% Povidone-iodine 消毒液每毫升平均價格為 0.15 元，4% Chlorhexidine 每毫升的平均價格為 0.36 元，而乾洗手液（Avagard™, 3M）每毫升的平均價格則為 3.11 元，如以每次執行手術前刷手的使用量來加以估計，採用 4% Chlorhexidine，

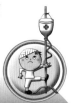

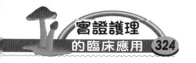

每次執行傳統刷手大約用量為 5~10 毫升，因此所花費的成本據估計為 1.8~3.6 元，而以乾洗手液每次洗手建議用量為 6 毫升來估計，每次執行手術前刷手的花費約為 18.7 元，是高出 4% Chlorhexidine 許多，因此若由執行手術前外科刷手的成效，以及成本分析的考量兩方面來看，4% Chlorhexidine 較適合作為手術前外科刷手所使用的刷手液。

## 步驟五：檢討評估照護結果（Audit the result）

　　經由系統性文獻回顧的評讀結果與我們所進行比較不同刷手液對於手術團隊進行手部消毒後的試驗結果，我們確認採用乾洗手或是採用 4% Chlorhexidine 的傳統刷手確實對手術團隊在外科刷手方面有相當的成效，因此我們進一步邀請實證健康照護中心主任於全院學術會議演講，說明宣導我們經系統性文獻回顧與實際進行試驗所獲得的證據，除此，我們也舉辦實證文獻評讀讀書會（Evidence-Based Medicine Journal Club）討論相關議題，讓外科醫師與手術室同仁能夠了解並討論後續執行的方式，以作為本院手術室手術團隊執行外科刷手的依據。

　　再者，我們也進行問卷調查，來了解手術團隊採用乾洗手或是傳統刷手在手術前手部消毒的行為與態度改變的情形，發現原本使用傳統外科刷手液進行手部消毒的外科團隊（共 166 位）經宣導後，仍舊採用 10 % povidone-iodine 傳統外科刷手的比例由原本的32%降為 8%，而手術團隊採用乾洗手或是 4% Chlorhexidine 作為手術前手部消毒的比例則是較之前明顯大幅增加的情形，顯示我們所推動針對不同刷手液對於手術室外科刷手的改善方案，不僅獲得本院手術團隊的認同與支持，同時也具相當的成效。

# 結論

　　本次臨床實證護理的應用起始於對於目前手術室不同刷手方式的進行探討，經由實證文獻評讀讀書會的討論中引發這樣的疑問，進而透過系統性文獻回顧的分析，確立乾洗手液對於手術前手部衛生優於或與傳統刷手的成效相當，但這樣並沒有對我們的疑問有所回答，對於目前手術室常用的 3 種刷手液對於手術前外科刷手的成效，也還沒有完整的隨機對照試驗的研究，因此我們更進一步進行 3 種不同刷手液的隨機對照試驗，以提供高實證等級的證據落實於手術室手術前外科刷手中，根據我們隨機對照試驗的研究結果發現 4% Chlorhexidine 刷手液與乾洗手液對於術前外科刷手有很好成效。

　　最後，藉著院內研究會議的分享與宣導，讓本院的外科團隊能認同與支持我們所推動針對不同刷手液對於手術室手部衛生的改善方案，進而制訂本院手術室執行手術前外科刷手的指引，作為所有外科團隊在執行外科刷手流程的依據與規範。

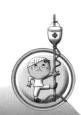

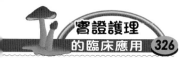
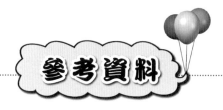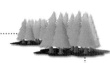

吳宛庭、康春梅、張馨予、陳嵐茵、蔡玫娘、林淑菁、……王拔群（2011）。運用品質改善活動提升門診醫師洗手遵從率—以台北某地區教學醫院為例，*醫療品質*，*4*（2），1-12。

Chen, C. F., Han, C. L., Kan, C. P., Chen, S. G., & Hung, P. W. (2012). Effect of surgical site infections with waterless and traditional hand scrubbing protocols on bacterial growth. *American Journal of Infection Control, 40*(4), e15-e17.

Garner, J. S., & Favero, M. S. (1986). CDC guideline for handwashing and hospital environmental control, 1985. *Infection Control*, 231-243.

Gupta, C., Czubatyj, A. M., Briski, L. E., & Malani, A. K. (2007). Comparison of two alcohol-based surgical scrub solutions with an iodine-based scrub brush for presurgical antiseptic effectiveness in a community hospital. *Journal of Hospital Infection, 65*(1), 65-71.

Hajipour, L., Longstaff, L., Cleeve, V., Brewster, N., Bint, D., & Henman, P. (2006). Hand washing rituals in trauma theatre: clean or dirty? *Annals of the Royal College of Surgeons of England, 88*(1), 13-15.

Jenkins, S., Addy, M., & Wade, W. (1988). The mechanism of action of chlorhexidine. *Journal of Clinical Periodontology, 15*(7), 415-424.

OCEBM Levels of Evidence Working Group. (2011). The Oxford 2011 levels of evidence.

Pietsch, H. (2001). Hand antiseptics: rubs versus scrubs, alcoholic solutions versus alcoholic gels. *Journal of Hospital Infection, 48*, S33-S36.

Widmer, A. F. (2013). Surgical hand hygiene: scrub or rub? *Journal of Hospital Infection, 83*, S35-S39.

World Health Organization. (2009). WHO guidelines on hand hygiene in health care: first global patient safety challenge. Clean care is safer care.

# 第六章 應用抗癌化學藥品外滲臨床照護指引是否能降低化學藥品外滲之發生率

周繡玲[1]、李佳諭[2]、謝嘉芬[3]

亞東紀念醫院護理部[1] 主任 [2] 副護理長 [3] 督導

## 背景知識

　　自西元 1982 年起，癌症即居國人 10 大死因之首位，臺灣罹患癌症人數逐年增加，2017 年癌症（惡性腫瘤）死亡人數為 48,037 人，占所有死亡人數的 28.0%（衛生福利部，2018 年 6 月 15 日）。由於醫療科技不斷推陳出新，癌症治療的方法也日新月異，因此護理人員需面對多元且複雜的疾病治療及挑戰，而病人在癌症治療 (外科手術、化學治療、放射線治療) 的過程中，因治療所衍生的副作用及合併症，皆影響病人的生活品質 (Nishura, Tamura, Nagai & Matsushima, 2015)。

　　衛生福利部國民健康署委託國家衛生研究院發行的「癌症診療品質保證措施準則」中 第 17 及 18 條提出癌症防治醫療機構應建立癌症病人診療與照護之安全監測及管理機制，同時應提供具有專業知能之護理人員照護癌症病人，並應提供下列相關作業準則予護理人員使用，其內容包含細胞毒性物質之處理（含外滲、安全處置及銷毀）、血液製品之管理、對正在接受化學或放射線治療患者以及免疫不全患者之照護、疼痛控制及口腔黏膜等照顧品質（財團法人國家衛生研究院，2015 年 5 月 15 日）。在上述照護品質中，護理人員在執行癌症病人化學藥品治療時，須面對因藥物不同、劑量不同、注射方式不同等因素來考慮化學藥品給予的方式，無形中增加護理同仁在照護中的工作壓力，中心靜脈導管外滲比例介於 0.3%~4.7%，易導致注射部位紅腫、疼痛、潰爛外，嚴重者甚至需借助外科行擴創、植皮或截肢手術，此種後果會造成高成本、高價藥品的使用，以及醫療糾紛及法律訴訟等

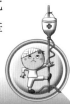

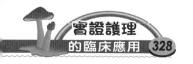

問題，同時亦嚴重地影響了癌症病人的生活品質及護理品質（馮、張、錢，2006；Haslik, *et al*., 2015）。

　　本文將藉由因抗癌化學藥品外滲對病人皮膚組織所造成的損傷之臨床情境，以實證為基礎的實務（evidence-based practice）5A（Ask, Acquire, Appraise, Apply, Audit）步驟，提出「抗癌化學藥品外滲臨床照護指引」來降低化學藥品外滲之發生率。

## 臨床情境

　　本院統計 2012~2014 年因抗癌化學藥品外滲案件共 13 例，10 例由周邊靜脈血管及 3 例由中心靜脈血管進行抗癌化學藥品治療，所幸僅對病人造成注射部位紅腫等輕度傷害。然而目前國內針對抗癌化學藥品外滲照護的文章非常少，故發展在地化的「抗癌化學藥品外滲臨床照護指引」是刻不容緩的議題。本文目的將透過實證為基礎的實務 5A 的步驟，搜尋發展癌症病人抗癌化學藥品外滲臨床照護指引之文獻，期望透過此指引提出正確的醫療和照護，以確保癌症病人的照護品質，並降低化學藥品外滲之發生率。

　　本指引係依據癌症病人接受抗癌化學藥品外滲所造成的健康問題，經由發展工作小組凝聚共識後確定主題範圍，提出具實證為基礎的實務的內容，其主題範圍適用於腫瘤專業訓練的護理人員。發展抗癌化學藥品外滲臨床照護指引之工作小組團隊，依循主題範圍提出一個可以回答的問題、研究類型的界定及文獻搜尋的策略，並以實證為基礎的實務之 5A 的步驟來進行，詳細內容分別如下：

## 步驟一：提出一個可以回答的問題（Ask an answerable question）

　　本文依據臨床問題轉化成可以搜尋實證資料的一個 PICO 提問型式，並確立問題。我們所形成的臨床問題 PICO 為：接受抗癌化學藥品外滲臨床照護指引是否能降低化學藥品外滲之發生率？使用之關鍵字組合，如表一。

　　針對本主題，以一個可以回答的問題方式，以 PICO 方式進行

關鍵字或資料庫搜尋：P 病人群體／參與者（Patient／Population／Problem）：接受化學藥品治療之病人；I 照護或處置的種類(Intervention or intenest)：化學藥品外滲預防照護指引；C 其他方式或選擇（Comparison）：常規護理評估；O 成果（Outcome）：化學藥品外滲發生率。

表一　形成 PICO 與關鍵字

| 項目 | 臨床情境 | 關鍵字 (MeSH term 及同義字 ) |
|---|---|---|
| Patient／Population／Problem | 接受化學藥品治療之病人 | Chemotherapy, Antineoplastic agents |
| Intervention | 化學藥品外滲預防照護指引 | Prevention guideline Extravasation guideline |
| Comparison | 常規護理評估 | Usual care |
| Outcome | 化學藥品外滲發生率 | Chemotherapy extravasation rate |

## 步驟二：獲取最佳文獻證據（Acquire the best available evidence）

　　發展工作小組團隊，依主題決定文獻篩選的標準（inclusion）及排除（exclusion）條件。搜尋所有可能的關鍵字或資料庫中可能需搜尋的主要或次要標題等。利用 PubMed、CINAHL、Cochrane Library、NGC（National Guideline Clearinghouse）及國家圖書館台灣期刊論文索引系統等進行搜尋，而文獻搜尋範圍僅包括系統性文獻回顧（Systematic Review, SR）及統合分析（Meta-Analysis）、臨床隨機對照試驗（Randomized Controlled Trial, RCT）。資料搜尋策略，運用限制（limit）檢索功能，限定文章檢索之語言為英文（English）、以人類（Humans）為主題、研究類型為 RCT、SR 及 Meta-Analysis 為主、發行年限為 2006 年 01 月～ 2015 年 12 月，搜尋範圍的關鍵詞需出現於標題／摘要中（search field tags: Title/Abstract）等來確立檢索範圍。

　　由於本主題為接受抗癌化學藥品外滲照護，並無搜尋到相關之RCT、SR 或統合分析文章，大多為抗癌化學藥品外滲預防、外滲後

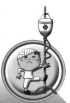

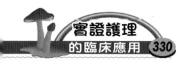

之處置等回顧性或描述性文章，故本主題以國內外已發展的臨床照護
指引（Clinical Practice Guideline, CPG）為主要的搜尋內容。搜尋結果
PubMed 資料庫共 6 篇、CINAHL 資料庫共 10 篇、Cochrane Library 資
料庫共 2 篇、NGC 資料庫共 0 篇、華藝線上圖書館 5 篇，經由人工閱
讀及刪除重複文獻後，符合篇數共 5 篇臨床照護指引，如表二。

表二　接受抗癌化學藥品外滲臨床照護之文獻

| 作　　者 | 題　　目 |
|---|---|
| Wengstrom & Margulies (2008) | European Oncology Nursing Society extravasation guidelines |
| West of Scotland Cancer Network (WOSCAN) Cancer Nursing and Pharmacy Group (2009) | Chemotherapy extravasation guideline |
| Pérez Fidalgo *et al.* (2012) | Management of chemotherapy extravasation: ESMO – EONS clinical practice guidelines |
| 張等 (2013) | 抗癌化療藥品外滲照護指引 |
| National Health Service (NHS) (2014) | Clinical guideline for the management of extravasation of cytotoxic drugs in adults |

## 步驟三：評讀證據文獻的效度及實用性
（Appraise the evidence of its validity and usefulness）

　　指引發展小組針對所搜尋的指引，依據歐盟及加拿大等共 11 個國
家合作發展出的一套用以評估臨床診療指引品質的評量標準（Appraisal
of Guidelines Research and Evaluation in Europe, AGREE）來評讀指引內
容（陳，2013）。AGREE 的量表將指引的品質分 6 大面向作評量，
分別為：(1) 指引的範圍及目的（scope and purpose）；(2) 權益關係人
的參與情形（stakeholder involvement）；(3) 指引發展的嚴謹度（rigor
of development）；(4) 指引的清楚度及內容呈現的型式（clarity and
presentation）；(5) 指引的可應用性（applicability）；(6) 指引發展的
公正客觀性（editorial independence），此 6 大評量項目共衍生 23 小

項評量標準，經由 6 大項目分別檢視指引個別項目下的長處與弱點，作為完整指引應具備內容的參考（陳，2013）。

　　以 AGREE 來評析國內外已發展之指引內容，每個指引至少有 2 位評估者，針對 6 大評量項目的評估，則依照四個等級的量表來分級，從「4」完全同意到「1」完全不同意，其定義如下：認為此標準完全符合，則為"完全同意"；認為此標準完全不符合或沒有適宜的資料，則為"完全不同意"；若不確定此標準有沒有符合，例如資訊不清楚，或只有一些建議，此時依照您對此問題的看法，選擇"同意"或"不同意"。指引小組成員評析該　域的分數，而計算該　域得分，再由各獨立項目的分數加總，經過標準化分數，其整體評估臨床照顧指引的方式分為強烈建議、建議、不建議 3 項，強烈建議則指評估者大部分的題目勾選為 3 或 4 分且該項領域分數大於 60％；建議則指評估者勾選題目有 3 或 4 分或 1 或 2 分且該項領域分數界於 30~60％；不建議則指大部分的題目勾選為 1 或 2 分且該項領域分數低於 30％，藉由整體評估臨床照顧指引的方式來決定此指引是否值得納入指引內容之使用或推薦（周，2011；陳，2013）。經評讀結果文獻整體品質完全同意且強烈建議進入內容之書寫，如表三。

表三　納入分析文獻內容摘要

| 指引內容 | 指引內容為化學藥品外滲的預防、監測及處理。其目的是增進護理人員對化學藥品外滲的原因、危險因子、預防症狀及徵象、合併症的知識，並鼓勵以實證方式處理外滲。 |
|---|---|
| 評論及臨床應用建議 | 臨床建議與應用：<br>1. 當起疱性化學藥品外滲將導致化學藥品由靜脈進入組織造成水泡及潰瘍。發展起疱性化學藥品外滲之實證照護指引，來幫助護理人員了解及增進起疱性化學藥品外滲之預防與處理。<br>2. 起疱性化學藥品外滲的發生率估計少於 1~6％，其危險因子包括小血管、無彈性血管、肥胖、有糖尿病或循環方面問題、感覺異常、不易彎曲靜脈管及病人知識缺乏，同時起疱性化學藥品濃度、起疱性藥品外滲量及位置等都會影響外滲所造成損傷的嚴重性。 |

（接下頁）

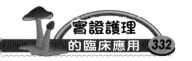

3. 起疱性化學藥品 ( 如 anthracylines 類 ) 會結合健康組織 DNA，組織並不會代謝此藥品，故造成嚴重的組織損傷。

4. 其外滲之症狀及徵象、包括腫脹、紅、燒灼感或刺激感、痛或其他症狀。

5. 教導護理人員及病人了解施打化學藥品的設備及靜脈選擇，建議如由週邊靜脈給予起疱性化學藥品應選擇前臂大血管。每次注射起疱性化學藥品前應 a. 在注射前、中、後皆需沖洗 (flush) 管路，確保管路通暢且回血良好，b. 教導病人在施打起疱性化學藥品過程中勿離開臨床單位。

### 周邊靜脈注射預防外滲措施

- 治療開始前，將所需用品放置伸手可及之處。
- 治療期間請勿移動您的手或上臂。
- 若注射部位感覺不適、疼痛、癢等請告知主護護理師。
- 請保持點滴管路通暢且固定在手臂上，若不通暢請告知主護護理師處理。
- 穿著短袖保暖上衣，使手腕至手肘可見。
- 若注射處穿刺次數較多，請主護護理師更換注射部位。
- 注射結束後數小時至隔日，觀察注射部位是否有紅、腫、痛的情形。

### 中心靜脈管路預防外滲措施

- 了解使用 port -A 的相關資訊。
- 穿著舒適、方便評估 port-A 的衣服。
- 化療前，主護將清潔皮膚和放置 port-A 針，插入後您不會感到疼痛。
- 主護會檢測 port-A 回血與通暢度，若您的頸部、port-A 注射處或其他地方感覺怪異，請讓主護護理師知道。
- 假若無回血，可先變換姿勢再檢測，若仍無回血將會安排照 X-ray 或 port-A 重置等。
- 輸注時，若感覺不適、疼痛、癢或其他，請儘速讓主護護理師知道。
- 輸注時，維持管路通暢和固定，避免拉扯。
- 輸注時，活動時避免將手臂高過頭，勿觸碰或磨擦 port-A 周邊部位。
- 輸注畢，觀察 port-A 周圍皮膚數小時至隔日，是否有腫脹、發紅、局部發熱、疼痛等不適，請告知醫師或主護護理師。

（接下頁）

6. 起疱性化學藥品外滲立即處理步驟，如下：
- 停止藥物注射
- 以 10 cc 空針回抽外滲部位之化學藥物
- 測量外滲範圍
- 以照相機留存外滲部位之照片及日期
- 移除靜脈管路或中心靜脈管路
- 提供局部熱敷或冷敷
- 通知醫師
- 必要時給予止痛劑
- 完成紀錄 ( 包括病人姓名、病歷號、床號、單位、外滲的日期及時間，外滲藥品名稱、外滲處的症狀及徵象「皮膚顏色、範圍」，給予藥品的管路設備，外滲部位「滲量、外滲範圍、照片」，外滲處理及步驟「冷、熱敷，解毒劑使用」，病人主訴，衛教單張給予，追蹤方式，健康照顧團隊的姓名，文件記錄簽名。)
- 每 8 小時記錄 1 次外滲部位

7. 化學藥物外滲之流程圖，如附件一～附件三
8. 化學藥品外滲導致皮膚損傷的種類，如下表所列：

| 起疱性 | 刺激性 | 非起疱性 |
|---|---|---|
| **DNA-binding compounds** | **Alkylating agents** | Aresenic trioxide |
| **Alkylating agents** | Carmustine | Asparaginase |
| Mechloretamine | Ifosfamide | Bleomycin |
| Bendamustine | Streptozocin | Bortezomib |
| **Anthracyclines** | Dacarbazine | Cladribine |
| Doxorubicin | Melphalan | Cytarabine |
| Daunorubicin | **Anthracyclines (others)** | Etoposide phosphate |
| Epirubicin | Liposomal doxorubicin | Gemcitabine |
| Idarubicin | Liposomal daunorubicin | Fludarabine |
| **Others (antibiotics)** | Mitoxantrone | Interferons |
| Dactinomycin | **Topoisomerase II inhibitors** | Interleukin-2 |

（接下頁）

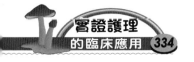

| 起疱性 | 刺激性 | 非起疱性 |
|---|---|---|
| Mitomycin C | Etoposide | Methotrexate |
| Mitoxantrone | Teniposide | Monoclonal antibodies |
| **Non-DNA-binding compounds** | **Antimetabolites** | Pemetrexed |
| **Vinka alkaloids** | Fluorouracil | Raltitrexed |
| Vincristine | **Platin salts** | Temsirolimus |
| Vinblastine | Carboplatin | Thiothepa |
| Vindesine | Cisplatin | Cyclophosphamide |
| Vinorelbine | Oxaliplatin | |
| **Taxanes** | **Topoisomerase I inhibitors** | |
| Docetaxel | Irinotecan | |
| Paclitaxel | Topotecan | |
| **Others** | **Others** | |
| Trabectedin | Ixabepilone | |

10. 針對植物鹼類及 taxane 類藥物外滲，應局部熱敷為每天 4 次，每次 20 分鐘，持續 1~2 天，另因 Hyaluronidase 的 hyaluronic acid 可降低及此類藥品的擴散，可用 150~1500 IU 稀釋 1 ml 蒸餾水後，皮下注射於外滲部位，但此藥物缺乏實證。

11. Anthracyclines 及其他抗腫瘤抗生素起疱性化學藥品於外滲後，應局部冷敷，每天 4 次，每次 20 分鐘，持續 1~2 天，目的在減少外滲藥品擴散至組織，其建議解毒前包括 DMSO、Sodinm thiosulfate 及 Sarene®，僅 Savene®（美國商品名 Totect®）歐洲及美國 FDA 證實可使用於 anthracycline 化學藥品外滲，因有經過組織切片臨床試驗證實，DMSO 99% 溶液使用於解毒 anthracyclines, mitomycinc 及 actinomycin D 等化學藥品，以每 8 小時 1 次，每次 10~25 min 持續 1 週濕敷外滲部位。

（接下頁）

12. Nitrogen mustard ( 烴基化劑 ) 類藥品外滲會造成組織疼痛、發炎，進而造成組織腐肉形成，應在外滲處給予 sodium thiosulfate (1/6 molar) 及冷敷 6~12 小時。

13. sodium thiosulfate 及 hyaluronidase 雖經 FDA 通過，但並無特定使用於起疱性化學藥品外滲；sodium thiosulfate 可作為氰化物 (cyanide) 中毒的解毒劑，它可製作成 10% 或 25% 的溶液，美國藥典 (U.S. Pharmacopeia) 將 12.5 克 sodium thiosulfate 加入 50 毫升無菌水注射使用 (Taylor pharmaceuticals, 2006)，雖然其作用機轉不明，但仍相信 Sodium thiosulfate 以化學方式中和 mechlorethamine 的烷基化 (alkylating) 反應並減輕羥自由基 (hydroxyl radicals) 的生產對組織損傷；hyaluronidase 它可以幫助驅散起疱性化學藥品進入組織中並促進它們被吸收。而 Totect® 是唯一被 FDA 通過使用於起疱性化學藥品外滲，在美國已製作成一個治療小包，此小包包含單一病人 3 天治療用品，此藥對及減輕組織損傷之作用機轉仍不清楚，因此藥是 metal chelator ethylenediaminetetraacetic acid 的衍生物，可藉由移除 anthracyclines 所產生的鐵複合物，預防組織對氧的需求所造成的損傷，而此藥品因屬全身系統性藥物，故需使用 IV 輸注且單獨使用於 anthracyclines 化學藥品外滲，如表四各類解毒劑説明。

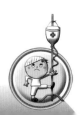

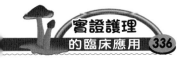
表四　各類解毒劑說明

| 解毒劑 | Sodium Thiosulfate | Hyaluronidase | Totect® |
|---|---|---|---|
| 使用注意事項 | 1. 準備 1 / 6 molar 溶液<br>● 假如是 10% sodium thiosulfate 溶液，混合 4 毫升和 6 毫升蒸餾水局部注射使用。<br>● 如是 25% sodium thiosulfate 溶液，混合 1.6 毫升和 8.4 ml 無菌水。<br>2. 儲存於室溫從 15℃ ~30℃ (59 ℉ ~86 ℉ ) 之間。<br>3. 使用 25 號或更小針頭注入 sodium thiosulfate 溶液於外滲處 ( 每次注射要更換針頭 )，如 mechlorethamine 外滲 1 毫升，則需注射 2 毫升 sodium thiosulfate。 | 1. Amphadase™：1 vial 含有 150 units / 1 ml，不要稀釋，保存方法放在冰箱在 2℃ ~8℃ (36 ℉ ~46 ℉ ) 之間。<br>2. Hydase™：1 vial 含 150 units / 1 ml 不要稀釋，保存方法放在冰箱中 2℃ ~ 8℃ Hylene®：1 vial 含 150 units / 1 ml 不要稀釋，保存方法放在冰箱中 2℃ ~ 8℃ (36 ℉ ~46 ℉ ) 之間。<br>3. Vitrase®：1 vial 含有 200 units / 2 ml。稀釋 0.75 毫升溶液用 0.25 毫升 0.9% 氯化鈉 ( 最終濃度為 150 單位每 1 毫升 )。存放在冰箱中，2℃ ~ 8℃ (36 ℉ ~46 ℉ ) 之間。<br>4. 使用 25 號或更小的針頭 ( 每次注射要更換針頭 )，注射 1 毫升 Hyaluronidase 溶液 ( 如同 5 次的 0.2 毫升 ) 於外滲處。 | 1. Totect®：依病人的體表面積計算劑量。<br>● 第 1 天：1000 mg / m²<br>● 第 2 天：1000 mg / m²<br>● 第 3 天：500 mg / m²<br>2. 最大建議劑量：第一天及第二天為 2,000 毫克，第三天為 1,000 毫克，此劑量會降低病人 50% 肌酸酐清除率，每分鐘小於 40 ml / min。<br>3. 每 500 mg 的 Totect® 必須用 50 ml 稀釋液。Totect® 應加到 1,000 ml 氯化鈉注射使用。<br>4. Totect® 治療小包含 10 vials Totect® 500 mg 及 10 vials 50 稀釋液，並儲存在 25℃ ( 77 ℉ )。<br>5. 當 anthracycline 類藥物外滲時，應於 6 小時內立即輸注 Totect®，並應輸注超過 1~2 小時於大血管處，並遠離外滲部位 ( 如對側手臂 )。 |

備註：任何藥品準備皆須處方開立

## 步驟四：將證據應用於病人身上（Apply）

　　經由文獻評析後，呈現照護指引內容的建議措施與研究證據之間的關係，並整理所有文獻內容，形成照護指引內容草稿，並邀請相關領域的專家召開共識會議，給予意見回饋，以避免指引研擬時考量不周，或指引內容不夠清楚或不容易閱讀，再將所發展的臨床照護指引運用於病人，了解照護指引的利弊、病人及家屬的接受度及臨床的可行性。

## 步驟五：評值執行成效（Audit）

　　本院依照護指引建議，修改本院化學治療給藥作業規範及化學治療靜脈給藥技術及化學治療護理評估表。收案期間 2014 年 6 月 1 日至 2015 年 5 月 31 日，收案對象為住院接受化學靜脈給藥治療病人，護理師執行化學藥品靜脈給藥時依據本院制訂之化學治療靜脈給藥技術執行。收案期間共執行 4,243 件抗癌化學治療藥品，發生化學藥品外滲為 0 件。相對於未實施「抗癌化學藥品外滲臨床照護指引」，本院統計過去兩年（2012~2014）因抗癌化學藥品外滲案件共 13 例，因此，將實證落實在癌症病人之化學治療靜脈給藥技術及化學治療的護理上，可以減少化學治療對癌症病人之傷害。

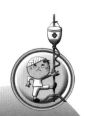

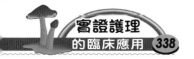
## 附件一 抗癌化療藥品外滲發生時周邊靜脈輸液導管處理步驟

---

**步驟 1**
停止輸液及關閉輸液閥，勿移除周邊靜脈輸液導管

---

**步驟 2**
確認外滲藥品種類

---

**步驟 3**
1. 移除周邊靜脈輸液導管前，需於原注射處儘量以溫和方式
將外滲藥品抽出
2. 記錄移除的輸液量於護理記錄上
3. 避免於外滲部位加壓

---

**步驟 4**
外滲部位周圍用筆圈起做記號

---

**步驟 5**
通知醫師，立即監測病人外滲注射部位皮膚組織之狀況

---

| 起疱性或刺激性藥品 | 非起疱性藥品 |
|---|---|

| **局部化及中和**<br>藥品如下：<br>Anthracyclines<br>Antibiotics(Mitomycin/<br>Dactinomycin)<br>Alkylating agents | **分解及稀釋**<br>藥品如下：<br>Vinka alkaloids<br>Taxanes<br>Platin salts | **局部冷敷** |
|---|---|---|

| **步驟 5. A:局部化處理**<br>局部冷敷 20 分鐘*4 次/<br>天，持續 1~2 天 | **步驟 5. A:分解處理**<br>使用熱敷 20 分鐘*4 次/<br>天，持續 1~2 天 |
|---|---|

| **步驟 5. B:中和處理**<br>使用特定解毒劑<br><br>**Anthracyclines**<br>使用 Topical DMSO<br>及 Dexrazosane<br><br>**Mitomycin C**<br>使用 Topical DMSO | **步驟 5. B:分解處理**<br>給予加速溶解藥品<br><br>**Vinka alkaloids**<br>**及 Taxanes**<br>使用 Hyaluronidase |
|---|---|

---

**步驟 6.**
抬高外滲部位肢體，必要時給予止痛劑

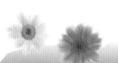

## 附件二　抗癌化療外滲發生時的中心靜脈輸液導管之處理步驟

---

**步驟 1**

停止輸液及關閉輸液閥，勿移除中心靜脈輸液導管

---

**步驟 2**

確認外滲藥品種類

---

**步驟 3**

移除中心脈輸液導管前，須於原注射處儘量以溫和方式將外滲藥品抽出
記錄移除的輸液量及避免壓迫外滲處

---

**步驟 4**

若外滲藥品是 anthracycline，則儘早由靜脈給予 dexrazoxane

---

**步驟 5**

若為起疱性藥品，立即照 CXR 或 Chest CT 鑑別外滲部位，並急會診外科

---

| 藥品外滲至肋膜<br>**步驟 6.**考慮緊急胸腔<br>穿刺放液及置入胸管 | 藥品外滲至縱膈腔<br>**步驟 6.**考慮緊急進行<br>胸腔鏡或胸腔切開術 | 藥品外滲至皮下<br>**步驟 6.**考慮透過外科<br>進行積液引流 |
|---|---|---|

---

輸液治療
使用止痛藥
考慮施打抗生素及氧療法

---

| **需要執行化療**<br>門診評估及處置 | **不需要執行化療**<br>執行 CT 檢查 |
|---|---|

---

| 逐步停用止痛劑 | 考慮其他手術治療 |
|---|---|

---

移除中心靜脈裝置

---

考慮置入新的中心靜脈裝置或
周邊靜脈導管以供下次治療使用

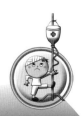

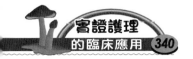
# 附件三　抗癌化學藥品外滲之臨床照護步驟

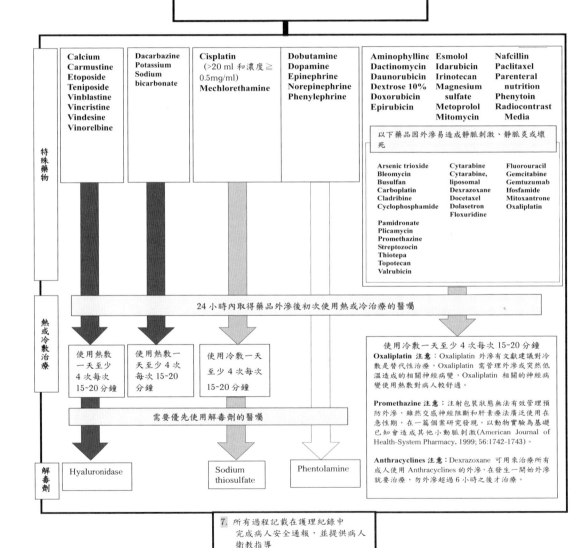

1. 停止注射
2. 儘可能緩慢吸出最大量的藥品，勿對外滲範圍加壓
3. 當吸出外滲藥品後移除周邊/中心靜脈輸液導管
4. 通知醫師並記錄進入及抽出之輸液量
5. 抬高外滲部位 48 小時，以降低肢體腫脹
6. 依醫囑進行解毒劑，並記錄外滲皮膚組織狀況

**特殊藥物**

Calcium
Carmustine
Etoposide
Teniposide
Vinblastine
Vincristine
Vindesine
Vinorelbine

Dacarbazine
Potassium
Sodium
bicarbonate

Cisplatin
(>20 ml 和濃度 ≧
0.5mg/ml)
Mechlorethamine

Dobutamine
Dopamine
Epinephrine
Norepinephrine
Phenylephrine

Aminophylline　Esmolol　　　Nafcillin
Dactinomycin　Idarubicin　　Paclitaxel
Daunorubicin　Irinotecan　　Parenteral
Dextrose 10%　Magnesium　　nutrition
Doxorubicin　　sulfate　　　Phenytoin
Epirubicin　　Metoprolol　　Radiocontrast
　　　　　　　Mitomycin　　Media

以下藥品因外滲易造成靜脈刺激、靜脈炎或壞死

Arsenic trioxide　　Cytarabine　　　Fluorouracil
Bleomycin　　　　　Cytarabine,　　　Gemcitabine
Busulfan　　　　　　liposomal　　　Gemtuzumab
Carboplatin　　　　Dexrazoxane　　Ifosfamide
Cladribine　　　　　Docetaxel　　　Mitoxantrone
Cyclophosphamide　Dolasetron　　　Oxaliplatin
　　　　　　　　　　Floxuridine

Pamidronate
Plicamycin
Promethazine
Streptozocin
Thiotepa
Topotecan
Valrubicin

**熱或冷敷治療**

24 小時內取得藥品外滲後初次使用熱或冷治療的醫囑

使用熱敷一天至少 4 次每次 15~20 分鐘

使用熱敷一天至少 4 次每次 15~20 分鐘

使用冷敷一天至少 4 次每次 15~20 分鐘

使用冷敷一天至少 4 次每次 15~20 分鐘
**Oxaliplatin 注意**：Oxaliplatin 外滲有文獻建議對冷敷是替代性治療，Oxaliplatin 需管理外滲或突然低溫造成的相關神經病變，Oxaliplatin 相關的神經病變使用熱敷對病人較舒適。

**Promethazine 注意**：注射包裝狀態無法有效管理預防外滲，雖然交感神經阻斷和肝素療法廣泛使用在急性期，在一篇個案研究發現，以動物實驗為基礎已知會造成其他小動脈刺激(American Journal of Health-System Pharmacy. 1999; 56:1742-1743)。

**Anthracyclines 注意**：Dexrazoxane 可用來治療所有成人使用 Anthracyclines 的外滲，在發生一開始外滲就要治療，勿外滲超過 6 小時之後才治療。

需要優先使用解毒劑的醫囑

**解毒劑**

Hyaluronidase

Sodium
thiosulfate

Phentolamine

7. 所有過程記載在護理紀錄中
完成病人安全通報，並提供病人
衛教指導

## 附件三　抗癌化學藥品外滲之臨床照護步驟（續）

### 文件資訊的建議
（依病人照護設置不同標準制定）

**藥品與輸液訊息**
藥品名稱、劑量、容量和濃度
外滲藥品的數量
其他藥品管理和管理順序
靜脈注射管理方式(例如：push、drip)
靜脈位置
靜脈注射種類(例如：中心、周邊)
針頭大小和種類
外滲部位、大小和顏色描述(可描述滲入區域並在病人皮膚做記號)
病人抱怨或陳述起疱或刺激藥品

**護理措施**
敘述對預防藥品外滲所做的評估措施
注意藥品名稱、劑量和解毒劑途徑
描述使用熱或冷敷治療次數及時間
描述部位
會診傷口團隊
通知外科醫師或其他醫療照會的需求
確認病人有遵循追蹤約定
追蹤和在評估疼痛管理

### 病人衛教的建議

**提供介紹**
確認病人能獲得持續照護與評估
描述照護的部位、手臂抬高、使用熱或冷敷、勿浸泡熱水
教導病人若有下列問題可以詢問醫護人員：疼痛增加、皮膚顏色改變、肢體僵硬、破皮、發燒、破皮、發燒和任何疑問

8. 觀察外滲部位疼痛範圍、硬塊或壞死
持續 48~72 小時熱或冷敷治療
告知病人在可容忍範圍內持續活動肢體
當外滲部位症狀惡化時必須考慮手術

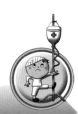

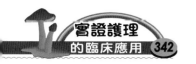
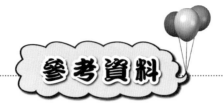

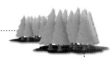

周繡玲（2011）。臨床照護指引之發展方法，*腫瘤護理學會*，*11*（增訂刊），5-9。

張黎露、許麗珠、周文珊、張　文、張淑惠、李佩怡、林盈秀（2013）。抗癌化學藥品外滲照護指引，*腫瘤護理學會*，*13*（增訂刊），1-19。

財團法人國家衛生研究院（2015 年 5 月 15 日）。*癌症診療品質保證措施準則*，取自 http://tcog.nhri.org.tw/accredit/background.html。

馮淑惠、張文惠、錢端蘭（2006）。降低化學治療外滲的發生率，*榮總護理*，*23*(4)，374-383。

衛生福利部（2018 年 6 月 15 日）。*106 年國人死因統計結果*，取自 http://www.mohw.gov.tw/cp-3795-41794-1. html_list_no=5488。

陳杰峰（2013）。*AGREE 臨床指引評估工具繁體中文版*，取自 http://www.chimei.org.tw/main/cmh_department/59002/ebm/pap/AGREE%E6%8C%87%E5%BC%95%E8%A9%95%E8%AE%80%E5%B7%A5%E5%85%B7.pdf。

Haslik, W., Hacker, S., Felberbauer, F. X., Thallinger, C., Bartsch, R., Kornauth, C., Deutschmann, C., & Mader, R. M. (2015). Port-a-cath extravasation of vesicant cytotoxics: Surgical options for a rare complication of cancer chemotherapy. *European Journal of Surgical Oncology, 41*(3), 378-385.

National Health Service (NHS) (2014). *Clinical guideline for the management of cytotoxic drugs in adults*. Retrieved from http://www.rcht.nhs.uk/DocumentsLibrary/RoyalCornwallHospitalsTrust/Clinical/CancerServices/ExtravasationGuideline.pdf

Nishiura, M., Tamura A., Nagai, H., & Matsushima, E. (2015). Assessment of sleep disturbance in lung cancer patients: Relationship between sleep disturbance and pain, fatigue, quality of life, and psychological distress. *Palliative & Supportive Care, 13*(3), 575-581.

Pérez Fidalgo, J. A., García Fabregat, L., Cervantes, A., Margulies, A., Vidall, C., & Roila, F. (2012). Management of chemotherapy extravasation: ESMO-EONS clinical practice guidelines. *Annals of Oncology, 23*(suppl 7), vii67-vii73.

Wengstrom, Y., & Margulies, A. (2008). European Oncology Nursing Society extravasation guidelines. *European Journal of Oncology Nursing. 12*(4), 357-361.

West of Scotland Cancer Network(WOSCAN) Cancer Nursing and Pharmacy Group (2009). *Chemotherapy extravasation guideline*. Retrieved from http://www.beatson.scot.nhs.uk/content/mediaassets/doc/extravasation%20guidance.pdf

## 第七章　以實證方法探討音樂治療改善精神科病人睡眠品質之成效

曾雯琦[1]、許瀚仁[2]、楊惠婷[3]

國防醫學院護理學系[1]副教授

三軍總醫院精神科病房[2]護理長[3]護理師

### 背景知識

　　睡眠是人類的基本需求之一。在睡眠狀態下，身體對外界刺激的反應減弱，讓身體和心理得以修復所耗損的體能和心智，回復到恆定狀態（homeostasis）。而失眠症（insomnia disorder）是睡醒障礙症（sleep-wake disorders）中最常見的一種，發生在個人對睡眠的質、量或時間點感到不滿意，並且伴隨困難入睡、睡眠中斷或是早醒等症狀，導致個人在白天感到苦惱，或是出現社交和工作功能減退（American Psychiatric Association, 2013），甚至還可能出現自殺的情形（Yang & Tai, 2015）。在臺灣，女性的失眠盛行率為 5.4%，男性為 3%，尤其以 50~64 歲中產階級的婦女最容易有失眠的困擾（Hsu et al., 2013）。

　　失眠是精神病人常見的主訴之一，由於疾病的特性，精神病人比一般人更容易出現夜眠紊亂的情形。一項在荷蘭針對 438 位精神病人睡眠品質的調查發現雖然只有 36% 的病人認為自己有睡眠問題，但是從匹茲堡睡眠品質量表（Pittsburgh Sleep Quality Index, PSQI）的評估中卻發現高達 66% 的病人睡眠品質差，並且將近一半的病人每週至少使用一次以上的安眠藥物（de Niet, Tiemens, Lendemeijer, & Hutschemaekers, 2008）。過去研究指出思覺失調症（schizophrenia）病人容易出現睡醒型態紊亂的困擾，並且睡眠品質較健康人來得差（Afonso, Figueira, & Paiva, 2014）。一項在中國大陸的研究發現思覺

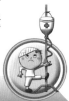

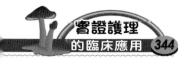

失調症病人的睡眠品質愈差，生活品質也愈差，對病人的身體健康影響尤為顯著（Xiang *et al.*, 2009）。由此可見睡眠困擾是精神科病人普遍存在的問題，並且睡眠品質的好壞影響精神病人的身心健康。

　　根據 DynaMed（2015）臨床實證醫學資料庫對失眠治療的建議包括藥物、飲食、運動、放鬆治療、刺激控制治療、認知行為治療、光治療、針灸、音樂以及精油等方式。其中音樂治療（music therapy, MT）屬於證據等級 2（Level 2 [mid-level] evidence）的治療方法，建議成人失眠病人可以每天在入睡前聆聽預錄好的音樂 25~60 分鐘，並且連續接受 3~35 天的治療來改善睡眠品質。音樂治療是一種由治療者以音樂為工具，透過為病人設定的樂音、節奏，使病人產生規律協調的 α 波，活化腦部邊緣系統，降低交感神經活動，讓身體呈現放鬆的狀態，協助病人改善身體或心理不適的症狀，並且強化病人的認知和社會功能（Kwon, Gang, & Oh, 2013）。然而探究目前所綜整的研究報告，大都以身體疾病病人為研究對象，是否適合應用於精神病人身上則不得而知。一項曾在臺灣針對重度憂鬱症住院病人進行的研究則發現，讓病人聆聽自己喜歡的音樂 2 週，可以顯著改善病人的憂鬱症狀（Hsu & Lai, 2004）。由此可知 MT 可以帶給精神科住院病人正面的治療效果，但是否包括睡眠品質則有待進一步尋找最佳文獻證據，嚴謹評析文獻，找出最佳決策，並實際將證據應用在臨床上，才能了解MT 對改善精神病人睡眠品質的效果。

## 臨床情境

　　本院精神科急性病房以收療重度憂鬱症、思覺失調症（或精神分裂症）、物質濫用等疾病診斷為主。為了能讓病人有規律的生活作息，在夜間能有良好的睡眠品質，因此每日早上 6 點開燈，10 點熄燈。倘若夜班護理師發現病人在服用常規助眠藥物後仍無法入睡，將會與值班醫師討論，視病人狀況依醫囑再提供安眠藥物使用，並且記錄病人

無法入睡原因及其使用臨時處方後的反應。然而考量藥效可能會影響病人白日的活動情形，因此在凌晨 3 點後就儘量不再給予病人額外的安眠藥物。

　　在回溯本院近半年住院精神病人的睡眠品質後發現：病人的平均睡眠總時數為 5.5 小時，PSQI 平均分數為 13 分，其中高達 68% 的病人 PSQI 分數 ≥ 5 分。除此之外，曾有一位病人因為入睡困難導致情緒焦躁，並且以肢體暴力攻擊護理師。再分析近一個月內每天晚上 10:30pm 至隔日凌晨 3am 間，有紀錄開立安眠藥臨時處方共有 54 筆，開立的主要原因為入睡困難（23%）及受環境干擾（22%）。護理師也觀察到雖然醫師開立臨時處方來協助病人改善入睡困難的情形，但是病人仍擔心自己會服用太多安眠藥物，導致回家後睡眠困擾的情形仍然存在，因此常詢問護理師：「是不是有不要吃藥，就能讓我入睡的方法？」經醫療團隊討論後，決定採用睡前播放音樂的非藥物處置方式來改善病人的入睡困難。

##  運用實證護理解決臨床困境

### 步驟一：形成一個臨床可以回答的問題（Ask）

　　針對上述臨床情境，我們先形成一個可以回答的臨床問題：「音樂治療是否可以改善精神病人的睡眠品質？」然後依據 PICO 架構，列出關鍵字組合及問題類型，請參閱表一。

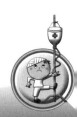

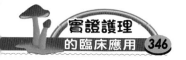

表一　PICO 關鍵字組合

| PICO components | 關鍵字 | | |
| --- | --- | --- | --- |
| | 臨床情境 | 關鍵字 (MeSH term) | 同義字 |
| Patient/problem | 精神科病人 | Mental disorder*<br>Mentally ill*<br>Psychiatric hospital* | Mental illness<br>Mental hospital*<br>Mental institution*<br>Psychiatric patients<br>Psychiatric unit<br>Psychiatric disorders |
| Intervention | 音樂治療 | Music therapy | Music intervention |
| Comparison | 沒有音樂治療 | | |
| Outcome | 睡眠品質 | Sleep*<br>Insomnia<br>Sleep quality | Sleep latency<br>Sleep duration<br>Sleep efficiency<br>Sleep disturbance<br>Daytime dysfunction |
| 問題類型 | 治療型 | | |
| 縮小 | 年齡層：所有成人（19 歲以上）<br>語文：英文、中文<br>文章可用性：有全文<br>出版日期：2003~2015 年 | | |

## 步驟二：尋找最佳文獻證據（Acquire）

　　依據 PICO 臨床問題架構，以表一關鍵字和同義字進行文獻搜尋，使用的資料庫包括次級資料庫（National Guideline Clearinghouse [NGC]、UpToDate、DynaMed、Cochrane Library、Mosby's Nursing Consult、Trip 等）和原始文獻資料庫（PubMed、CINAHL、MEDLINE、CEPS 等）。搜尋策略依循布林邏輯／詞組，先將關鍵字用 OR 聯集，再將 P、I、O 間用 AND 進行交集。但因部分關鍵字可能有多項組合，因此使用切截字（＊）功能進行檢索，結果共獲得 35 篇文獻（如圖一）。首先排除重複出現的文章 4 篇，然後閱讀每一篇文獻之標題與摘要，排除不符合 PICO 臨床問題架構的文章 21 篇。考量能將實證文獻查證結果應用於大部分精神科病人的照護，故排除研

資料庫搜尋結果共35篇
NGC (n=0)
UpToDate (n=0)
DynaMed (n=1)
CoChrane Library (n=4)
Nursing Consult (n=1)
Trip (n=12)
PubMed (n=6)
CINAHL (n=5)
MEDLINE (n=6)
PsycINFO (n=0)
CEPS (n=0)

排除文章共25篇
重複文章(n=4)
不符合PICO(n=21)

符合PICO的文章共10篇
CoChrane Library (n=1)
Trip (n=3)
PubMed (n=1)
CINAHL (n=3)
MEDLINE (n=2)

排除文章共7篇
研究對象診斷為dementia或
PTSD或非精神科診斷 (n=4)
以EEG來測量睡眠品質(n=2)
證據等級不佳(n=1)

納入評讀文章3篇

圖一：文獻納入及排除流程圖

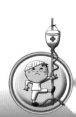

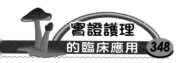

究對象為失智症或創傷後症候群或內外科病人的文章共 4 篇。考量臨床上執行成果評估的可行性及方便性，故排除 2 篇以腦波進行成果評估的文章。此外有 1 篇文章缺乏實驗組與對照組的基本資料，無法了解研究對象是否與本文臨床情境相符，故將予排除，最後納入 3 篇文章進行評讀。

## 步驟三：評讀文獻（Appraisal）

由兩位作者依據加拿大 Effective Public Health Practice Project 所發展的量性研究品質評估工具（quality assessment tool for quantitative studies），對納入的 3 篇文章進行評讀。這個工具是由 McMaster 大學護理學院 Thomas 等學者（2004）發展，並且經過專家內容效度、再測信度（Kappa=0.74）以及評量者間信度（Kappa=0.61）。評讀者首先依據文章的選擇性偏差（selection bias）、研究設計（study design）、干擾因素（confounders）、盲化（blinding）、資料收集方法（data collection methods）、退出和流失（withdrawals and drop-outs）、介入措施完整（intervention integrity）以及分析（analysis）等 8 個層面進行評析，然後依據各層面的標準給予強、中、弱 3 種不同的等級。最後再依據這 8 項的評讀結果，評定整篇文章的品質，將文章區分為強、中、弱 3 種不同的實證等級。

## 表二　文獻評讀與結果

| 評讀項目 | Deshmukh *et al.* (2009) | Johnson (2003) | Bloch *et al.* (2010) |
|---|---|---|---|
| 選擇性偏差 | 在一所醫院精神科門診招募研究對象，必須符合 DSM-IV 診斷為重度憂鬱症病人且 PSQI≥5、正在服用抗憂鬱藥物。然而作者未說明原本招募的病人數，以及最後有多少病人同意參加本研究。<br>評讀結果：中等 | 研究對象是由 3 個家醫科醫師和 5 個家庭專科護理師轉介而來，必須符合 DSM-IV 診斷為睡眠障礙病人，並且 (1) 每週至少有 3 次入睡困難和睡眠中斷，且長達 6 個月之久；(2)70 歲以上；(3) 清醒且定向感佳；(4) 識字且能用英文口頭和文字溝通；(5) 居住自己的家中。排除條件為：(1) 過去 3 個月使用鎮靜安眠藥；(2) 有明顯的神經或身體疾病；(3) 有睡眠呼吸中止等其他睡眠障礙；(4) 正在服用會干擾睡眠的藥物；(5) MMST<27 分；(6)CES-D>16 分；(7) 經 CAGE 篩檢為酒癮者。總共有 113 名婦女報名，經由電話篩選後，有 61 位被排除，最後納入 52 位，並且均同意參與本研究。<br>評讀結果：強度 | 在一所醫院精神科門診招募研究對象，必須符合：(1)18~70 歲；(2)DSM-IV 診斷為精神分裂病或是情感性精神分裂病。沒有身體疾病，且經其主治醫師評估穩定。然而作者未說明原本招募的病人數，以及最後有多少病人同意參加本研究。<br>評讀結果：中等 |
| 研究設計 | 將研究對象依序分派至實驗組或對照組，屬於對照臨床試驗 (controlled clinical trial)。<br>評讀結果：中等 | 單組前後測研究。<br>評讀結果：弱 | 單組前後測研究。<br>評讀結果：弱 |
| 干擾因素 | 兩組病人在年齡、性別上沒有差異，並且在研究期間接受的藥物治療類型或劑量也未改變。<br>評讀結果：中度 | 介入前已收集病人的年齡、婚姻、教育程度等資料。<br>評讀結果：中度 | 介入前已收集病人的年齡、性別、診斷等資料。<br>評讀結果：中度 |

（接下頁）

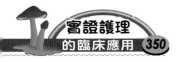

| 評讀項目 | Deshmukh *et al.* (2009) | Johnson (2003) | Bloch *et al.* (2010) |
|---|---|---|---|
| 盲化 | 作者未説明 PSQI 施測者是否知道研究對象的組別，也未説明研究對象是否知悉本研究的問題。<br>評讀結果：弱 | 所有研究對象均清楚參與本研究，但作者未説明研究對象是否知悉本研究的問題。<br>評讀結果：中等 | 所有研究對象均清楚參與本研究，但作者未説明研究對象是否知悉本研究的問題。<br>評讀結果：中等 |
| 資料收集方法 | 使用 PSQI 來評估病人的主觀睡眠品質，此工具具有良好的信效度，且廣被用來測量病人的睡眠品質。<br>評讀結果：強度 | 使用 Stanford Sleepiness Scale 和睡眠日記來評估病人的主觀睡眠品質。這兩種工具都廣被研究者用來測量病人的睡眠品質。<br>評讀結果：強度 | 使用腕錶式活動記錄儀評估病人的客觀睡眠品質，包括躺在床上的時間、睡眠時間、入睡時間、睡眠效能；使用 MSQ 和 Technion Sleep Questionnaire 評估病人的主觀睡眠品質。以上工具都廣被研究者用來測量病人的睡眠品質。<br>評讀結果：強度 |
| 退出和流失 | 實驗組原有 25 人，有 2 人失聯，最後有 23 人參與後測；控制組原有 25 人，有 4 人失聯，最後有 21 人參與後測。流失率 12%。<br>評讀結果：強度 | 沒有研究對象退出或流失。<br>評讀結果：強度 | 有 32 位病人志願參加，但 8 位病人流失，其中的 7 位病人未完成整個介入措施，1 位病人則因為不熟悉腕錶式活動記錄儀操作。流失率 25%。<br>評讀結果：中等 |
| 介入措施完整 | 研究者將錄製好的音樂帶交給實驗組病人，並指導病人比平日提早 1 小時躺在床上，並且聆聽研究錄音帶。總共有 92% 實驗組病人完成 6 週的介入措施，並且在前測、第 15 天、30 天和 45 天接受 PSQI 評估。<br>評讀結果：強度 | 研究對象於連續 10 天內，在睡前選擇自己喜歡的音樂播放，可以每日更換音樂曲目，但不能變更音樂的類別。研究對象每日早上依據 Stanford Sleepiness Scale 記錄睡眠時間、夜眠中斷次數、起床時間，並製作睡眠日記。<br>評讀結果：強度 | 研究對象於連續 7 日內，在自己想睡覺的時間開始聆聽研究者錄製的 CD，以不帶耳機的方式，將音樂聲播放出來。在這 7 天當中，研究對象每天戴腕錶式活動記錄儀記錄睡眠時間，並且在執行措施前後在門診填寫兩份問卷。<br>評讀結果：強度 |

（接下頁）

| 評讀項目 | Deshmukh *et al.* (2009) | Johnson (2003) | Bloch *et al.* (2010) |
|---|---|---|---|
| 分析 | 研究對象為門診病人，在診間收集 PSQI 資料。分析時，研究者將所有的病人都放到原先分派的組別中進行分析 (intention-to-treat analysis)。研究者使用 ANOVA 來比較兩組病人在 4 次 PSQI 測量間的改變。結果發現 MT 介入後 45 天，實驗組病人在睡眠品質上的改善顯著高於對照組。<br>評讀結果：強度 | 研究對象在家中自行監測睡眠情形，再交由研究者進行資料分析。研究者使用配對 t 檢定來比較前後測的夜間睡眠時間、入睡時間和夜眠中斷次數。結果發現經由 MT 介入後，老年婦女的入睡時間和夜間中斷次數均顯著減少。<br>評讀結果：強度 | 研究對象在家中自行監測睡眠情形，再將資料交由研究者。研究者只將完成前後測的病人資料納入配對 t 檢定分析。結果發現經由 MT 介入後，精神分裂病及情感性精神分裂病病人的睡眠潛伏期和睡眠效能均顯著獲得改善。<br>評讀結果：強度 |
| 整體實證品質 | 中等 | 中等 | 中等 |

## 步驟四：將證據應用在病人上 (Apply)

綜合上述 3 篇文章評讀的結果，音樂治療可以改善門診精神病人的睡眠品質且證據等級在中等以上，可行的介入措施包括：(1) 由治療者為病人選擇適合的睡前音樂；(2) 在病人入睡前 1 小時，先請病人躺到床上後再播放音樂；(3) 不讓病人使用耳機聽音樂，而是將音樂聲播放出來。另外，考量測量睡眠品質的方便性，可以選擇由 Buysse 等學者（1989）所編訂的 PSQI 進行評估。這是一個 19 題的自填工具，主要是評量受試者近一個月的主觀睡眠品質，量表共分為七個部分：主觀睡眠品質（subjective sleep quality）、睡眠潛伏期（sleep latency）、睡眠總時數（sleep duration）、睡眠效能（sleep efficiency）、睡眠困擾（sleep disturbances）、安眠藥物的使用 (use of sleeping medication) 以及白天功能障礙（daytime dysfunction）。每一個部分的分數為 0~3

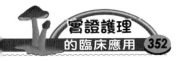
分，總分為 0~21 分，分數越高表示睡眠品質越差。當 PSQI 分數 ≥ 5 分時，表示病人的睡眠品質不佳。本量表鑑別敏感度（sensitivity）為 90%，特異度（specificity）為 87%，並且有良好的中文版信效度（Tsai *et al.*, 2005）。

本院精神科病房原有的常規治療為：每天晚上 9:00~9:30pm 是病人服用睡前藥物時間，10:00pm 熄燈就寢。經由病房會議討論後，於 9:30~10:00pm 由護理師分別至願意接受 MT 的病人病室中播放治療性音樂，一方面讓病人可以在 MT 的輔助下入睡，另一方面也營造適合病人入睡的環境。

## 步驟五：評估照護結果（Audit）

在執行 MT 的第一週，病人常對護理師播放的音樂種類、音量及時間長短表示意見，也讓護理師感到困擾與挫折。但經由和病人討論，耐心了解他們的看法與期待，修改播放音樂的方式，到第二週時，終於找出讓病人和護理師雙方都感到舒適與滿意的治療模式。繼續執行 2 週後，病人的平均睡眠時數由 5.5 小時上升為 7.45 小時，PSQI 分數從 13 分下降為 5 分。雖然病人的主觀睡眠品質仍屬不佳狀態，但是病人在白天參與治療性活動的出席率從 33% 上升至 51%；夜間需要臨時安眠藥處方的件數也由 54 筆下降為 16 筆，間接減少病人對於安眠藥物之依賴。

本文結果說明運用以上 5 個步驟，可以讓護理師將過去應用音樂治療改善門診精神病人睡眠品質的經驗，轉譯於改善住院精神病人的睡眠品質。另一方面，由於執行音樂治療的場所從病人的家中改變成精神科病房，因此必須修改原本的病房常規，讓小夜班護理師承擔額外的責任。所以整個過程考驗著護理團隊的專業能力與共識，這也是本次執行以實證為基礎介入

措施的成功關鍵。此外，由於每個病人對音樂喜好的不同，因而影響本項輔助療法是否能持續在精神科病房推廣。尤其是大多數精神科病房的病室並沒有獨立的播音系統，但是讓病人獨自擁有播音設備又恐造成病人安全的疑慮，因此無法隨著病人個別的上床時間來彈性調整播放音樂的時間、曲目或音量。這也是爾後在精神科病房應用音樂治療來改善病人睡眠品質時必須考量的重要因素。

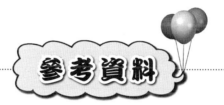
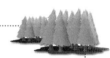

參考資料

Afonso, P., Figueira, M. L., & Paiva, T. (2014). Sleep-wake patterns in schizophrenia patients compared to healthy controls. *World Journal of Biological Psychiatry, 15*(7), 517-524. doi: 10.3109/15622975.2012.756987

American Psychiatric Association. (2013). *Diagnostic and statistical manual of mental disorders: DSM-5* (5th ed.). Washington, D.C.: American Psychiatric Association.

Bloch, B., Reshef, A., Vadas, L., Haliba, Y., Ziv, N., Kremer, I., & Haimov, I. (2010). The effects of music relaxation on sleep quality and emotional measures in people living with schizophrenia. *Journal of Music Therapy, 47*(1), 27-52.

Buysse, D. J., Reynolds, C. F., 3rd, Monk, T. H., Berman, S. R., & Kupfer, D. J. (1989). The Pittsburgh Sleep Quality Index: a new instrument for psychiatric practice and research. *Psychiatry Research, 28*(2), 193-213.

de Niet, G. J., Tiemens, B. G., Lendemeijer, H. H. G., & Hutschemaekers, G. J. M. (2008). Perceived sleep quality of psychiatric patients. *Journal of Psychiatric & Mental Health Nursing, 15*(6), 465-470 466p. doi: 10.1111/j.1365-2850.2008.01250.x

Deshmukh, A. D., Sarvaiya, A. A., & Nayak, A. S. (2009). Effect of Indian classical music on quality of sleep in depressed patients: a randomized controlled trial. *Nordic Journal of Music Therapy, 18*(1), 70-78.

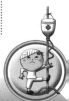

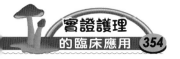 

DynaMed Plus (2015, November 19). Insomnia in adults. Retrieved December 20, 2015, from http://web.a.ebscohost.com/dynamed/detail?sid=ee851bfb-d81c-447c-91e6-e799842b1a45%40sessionmgr4002&vid=1&hid=4104&bdata=JnNp dGU9ZHluYW1lZC1saXZlJnNjb3BlPXNpdGU%3d - AN=114839&db=dme

Hsu, W. C., & Lai, H. L. (2004). Effects of music on major depression in psychiatric inpatients. *Archivesof Psychiatric Nursing, 18*(5), 193-199.

Hsu, Y. W., Ho, C. H., Wang, J. J., Hsieh, K. Y., Weng, S. F., & Wu, M. P. (2013). Longitudinal trends of the healthcare-seeking prevalence and incidence of insomnia in Taiwan: an 8-year nationally representative study. *Sleep Medicine, 14*(9), 843-849. doi: 10.1016/j.sleep.2013.02.017

Johnson, J. E. (2003). The use of music to promote sleep in older women. *Journal of Community Health Nursing, 20*(1), 27-35 29p.

Kwon, M., Gang, M., & Oh, K. (2013). Effect of the Group Music Therapy on brain wave, behavior, and cognitive function among patients with chronic schizophrenia. *Asian Nursing Research, 7*(4), 168-174. doi: 10.1016/j.anr.2013.09.005

Thomas, B. H., Ciliska, D., Dobbins, M., & Micucci, S. (2004). A process for systematically reviewing the literature: providing the research evidence for public health nursing interventions. *Worldviews Evidence-Based Nursing, 1*(3), 176-184. doi: 10.1111/j.1524-475X.2004.04006.x

Tsai, P. S., Wang, S. Y., Wang, M. Y., Su, C. T., Yang, T. T., Huang, C. J., & Fang, S. C. (2005). Psychometric evaluation of the Chinese version of the Pittsburgh Sleep Quality Index (CPSQI) in primary insomnia and control subjects. *Quality of Life Research, 14*(8), 1943-1952. doi: 10.1007/s11136-005-4346-x

Xiang, Y., Weng, Y., Leung, C., Tang, W., Lai, K. Y. C., & Ungvari, G. S. (2009). Prevalence and correlates of insomnia and its impact on quality of life in Chinese schizophrenia patients. *Sleep, 32*(1), 105-109.

Yang, Hao-Ming,& Tai, Yueh-Ming. (2015). The association between sleep problems and suicidality of military recruits: Focusing on mediation effects of anxiety and depression. *Taiwanese Journal of Psychiatry, 29*(2), 109-118.

## 第八章　實證護理臨床應用──反思與評論

蔣立琦　國防醫學院護理學系暨研究所教授

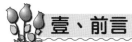
## 壹、前言

　　紀伯倫曾為工作這樣說：「生命的確是黑暗的，除非是有了激勵；一切的激勵都是盲目的，除非是有了知識；一切的知識都是徒然的，除非是有了工作；一切的工作都是虛空的，除非是有了愛。」護理是兼具藝術與科學的應用學門，這是一個多麼不容易的工作，護理知識若離開了臨床的病人與家屬，一切的研究創新研究成果都是沒有用的。推動實證護理的目的其實就是期望臨床基層的護理人員，避免淪為漢娜鄂蘭(Hannah Arendt)所提出的「平庸的邪惡（Penalty of evil）」（蔣，2014）。每位基層第一線照護病人的護理人員都應能有獨立思考判斷的能力，護理人員的工作不應該只是依醫囑執行各種醫療輔助行為之工作。然而，忙碌常會讓護理人員不得不成為一個事事服從、而逐漸尚失獨立思想能力（thoughtless），甚至放棄獨立自主判斷能力的平庸者，最後可能變成一個絕對服從執行活動的技術機器人(technological robot)。護理實務要推動落實實證護理，不僅是每位基層護理人員實證知識的養成、學校教育納入實證護理的教育元素、醫院機構支持與文化的養成，更需要專業團體的政策制訂與宣傳活動（Cummings, Estabrooks, Midodzi, Wallin, & Hayduk, 2007）。

　　實證護理 5A 應用過程為知識與實務的落差中，找到一個可以彌補的方法學。在全聯會訊第 85 期，筆者曾建議過在進行護理過程時，潛藏了五種不同的 PICO（意義、診斷、導因、治療、預後），結合實證護理與護理過程，可以透過提問、搜尋、評讀、運用與稽核等 5A 的實證護理臨床之應用，鼓勵基層臨床護理人員，大力推動實證護理，以提升醫療照護品質（蔣立琦，2013）。本書不僅將 5A 過程的步驟、

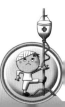

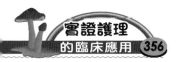

作法、參考資源都一一說明,並有各科護理工作中常見的臨床提問PICO之範例,以及各醫療院所在地化落實實證照護的具體成效,相信將會是許多護理人員的重要參考依據。然而,日新月異的科學新知不斷地在發表,同樣的 PICO 也會因為搜尋到不同的新文獻,而會有不同的結果產生不同的臨床建議,各位讀者在閱讀時仍應該秉持批判性思考的評讀態度,審慎判斷是否適合您的病人或是單位運用,畢竟目前大多數的臨床提問仍過於偏向「技術」層面,支持實證護理的理論性與實徵性護理文獻之知識準備度不足的情況下,讓護理人員的實證護理提問形式上仍不夠多元。

## 貳、臨床問題形成及 PICO 適當性

　　此次的實證護理應用的範例大都是「治療型」的 PICO,進行護理過程時,護理師評估病人與家屬面對健康與疾病過程時,會想問其有關「意義」的問題?因此質性研究中病人與家屬的身心反應與經歷過程,將是重要的參考文獻,可以借鏡過去別人的生病經驗評估現在照顧的病人是否亦有相同反應?其次是如何「診斷」這個健康問題?有何種工具診斷健康問題準確可行?有哪些「病因」會影響這個問題?目前的臨床提問仍欠缺多種類型之範例讓大家參考,將來大家仍可以繼續努力建立不同類型的 PICO 問題,以全面性提升臨床照護時的實證依據。

　　此次的治療型提問中的介入(Intervention)種類反映出護理人員提問時會從每日的常規工作中思考問題,雖然範例有限,但是仍可以分析出護理人員對臨床問題的敏銳度,也是未來大家可以繼續反思的方向。

### (一)推翻習慣的常規護理活動:

　　兒童發燒一定需要用物理性退燒的冰枕或是溫水拭浴嗎?從基護就一直被教導的發燒常規(fever routine)不見得就是對兒童最好的。衛教單張上說的羊毛脂其實並不一定有效,使用母親的乳汁其實就可

以降低乳頭破皮及疼痛。無效醫療亦是近日大家熱烈討論的議題，為不僅是對病人沒有幫助，甚至可能是會有副作用（例如，羊毛脂也許有些產婦會有過敏反應），也增加醫療成本與護理人力與時數。

## （二）護理主導的創新介入措施：

許多治療型的介入，如藥物、手術等，往往不是護理人員可以主導的，此次特別邀請幾個案例都是護理人員可以主導的護理活動（nurse-lead nursing intervention），看似平常卻有小兵立大功的成效，原來只要俯臥就可以改善急性呼吸窘迫症候群病患的血氧濃度；讓腸胃道手術後病人咀嚼口香糖可以促進其腸胃道蠕動與排氣；打麻將可以讓機構老人認知功能較好；音樂可以讓精神科病人的睡眠品質變好。雖然有些重症單位俯臥是需要醫囑，但這些都是護理人員可以主導的護理活動，也可以看出護理人員的護理活動對醫療照護品質的改善之貢獻。

## （三）創新產品之臨床應用：

新的科技產品往往是因應臨床常見的病人問題而產生的，可能是護理人員自己創新研發的產品，當然有些是廠商大力推銷的新產品。此次，皮膚保護劑對臨床失禁病人的壓傷改善與手術室刷手用乾洗手劑都是新的消毒清潔產品，可以讓臨床工作更簡易、省時，病人的皮膚完整、減少感染。

## （四）組合式護理照護與臨床照護指引的發展：

組合各種過去實證文獻的建議形成組合式照護（bundle care）或是形成在地化的照護指引是機構積極推動實證落實實務的系統性改善的策略。此次，有臺北榮總發展的本土化「呼吸器組合照護模組」、彰化基督教醫院完成的「血液透析病人透析中注射鐵劑照護指引」，以及亞東醫院發展的「抗癌化學藥物外滲臨床照護指引」。此次，國泰醫院團隊僅以一項小的 PICO 問題應用臨床，國內亦已經由萬芳醫院發展了中文版的「小兒發燒處置的臨床照護指引」，將來亦可以發

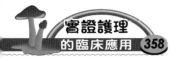
展成各機構院內的照護指引作為臨床護理工作的依據。

　　雖然推翻習慣的常規護理活動是很重要，但是一味地證實護理活動的無用論，還真是令人灰心，應該努力創新想想護理人員有哪些照護是對病人有用的；小兵立大功的護理主導的創新介入固然可以證實護理活動的價值，但是這些姿勢擺位、咀嚼口香糖、打麻將、音樂治療等介入雖然可以由護理人員主導，但是也可以由非專業人員的照顧來取代，畢竟這些活動所需要的護理專業技能並不多。就更遑論創新產品之臨床應用，只能證實這些產品是有用的，卻不一定是證實護理專業的價值與存在。組合式護理照護與臨床照護指引的發展才能發揮真正護理專業的獨特功能與貢獻，只是目前護理人員發展的臨床照護指引仍非常有限，亟需更多人員的投入積極發展，以利實證在臨床實務之應用。護理科學需要臨床與學術界的護理專家共同努力，建構以護理專業價值為主軸的實證照護的護理研究，以利未來知識轉譯時有更多優良研究品質的文獻可以統整與應用。

## 叁、文獻搜尋方法的合理性

　　依據 PICO 形成提問與關鍵字，本書各範例皆有先進行次級資料庫的蒐集，並建立背景知識以利提出較為適切的前景問題，在使用 MeSH term 與 Boolean 邏輯上皆說明清楚，也都在超過 3 個以上的資料庫搜尋，搜尋臨床照護指引的部分，目前國外資料庫較為完整，我國雖已經發展許多的臨床照護指引，但是仍需要繼續努力。搜尋文獻過程皆能以流程圖或是表格呈現，以利讀者重複搜尋時仍會找到一樣的文獻，有些作者甚至會搜尋灰色文獻（grey literature），例如一些尚未發表的博碩士論文或是學報等。

　　除了組合式護理照護與臨床照護指引，根據的文獻較為多，且是參考國外或是國內的 bundle care 或是指引，所以文獻整理是基於實證等級較高的系統性文獻回顧或是臨床對照試驗，並與多位專家學者的共識而形成臨床建議。其他的臨床提問，搜尋到的文獻仍是篇數偏少、

實證等級較差、研究樣本數較少等問題，或是各研究的介入措施不一樣、成果指標的定義不一致等問題，因此在篩選文獻或是整合知識產生猶豫。也較少運用新的實證金字塔來以 GRADE 統整文獻證據，提供建議等級，未來除了護理相關的臨床對照試驗的種類與數量仍須再加強，才能足以回答治療型 PICO 之外，與國際一致性的使用 GRADE 來統整文獻品質做出臨床建議，應該是非常重要的發展方向。

## 肆、從實證到應用連結性

　　將搜尋到的文獻整合成實證知識，應用到臨床實務的過程是最具挑戰的一環，目前各單位的作法迥異懸殊，有些會先將文獻進行統合分析（meta-analysis），做出初步綜合的結果成效，部分範例提及作者整合臨床照護指引與實證文獻，發展數項組合式照護，並進行在地化專家意見討論是相當具備務實的做法。然而各種介入的複雜度越來越多，未來應可以運用網絡統合分析（Network Meta-analysis）來分析各種介入措施的優先順序，以利各醫療院所進行應用時的重要參考依據。

　　知識轉譯（knowledge translation）的過程──Aware、Accept、Applicable、Able、Acted on、Agreed 和 Adhered to，仍是一個艱鉅的任務，其中硬體改善其實相對容易些，人員教育訓練的素質養成，其實相對較難一些，如何綜整過去有實證依據教育訓練之教材、教法以及建立制度才是一大挑戰。馬偕醫院乳汁應用於產婦之案例，曾廣泛收集醫療照護團隊以及照護對象的意見，分析成果應該可包含專業人員以及產婦主觀性的感受與價值觀，這些將會影響最後的決策。同時應用新做法時必須不可輕忽各種介入同時也會有副作用的傷害效應，例如：俯臥是否會造成臉部壓傷？如果護理人員在進行分享臨床決策時，能提出各種介入措施的優缺點效應（NNT 與 NNH），有一些學理上的依據，將較能有說服力。最後在如何改變醫護專業團隊的措施、或是改變護理作業流程，擴大影響層面的部分，大部分則仍說明較為不清楚。

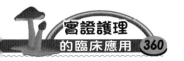
　　許多人再問，當臨床應用時，是否依定要實施一個院內研究才可以擴大實施？難道如果實證已經證實的事實，不能直接臨床改變與推廣嗎？看起來，尋找文獻以及評讀，對大家而言已經不再是困擾了。從實證到應用連結反而是大家的困難之處，個人深感一個組織、團隊要改變，可以參考 Lewis（1975）的改變理論，需要先解凍（unfreezing）、執行改變（changing）、再凍（refreezing）等三個階段，如果改變的衝擊與影響層面較大，進行小型研究前驅試驗，將可以協助找出推動改變的模式與策略，藉此與跨專業團隊之間進行對話以及討論各項推動實施之流程與成本考量，將有助於擴大推動時的實施。

## 伍、成效評估（對於臨床及品質改善的效益）

　　此次各機構的範例中，在健康議題上涵蓋了感染問題（呼吸器相關肺炎、手術後傷口感染）、皮膚完整性（失禁病人之壓傷、哺餵母乳婦女的乳頭破損、化學治療的外滲），以及生理徵候（血氧濃度、腸蠕動、發燒、血色素）或是身體功能（認知與睡眠）。醫院內的感染率是重要的醫療品質指標，可能需要跨團隊的共同照護比較有可能改善，現今醫藥科技進步，專業分工越發精細，因此跨專業團隊與感染科醫師、醫院管理部門、護理部門共同整體性思考解決問題，鉅細靡遺地減少院內感染，此次實證臨床運用應該是一個良好的示範。有關成果指標的評論如下：

### （一）成果指標大多是單一指標：

　　未呈現過程指標與成果指標，護理相關的健康成果指標往往是重要的過程指標，例如：自我管理、知識、態度、自我效能、憂鬱焦慮、社會支持、家庭功能……等等，未來可以考慮加入與措施較有因果直接關係的成果指標。

### （二）成果指標測量的標準以及時間未清楚定義：

　　文獻中的成果指標的測量方式會因為其定義不同而有所差異，在運用時，最好能定義清楚。

（三）成果指標測量以客觀為主欠缺主觀感受：

病人主述的成果（patient report outcome, PRO）亦是重要的病人主觀感受，也是護理人員照護病人時會關心的問題。

（四）成效分析仍是以經濟成本為主：

除了金錢的計算，成本其實還包括時間、人力，以及新的改善計畫對機構各層級作業上之影響。

結論

看似簡單的 PICO 實證應用，其實蘊含複雜的研究知識、行政管理，與傳播教育、人員素質、管理制度、研究倫理等等議題，各範例的院內的小試驗中，有些並未有顯著差異，但是這與追蹤時間，以及臨床試驗內在效度的控管有關，進而影響外在效度的因素等等，都會影響未來其他機構運用時的結果，因此建議嚴謹設計，跨單位、跨醫院，發展特定性組合式護理或是臨床照護指引，應該繼續發展，同時檢視其應用的成效，並逐漸變成影響廣大的醫療體系。例如，Jaggi 等人（2013）在印度進行的跨機構的中心靜脈導管的組合式照護之成效，廣泛地評值國內的各醫院院內應用之成果將是困難的終極目標。

實證的臨床應用，在各學會的努力推動之下，已經獲得許多醫院的迴響，將實證運用在臨床蔚為風氣，組合式照護(bundle care) 與臨床照護指引應該是當前各醫療院所亟需發展，推動各種臨床照護指引在臨床實務的落實，面臨許多挑戰，從實證到實務的困境，如何採用國際與國內相關臨床指引到本土化的方法學建立，是需要一套臨床指引落實方案的模式，包括哪些重要議題？如何蒐集國際指引？如何評讀質與量？是否定期期刊閱讀與更新指引？邀請哪些專家學者？是否包含病人或是家屬？舉辦公聽會嗎？也許應該是未來應該積極推動的方向。建立積極的知識轉譯以實證基礎的實務推動，減少健康的不公平 (health inequity) 是健

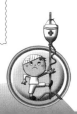

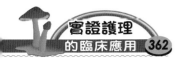

康照顧從業與權力關係人應致力發展的（Welch *et al.*, 2013）。因此，需要護理科學家繼續對臨床貢獻研究，建構護理科學之實證基礎，才能讓護理逐漸邁向真正的專業發展。多護理關心的臨床問題，常常無法有很多研究報導，亟需臨床的護理專家進行更多嚴謹的臨床試驗研究，才能累積更多證據，讓護理工作更有可以參考的實證依據。

Munro（2004）曾言實證護理是沒有傲慢與偏見的臨床進階護理活動（no more pride or prejudice），令人省思護理科學的嚴謹度，運用實證時的以偏概全，頗為憂心。作為臨床護理科學家（Nursing Scientist）實應謹慎，從臨床研究到知識轉譯的過程中，每個步驟皆應審慎處理，在未有足夠實證文獻時，其實就是知識的缺口，宜提出研究計畫並通過 IRB 審查，建立更多研究文獻，以建立科學知識，擴大護理知識體系，有了這些知識才能在臨床運用時被搜尋到，以及運用出去，甚至最後修改臨床照護指引。南丁格爾女士曾經在其護理札記中說：「護理是份愛人如己的工作」、「每位護理人員都是個靠得住、可被信賴的人……因為上帝把人最寶貴的生命放在護理人員手中。」（Nightingale, 1860）。

推動實證護理可以改善病人健康成果、減少不必要的醫療措施與合併症、提高護理人員的工作滿意、未來爭取護理獨立的醫療給付、獲得跨專業間的尊重。透過推動實證護理，賦權基層護理人員對護理科學知識之應用，促使護理科學家透過以解決臨床問題為基礎的護理研究建構護理科學知識體系（蔣立琦，2014）。

*We are the nursing scientists, we care the patients' best benefits, and we share the nursing knowledge.*

註：「平庸的邪惡（Penalty of evil）」，漢娜・鄂蘭認為殺害猶太人的納粹艾希曼從來沒有憎恨過猶太人，也從來沒有殺人的意願，所有的罪行都是來自對上級的服從，而服從應該被譽為一種美德。他的美德被納粹領導人濫用，受罰的應該是領導階層。這就是平庸的邪惡。

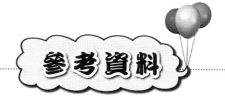

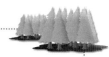

蔣立琦（2013）。護理過程與實證護理，*全聯護訊*，79，12-16。

蔣立琦（2014）。護理新視界—實證護理的演變與發展，*護理雜誌*, *61*(4 suppl.), 85-94。

Cummings, G. G., Estabrooks, C. A., Midodzi, W. K., Wallin, L., & Hayduk, L. (2007). Influence of organizational characteristics and context on research utilization. *Nursing Research, 56*(4, Suppl.), S24-39. doi:10.1097/01. nnr.0000280629.63654.95

Lewis, K. (1975). *Field theory in social science: Selected theoretical papers*. Harper Co.

Munro, N. (2004). Evidence-based assessment: No more pride or prejudice. *AACN Clinical Issues, 15*(4), 501-505.

Nightingale, F. (1860). *Notes on nursing: What it is? what it is not ?* New York, NY: D. Appleton and Company.

Jaggi, N. (2013). Impact of an International Nosocomial Infection Control Consortium multidimensional approach on central line-associated bloodstream infection rates in adult intensive care units in eight cities in India. *International Journal of Infectious Diseases, 17*(12), e1218–e1224.

Wall, A. L., Sinclair, M., & Parahoo, K. (2006). A philosophic analysis of evidence-based nursing: Recurrent themes, metanarratives, and exemplar cases. *Nursing Outlook, 54*(1), 30-35.

Welch, V. A., Petticrew, M., O' Neill, J., Waters, E., Armstrong, R., Bhutta, Z. A. *et al.* (2013). Health equity: evidence synthesis and knowledge translation methods. *Syst. Rev.,* 2, 43.

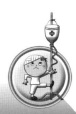

# 實證護理的臨床應用
## Evidence-based nursing in clinical practice

作者：盧美秀、周幸生、蔣立琦、周繡玲、陳淑賢、陳可欣、陳杰峰、李雅玲、
　　　張瑩如、林貞秀、李歡芳、許瑜庭、鄭育綺、岳芳如、李凱雯、簡慧足、
　　　張惠君、蔡榮美、簡慧嫻、吳育弘、盧朱滿、張妙如、黃慈心、謝素英、
　　　盧淑芬、黃惠美、郭素真、王佳慧、蔡瑞貞、譚家偉、黃嬿蓉、林秋芬、
　　　李佳諭、謝嘉芬、曾雯琦、許瀚仁、楊惠婷

出 版 者：中華民國護理師護士公會全國聯合會
美術編輯：文創社
封面設計：盧美秀、文創社
地　　址：10355 台北市承德路 1 段 70 之 1 號 14 樓
　　　　　電話：(02)2550-2283　傳真：(02)2550-2249
網　　址：https://www.nurse.org.tw
電子郵件：nurse@nurse.org.tw
發 行 人　楊榮川
總 經 理　楊士清
總 經 銷　五南圖書出版股份有限公司
地　　址　106 台北市大安區和平東路二段 339 號 4 樓
　　　　　電話：(02)2705-5066　傳真：(02)2706-6100
網　　址　https://www.wunan.com.tw
電子郵件　wunan@wunan.com.tw
劃撥帳號　01068953
戶　　名：五南圖書出版股份有限公司
法律顧問：林勝安律師
2016 年 3 月初版一刷
2016 年 9 月二版一刷
2019 年 5 月三版一刷
2020 年 8 月四版一刷
2022 年 3 月五版一刷
2023 年 12 月六版一刷
新臺幣定價：500 元

國家圖書館出版品預行編目 (CIP) 資料

實證護理的臨床應用 / 盧美秀, 周幸生, 蔣立
琦, 周繡玲, 陳淑賢, 陳可欣, 陳杰峰, 李雅玲,
張瑩如作. -- 六版. -- 臺北市：五南圖書出版
股份有限公司, 2023.12
　　面；　公分
ISBN 978-626-366-826-3( 平裝 )
1.CST: 護理學 2.CST: 實證醫學 3.CST: 文集
419.607　　　　　　　　　　　112020049